全国中医药行业高等教育"十四五"创新教材

U0129522

中医拔罐疗法

主　编　陈泽林

全国百佳图书出版单位
中国中医药出版社
·北　京·

图书在版编目（CIP）数据

中医拔罐疗法 / 陈泽林主编 . —北京：中国中医
药出版社，2023.10
全国中医药行业高等教育"十四五"创新教材
ISBN 978 - 7 - 5132 - 8186 - 7

Ⅰ.①中… Ⅱ.①陈… Ⅲ.①拔罐疗法－中医学院－
教材 Ⅳ.① R244.3

中国国家版本馆 CIP 数据核字 (2023) 第 094421 号

中国中医药出版社出版

北京经济技术开发区科创十三街 31 号院二区 8 号楼
邮政编码 100176
传真 010 - 64405721
河北品睿印刷有限公司印刷
各地新华书店经销

开本 787×1092 1/16 印张 13.75 字数 305 千字
2023 年 10 月第 1 版 2023 年 10 月第 1 次印刷
书号 ISBN 978 - 7 - 5132 - 8186 - 7

定价 60.00 元
网址 www.cptcm.com

服 务 热 线 010-64405510
购 书 热 线 010-89535836
维 权 打 假 010-64405753

微信服务号 zgzyycbs
微商城网址 https://kdt.im/LIdUGr
官 方 微 博 http://e.weibo.com/cptcm
天猫旗舰店网址 http://zgzyycbs.tmall.com

如有印装质量问题请与本社出版部联系（010-64405510）

全国中医药行业高等教育"十四五"创新教材

《中医拔罐疗法》编委会

主　审　石学敏（天津中医药大学）

　　　　郭　义（天津中医药大学）

主　编　陈泽林（天津中医药大学）

副主编　（按姓氏笔画排序）

　　　　刘清国（北京中医药大学）

　　　　汤继芹（山东中医药大学）

　　　　许明辉（广西中医药大学）

　　　　杜　旭（陕西中医药大学）

　　　　李　宁（四川大学华西医院）

　　　　杨晔颖（上海中医药大学附属龙华医院）

　　　　陈　波（天津中医药大学）

　　　　金荣疆（成都中医药大学）

　　　　贾春生（河北中医药大学）

　　　　高　明（上海中医药大学）

　　　　梁　宜（浙江中医药大学）

　　　　潘兴芳（天津中医药大学）

编　委　（按姓氏笔画排序）

　　　　卫　彦（黑龙江中医药大学）

　　　　王玉满（承德医学院）

　　　　公一囡（天津中医药大学）

　　　　白增华（辽宁中医药大学）

　　　　刘　强（甘肃中医药大学）

　　　　李　丹（天津中医药大学）

　　　　李　南（湖南中医药大学）

　　　　李玉棠（内蒙古医科大学附属人民医院）

　　　　李明月（天津中医药大学）

编写说明

中医学在漫长的发展历程中，积累了丰富的治疗方法和经验。《五十二病方》记载了汤剂、祝由、敷贴、熏、熨、砭、灸、按摩、角法（拔罐疗法）、剖刀手术、线绳系扎等治疗手段。《黄帝内经》着重运用针、灸、砭石、药物、按跷、熨烫、熏洗、吐纳、导引、牵引、束指、吹耳、情志、饮食等疗法，强调"杂合以治"。从《五十二病方》治法治方到《黄帝内经》中医理论体系的奠基，显示了中医学清晰的发展脉络。

在医学教育方面，中国早期的传授方式主要是家传与师授。晋代开启了官方医学教育模式。隋代初步形成医学的分科教学及管理，唐代太医署医学部将这种分科教育管理模式加以完善，分为医、针、按摩和咒禁四科，其中的角法学习属于医科。

1956 年，我国建成北京、上海、成都、广州 4 所中医药高等院校，中医药教育事业进入一个新的历史时期。上海中医药大学于 1960 年在全国中医院校中最早建立针灸学专业，而天津中医药大学于 1980 年在全国率先成立针灸系。1984 年，全国高等中医院校针灸学专业统编教材《针法灸法学》出版（后改为《刺法灸法学》），其中包含了拔罐疗法的课程内容。

2003 年，首届全国刺络放血学术研讨会在天津成功召开。2008 年，经中国针灸学会常务理事会批准、民政部备案，中国针灸学会刺络与拔罐专业委员会正式成立并挂靠在天津中医药大学，郭义教授任创会主任委员。该专业委员会的成立极大地促进了刺络与拔罐疗法的发展，中国针灸学会原副秘书长刘炜宏编审在"针灸流派研究的现状与问题"一文中提出了"拔罐派"。现在，拔罐疗法中已经发展出走罐疗法、天人地三部走罐法、药罐法、留针拔罐法、刺络拔罐法、发疱拔罐法及推拿罐疗法等丰富的应用形式，提出了"辨象施治""度筋诊病"等理论。国际上，拔罐疗法的运用也越来越广泛，国际标准化组织（ISO）颁布了两项拔罐罐具标准，即"中医药——玻璃拔罐器"（ISO 22213：2020）和"中医药——抽气拔罐器"（ISO 19611：2017）。

随着拔罐疗法的进一步发展，仅凭《刺法灸法学》教材中的拔罐法已经不能承载丰富的拔罐理论与拔罐技术。天津中医药大学陈泽林教授师从石学敏院士及清代御医之后李志道教授，致力于中医经典理论与传统疗法的挖掘，系统研究拔罐的文献、临床应用及其作用机理。2011 年，倾其多年研究及多年所悟，制定了中医拔罐疗法的课程大纲、编写了《中医拔罐疗法》讲稿，面向本科生开设选修课，获得广大师生的高度认可。之后，在陈泽林教授《中医拔罐疗法》讲稿的基础上，来自全国 27 所高等中医药院校的专家学者共同编写了这本全国中医药行业高等教育创新教材——《中医拔罐疗法》。

本教材编写分工：第一章绪论由陈波、郭扬完成；第二章中医拔罐疗法理论与施治基础由金荣疆、陈泽林完成；第三章中医拔罐疗法的操作与运用由陈泽林、赵美丹、侯文光完成；第四章内科病症由潘兴芳、高昆、黄思琴、吴松、郑明常、刘强完成；第五章皮肤科疾病由贾春生、张会珍、白增华、程艳婷、焦琳完成；第六章骨、外科疾病由汤继芹、徐刚、洒玉萍、王玉满、李南完成；第七章男科及妇科疾病由许明辉、穆艳云、卫彦、张海霞完成；第八章儿科疾病由刘清国、赵阳、李玉棠、蔡荣林完成；第九章五官科疾病由李宁、李明月完成；第十章其他疾病由高明、邱继文完成；附篇中拔罐疗法的临床研究进展和实验研究进展由梁宜、公一囡、杨晔颖、陈柳伊完成，拔罐疗法的标准化研究进展由杜旭、李丹完成。全书在初期由副主编及编委分八个章节完成初稿，最后由主编统稿时重新编排。

《中医拔罐疗法》是论述中医拔罐疗法的专业教材，编写过程中得到众多专家和单位的支持。国家中医针灸临床医学研究中心主任、中国工程院石学敏院士，中国针灸学会刺络与拔罐专业委员会创会主任委员、天津中医药大学郭义教授共同担任主审；全国高等学校"刺法灸法学"课程联盟理事长、浙江中医药大学前校长方剑乔教授及成都中医药大学康复养生学院院长金荣疆教授对本书的编写提出了许多宝贵的建设性意见。中国中医科学院的张维波研究员为本教材的编写提供了部分素材，天津中医药大学实验针灸学研究中心的部分研究生参与了本教材的部分文字工作，在此一并深表谢意。

贤者俯就，不肖跂及，诚惶诚恐。我们以习近平总书记对中医药工作的重要指示"传承精华、守正创新"为指导，认真编写，反复推敲，尽力尽责，但因时间紧迫和水平所限，可能仍存在不少疏漏和错误，诚望广大读者原谅并提出，以便再版时完善修改。

《中医拔罐疗法》编委会

2023 年 3 月

目　录

下篇　中医拔罐疗法的临床应用

上 篇 总 论

第一章 绪论 ▷▷▷▷

第一节 中医拔罐疗法的历史源流

一、萌芽阶段

哺乳动物出生后，母体往往要吸舔新生幼崽身上的污物，这种吸舔对保护生命有重要意义。而新生幼崽对母体乳房的吸吮，则是自主吸取生命的能量的过程。除吸吮乳汁以外，动物摄取生存所必需的物质也需要"吸"的动作。因此，可以认为"吸"是生命延续与存在所必须掌握的第一个技能。在生命过程中，动物之间通过相互吸吮舐舐来清除某些无用或者有害的物质，就如人的手指在受伤后，本能地要将手指放入嘴里吸吮。因此，吸吮便从最初为了生命延续，演变成生命的一种救护方式。

二、奠基阶段——先秦至两汉时期

先秦至两汉时期，是拔罐疗法的奠基阶段。人们用兽角作为工具。角在汉语里是象形字。《说文解字》载："角，兽角也。"字形为从力从肉。角有 jué 和 jiǎo 两种读音。中医文献中关于"角法"的记载，最早见于《五十二病方》。《五十二病方·牡痔》曰："牡痔居窍旁，大者如枣，小者如枣核者方：以小角角之，如孰（熟）二斗米顷，而张角，系以小绳，剖以刀，其中有如兔，若有坚血如扪末而出者，即已。"角法是中医常用的拔罐方法，用以治疗牡痔。"小角"及"张角"的"角"是同一含义，音 jiǎo，为名词，指牛、羊、鹿等头上的角，此处代指角法的工具；"角之"的"角"，音 jué，此处当"触""抵"讲，"之"当牡痔讲。"角之"包含了角法的操作方式与操作部位。"以小角角之"即用动物的小角触抵牡痔。"如熟二斗米顷"隐含了角法的吸拔方法与操作时间：角用热水煮后再接触牡痔，在牡痔上吸拔半个时辰左右；"张角"表示取下"角之"

的角要用一定的力，说明角内有负压。另一种说法则认为在兽角的尖头钻孔，通过吸吮产生负压，将脓血排出。如今我国少数民族仍有使用兽角来拔罐的习惯。角罐（图1-1）的优点是经久耐用，但由于现今兽角具有更高价值的用途，且制作工序复杂，加之动物保护政策，因此现在临床已鲜有应用兽角进行拔罐操作。

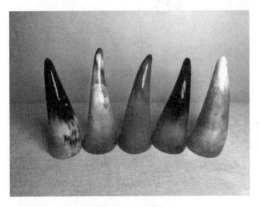

图1-1　角罐

据史料记载，公元前7000—前6000年，中国仰韶文化时期已有陶窑及手制、模制的陶器。汉代陶土烧制技术进一步提高，陶制罐具应用已经比较广泛。图1-2和图1-3为中国中医科学院医史文献研究所收藏的釉陶罐和汉陶罐。

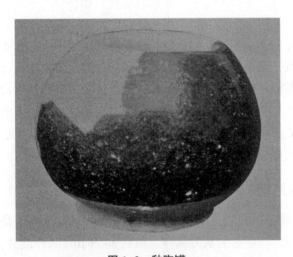

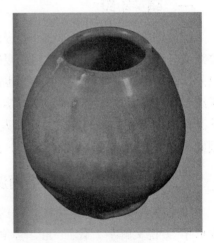

图1-2　釉陶罐　　　　　　　　　　　　　图1-3　汉陶罐

（图片由中国中医科学院张维波研究员提供）

三、发展阶段——晋唐至宋金元时期

晋唐至宋金元时期，是拔罐疗法的发展阶段。唐代太医署中设置角法科。这一时期，人们发现了角法的应用规律，即在同一部位可反复拔罐，以增加排毒能力。在器具上则出现了竹筒罐、瓷罐；在方法上，出现了刺络拔罐法、药罐法。

魏晋南北朝时期，角法的临床应用已经比较常见，使用的罐具多为动物的角。晋代医家葛洪在其所撰的《肘后备急方》中，记载了角法治疗蛇虫咬伤，即"疗猘犬咬人方：先嗍却恶血，灸疮中十壮，明日以去，日灸一壮，满百乃止"。南北朝时期的医书《姚氏方》对针角疗法的禁忌证有了初步认识，书中曰："痈疽、瘤、石痈、结筋、瘰疬皆不可就针角，针角者，少有不及祸者也。"

　　隋唐五代时期开始出现竹罐及水煮竹罐法（图1-4）。唐代《古今录验方》中详细记载了竹罐的制作及操作方法，书中载："甄立言以此蝎毒阴蛇，即非蜂、蜈蚣之辈，自有小小可忍者，有经一日一夜不可忍者，京师偏饶此虫，遍用诸药涂敷不能应时有效，遂依角法。以意用竹依作小角，留一节长三四寸，孔径四五分，若指上，可取细竹作之。才令搭得螫处，指用大角，角之气漏不嗍，故角不厌大，大即嗍急瘥。速作四五枚，锅内熟煮，取以角螫处，冷即换。初被螫，先以针刺螫处出血，然后角之，热畏伤肉，以冷水暂浸角口二三分，以角之，此神验。不可口嗍，毒入腹杀人。"唐代王焘在《外台秘要》中记载："患瘫瘝等病必瘦……即以墨点上记之，取三指大青竹筒长寸半，一头留节，无节头削令薄似剑，煮此筒子数沸，及热出筒，笼墨点处，按之良久，以刀弹破所角处，又煮筒子重角之，当出黄白赤水，次有脓出，亦有虫出者，数数如此角之，令恶物出尽，乃即除，当目明身轻也。"此处详细记载了竹罐的使用方法。竹罐为打制成罐状的一截竹子，一端封闭（竹节处），一端敞开，磨薄磨平。使用时先用热水反复煮罐，再迅速放到患处按住一段时间待凉，令其吸在身体上，此法称为"水罐法"，也称为"煮罐吸拔法"。水煮罐吸拔法的出现，为后世药罐法的发展奠定了基础，文中"以刀弹破所角处，又煮筒子重角之"，就是今天的刺络放血拔罐法。

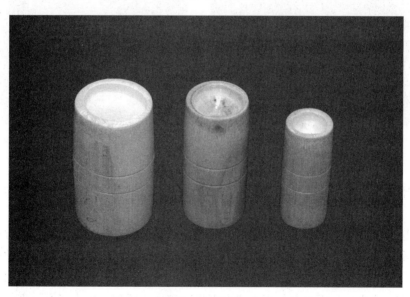

图1-4　竹罐

　　角法在唐代被太医署设为医科的分科之一而得以发展。唐代太医署设医、针、按摩、咒禁四科，又将医科分为体疗、内科、疮肿（外科）、少小（儿科）、耳目口齿（五官科）、角法（拔罐疗法）六科。角法的学制定为三年。《旧唐书》载："医博士一人（正八品上），助教一人（从九品下），医师二十人……（医术，谓习《本草》《甲乙》《脉经》。分而为业，一曰体疗，二曰疮肿，三曰少小，四曰耳目口齿，五曰角法也。）"又载："针博士一人（从八品下），针助教一人（从九品下），针师十人，针工二十人，针生二十人。针博士掌教针生以经脉孔穴，使识浮沉涩滑之候，又以九针为补泻之法。其针名有九，应病用之也。"针科到唐代才独立设科，而其中的角法（拔罐）学习，却属于医科，而不是针科。

考古证明，唐代已经产生了瓷做的火罐。唐代最负盛名的耀州窑制的拔罐器具，被称为耀瓷拔火罐，瓷质、胎质细腻而薄，形体较小，高4.7cm、口径2.3cm、底径2.1cm，于20世纪70年代在陕西铜川黄堡唐代窑址出土，口沿已有残缺，现藏于陕西医史博物馆。耀州窑是我国历史名窑之一，始于唐代，宋代已驰名海内外，终于元末明初。元代还出现了钧瓷火罐，灰釉，高10.5cm、口径5.3cm、底径6cm、腹围30.5cm。口沿稍有残损，并有长期火烧的痕迹。内蒙古博物院1961年由内蒙古托县古城征集而来的元代遗物，现藏于陕西医史博物馆。图1-5和图1-6罐具收集人为陕西中医药大学/陕西医史博物馆张厚墉教授。

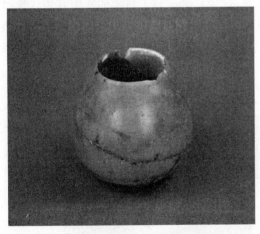

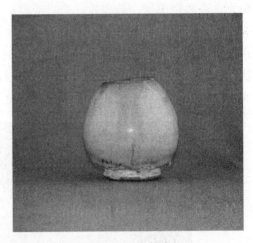

图1-5　（唐）耀瓷　　　　　　　　图1-6　（宋）钧瓷

（图片由陕西中医药大学/陕西医史博物馆张磊老师提供）

进入宋金元时期，竹罐已代替兽角占据拔罐工具的主导地位，拔罐疗法的名称亦由"吸筒法"替换了"角法"。

宋代唐慎微在《证类本草》中说："治发背，头未成疮及诸热肿痛，以竹筒角之。"王怀隐等奉敕编写的《太平圣惠方》指出："凡疗痈疽发背，肿高坚硬脓稠焮盛，色赤者宜水角；陷下，肉色不变软脓稀者不宜水角。"《太平圣惠方》还提出了应用水角"托里"的方法：疽之萌生而水角，则内热之毒畏冷逼之入腠理，皮内坚厚，毒气内坚，肉变为脓以致内溃，深可哀也。此处表明除了用热水煮罐外，还有所谓的"水角法"，即先在地上掘坑，装水，再将竹罐用帛绑于疮处，令患者疮合坑上，置于土中，待水渗入地下时，罐中的负压随即增加，这种方法可产生较大的负压，将疽之脓血并泄角中的方法，主要用于背部痈疽的治疗。

元代出现了最早的药罐疗法记载。沙图穆苏所撰的《瑞竹堂经验方》不仅记载了煮罐的药方，而且记载了药罐煮法和吸拔方法。《瑞竹堂经验方》载有"竹筒吸毒法"，"吸筒，以慈竹为之，削去青。五倍子（多用）、白矾（少用些子），上二味和筒煮了收起，用时再于沸汤煮令热，以筋箸筒，乘热安于患处"。即先将竹罐在按一定处方配制的药物中煮过备用，需要时，再将竹罐置于沸水中煮，乘热拔在穴位上，以发挥吸拔和药物外治的双重作用。由此可见，当时的医家已认识到药、罐结合可以达到更好的治疗效果。

文献中记载的竹罐的制作、用法比较详细，但竹罐由于易损、易腐，至今未见出土实物，而陶罐、瓷罐虽未记载明确的用法，但由于其不易腐坏，能被完好地保存，根据其口沿所现的烧痕等，可以推测其曾用来拔火罐。

四、成熟阶段——明清时期

明清时期是拔罐疗法的成熟阶段。操作上出现了火罐法的投火法、滴酒法拔罐，罐具中出现铜罐，将拔罐的治疗范围拓展到急救溺水，以及内、外、妇、儿、五官等科疾病的治疗。

拔罐法在明代已经成为中医外科重要的治法之一。当时一些主要外科著作几乎都列有此法，主要用于吸拔脓血，治疗痈肿。申斗垣在《外科启玄》中将拔罐疗法称为"竹筒吸法"，并阐明其可在疮脓已溃已破后脓出不畅时使用："疮脓已溃已破，因脓塞阻之不通，富贵骄奢及女体不便，皆不能挤其脓，故阻而肿焮，如此当用竹筒吸法，自吸去其脓，乃泄其毒也。"

明代外科治疗中也多用药罐，将竹罐直接置于多味中药煎熬后的汁液中，煮沸直接吸拔。所以，竹罐又被称为药筒。《外科启玄》中亦记载了煮药罐的操作方法："吸脓法……削去青皮，令如纸薄，随看疮疡大小用之，药煮热竹筒一个，安在疮口内，血胀水满了，竹筒子自然落下，再将别节热竹筒子仍前按上。如此五七个吸过，便用膏药贴之，如脓多未尽，再煮一二遍竹筒更换吸，脓尽为度。"明代陈实功外科专著《外科正宗·痈疽门·杂病须知第十四》详细记载了煮拔筒方："拔筒奇方羌独活，紫苏蕲艾石菖蒲，甘草白芷生葱等，一筒拔回寿命符。治发背已成将溃时，脓毒不得外发，必致内攻，乃生烦躁，重如负石，非此法拔提毒气难出也。羌活、独活、紫苏、蕲艾、鲜菖蒲、甘草、白芷（各五钱），连须葱（二两）。预用径口一寸二三分，新鲜嫩竹一段，长七寸，一头留节，用刀划去外青，留内白一半，约厚一分许，靠节钻一小孔，以杉木条塞紧，将前药放入筒内，筒口用葱塞之，将筒横放锅内，以物压勿得浮起。用清水十大碗淹筒，煮数滚，约内药浓熟为度，候用。再用镀针于疮顶上一寸内品字放开三孔（深入浅寸，约筒圈内），将药筒连汤用大瓷钵盛贮，至患者榻前，将筒药倒出，急用筒口乘热对疮合上，以手捺紧其筒，自然吸住，约待片时，药筒已温，拔去塞孔木条，其筒自脱，将器倒出筒中物色看其何样，如有脓血相黏，鲜明红黄之色，亦有一二杯许，其病乃是活疮，治必终愈。如拔出物色纯是败血气秽，紫黑稀水，而无脓意相黏者，其病气血内败，肌肉不活，必是死疮，强治亦无功矣。此法家传，屡经有验，如阳疮易溃、易脓之症，不必用此以伤气血，此法阴疮之用，要在十五日前后，坚硬不溃、不脓者行之最当。此法的有回天之效，医家不可缺也。"该文清晰地记载了拔筒奇方、药筒制作、拔药筒法、取药筒时机及方法、拔筒后注意事项等。

龚延贤在《万病回春》中记载："竹筒吸毒法：诸般恶疮并治。用苦竹长一二寸，用头节妙，刮去青皮，似纸薄为佳，其大小随疮斟酌，应毒疮初发时用：白蒺藜、苍术、乌柏皮、白厚朴（各五钱重），上四味锉片，用水一碗，同煎竹筒，煎煮以药将干为度。"此外，《普济方》中亦有用芙蓉花和醋煮罐的记录，"治痈疽疖毒，脓水不出。用芙蓉花煮水竹筒令热，即以水竹筒吸于疮孔上"，"治蛇咬毒入腹，用头醋煮青竹筒，合于螯处，须臾黄水流出，即瘥"。

明代方贤编著的《奇效良方》记载："治溺水死，以酒坛一个，纸钱一把，烧放坛中，急以坛口覆溺水人脐上，冷则再烧纸钱，放于坛内，覆脐去水即活。"这段记载说明，拔罐疗法的应用已经从拔毒排脓发展到急救，操作上从水煮罐法发展到火罐法的投火法。另外，在紧急情况下可以使用酒坛等"代用罐"。

清代医书中正式提出了沿用至今的"火罐"一词。清代赵学敏《本草纲目拾遗·卷二·火部》记载："火罐气：火罐，江右及闽中皆有之，系窑户烧售，小如人大指，腹大，两头微狭，使促口以受火气，凡患一切风寒，皆用此罐。以小纸烧见焰，投入罐中，即将罐合于患处，或头痛则合在太阳脑户或颠顶，腹痛合在脐上，罐得火气合于肉，即牢不可脱，须待其自落。患者但觉有一股暖气从毛孔透入，少顷火力尽则自落，肉上起红晕，罐中有气水出。风寒尽出，不必服药。治风寒头痛，及眩晕、风痹、腹痛等症。"该段文字表明"火罐"称谓出现，并在清代广为流行；拔罐疗法开始应用于多种病症如风寒、痛症等，拔罐的部位从疮疡患处扩展到头面、腹脐的选穴操作；同时对罐斑的色、形也作了描述。

《本草纲目拾遗·卷九·器用部》记载："砂壶：出宜兴紫泥者佳，入药吸毒用，取其口光滑而薄，不伤肌肉也。治伤寒不出汗，用吸法：以二砂壶各盛烧酒八分，重汤煮滚，将酒倾去，即将壶口对脐上合住，使吸之紧，轮换汗出即愈。瘰疬破烂拔毒法：将先破处面糊作饼粘贴，用小砂壶二个，烧酒煎滚，去酒，以热壶口覆于面饼上，熏疮如拔火壶一样，壶冷，又易一壶，如此数次，将毒气拔尽，即愈。熏后用猪胆熬成膏，贴疮口，此方神效。……按王站柱不药良方：治疯狗咬伤，用砂壶吸法，与此同。吸后再拔去顶上红发，即愈。"说明罐具的材质在当时已经不局限于普通的木质、角质等，还有比较高档的紫砂罐具，并且对于砂罐的应用也拓展到了治疗伤寒、瘰疬、疯狗咬伤等。

清代《医宗金鉴·刺灸心法要诀》中也提到一种治疗疯狗咬伤的拔罐法，即在咬伤处"急用大嘴砂酒壶一个，内盛于干烧酒，烫极热，去酒以酒壶嘴向咬处，如拔火罐样，吸尽恶血为度，击破自落"。陈梦雷的《医部全录》用拔罐法治疗风寒、头痛、腹痛。吴师机所著《理瀹骈文》记载了破伤瘀血等病症的拔罐治疗方法，其载："如风寒用热烧酒空瓶覆脐上，吸取汗。亦吸瘰疬、破伤瘀血。"《外治寿世方》记载拔罐治疗黄疸，并用薄草纸卷成罐具，"黄疸，身黄如金，或兼肿胀呕吐，或眼目亦黄。急用薄草纸以笔管卷如爆竹样，将一头以纸封紧，用黄蜡（以铜器融化）将纸筒四周浇均，不可使蜡入筒内。令病患仰卧，将蜡筒罩肚脐上（以封过一头向下）再用灰面作圈，护住筒根，勿令倒下，勿令泄气，筒头上点火，烧至筒根面圈处，取出另换一筒再烧，看脐中有黄水如鸡蛋黄者取出"。

从罐具的制造与选择和拔罐的应用，可以看出明清时期拔罐疗法已经比较成熟。清代罐具的制造与选择多样化，出现了"代用罐"，对不同病症可分别选煮药罐、火罐等不同罐法。吸拔的部位体现了中医辨证选穴的特点。赵学敏《本草纲目拾遗·卷二·火部》记载火罐气，即将罐合于患处，或头痛则合在太阳脑户或颠顶，腹痛合在脐上。拔罐的应用范围也比较广泛，已从单一的外科发展到内科、五官科病症的治疗。此外，煮拔药筒的方法，在明清的一些重要外科著作如《外科大成》及《医宗金鉴》等，都有详略不等的载述，表明此法在当时十分流行。

少数民族医学是中国传统医学的一个重要组成部分，1978年在内蒙古包头发现的清代紫铜罐，据鉴定是当时的蒙医进行拔罐治疗的罐具。金属罐相对于陶罐而言不易破损，但其造价高、传热快、容易烫伤皮肤，同样也有无法观察拔罐部位皮肤的变化的缺点（图1-7）。

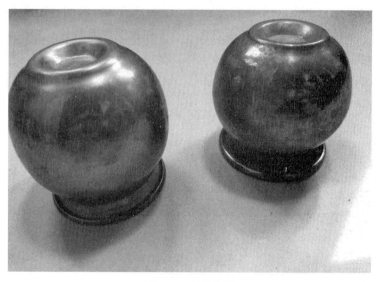

图 1-7 现代铜罐

五、创新时期——民国与现代

民国与现代是拔罐疗法的活跃创新时期，在拔罐的吸拔方法与运用形式上皆有创新。

随着玻璃制造业的快速发展，我国也出现了玻璃罐（图1-8）。玻璃罐的最大优势是拔罐部位内部的可视性，是目前临床上最为常用的罐具。

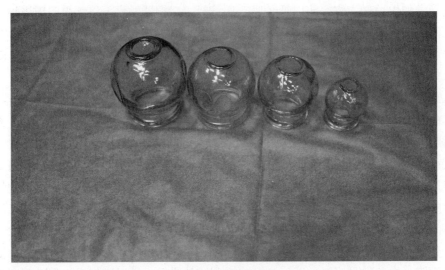

图 1-8　玻璃罐

硅胶罐是采用橡胶为材料制作成罐的形状，将硅胶罐放到皮肤上，用力按压后再放松，利用橡胶的弹性恢复力，在罐中产生一定的负压（图1-9）。该方法比火罐产生负压要方便，其负压的大小与罐的形变程度和橡胶的弹力有关。有的硅胶罐上还设有小孔，可从中注射药物到罐中，实现药罐的功能。另一种新型拔罐器——塑胶罐，由塑胶材料制作，在罐的顶端设置一个螺旋推进装置，可以通过旋转把手，改变罐子的空间大小，从而产生不同的负压，该方法可产生比火罐更强的负压，并且在实际操作中可以改变压力的大小。虽然上述两种新型罐具具有比玻璃火罐更多的优点，但在针灸临床上，该罐具仍未能取代玻璃罐的主导地位。

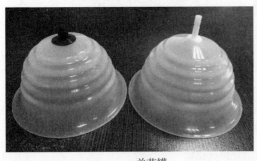
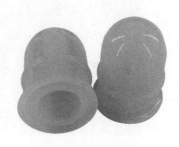

关节罐　　　　　　　　　　　　　　　　　　　　小儿罐

图 1-9　胶罐

抽气式拔罐器是20世纪初发展起来的拔罐装置，它由抽气枪和一组罐具组成，罐的顶端有一个单向阀，通过人工提拉式多次抽气，可在罐中产生不同大小的负压，抽吸次数越多，负压越低，具有一定的半自动化水平。该方法比燃烧法产生负压的范围更大（图1-10，图1-11，图1-12）。由于不再使用明火产生负压，使得操作更加安全，简便易学，抽气罐的罐体多用塑料制成，不易破碎，成本低。拔罐器有多种口径和形状，可进行走罐、闪罐等常规操作。又因其操作简便，普通人也可以使用这种拔罐装置在家中进行自疗，拓展了拔罐疗法的使用人群，故抽气式拔罐罐具的出现，具有历史性的意义。

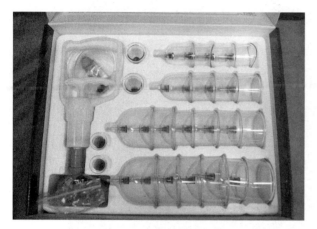

图 1-10　抽气罐

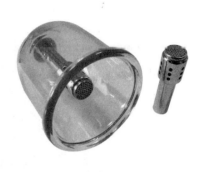

图 1-11　抽气磁疗罐

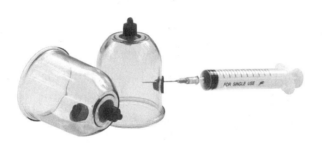

图 1-12　抽气药罐

　　使用真空泵及调压装置的拔罐设备是拔罐器具又一个新的里程碑。其采用电自动产生负压，使整个拔罐器具的负压形成完全脱离了人力。至此，真空泵拔罐装置已经从一种器具变成带电源的医疗设备，首次进入了二类医疗器械的范畴。在调压装置的运用上，除了使用漏气阀和压力表进行调压和压力的显示外，还使用电磁阀制作成脉冲式负压，将以往的持续静态负压改变成动态负压，可调节其脉动的上下压力和持续时间。早期的真空泵式拔罐装置沿用了抽气式拔罐用的塑胶拔罐器，去除了原来的单向阀，改为一个三通阀，可用一个真空泵主机带动多个拔罐器，同时对多个部位进行脉动拔罐。但这种塑胶拔罐器不适合在皮肤上进行移动。

　　以砭石为材料制作的拔罐器，称为砭石罐（图1-13），砭石因其卓越的生物物理学特性和医学安全性被广泛应用于制作按摩器具、刮痧板等。最新研制的拔罐器对砭石罐用电进行了加热和控温处理，制成了电热砭罐。另外还在罐体上设置了调压阀，可在罐疗的过程中随时调节压力，方便使用，实现了温度和压力的高度定量化。

　　在拔罐技法上，20世纪50年代首次出现了"移罐""走罐"等，代表着拔罐技法由"静"到"动"的改变。1959年，中国中医研究院的曲祖贻先生编写的《中医简易外治法》推出了"推罐""拉罐""飞罐""滑罐"等操作技法，之后曲祖贻先生又创造了闪罐法。

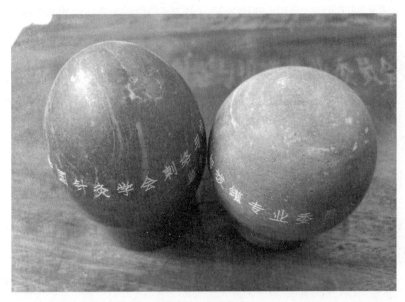

图 1-13　砭石罐

2008年，中国针灸学会批准成立中国针灸学会刺络与拔罐专业委员会。该专业委员会的成立，极大推进了刺络与拔罐疗法的应用与发展。郭义教授主编的《中医刺络放血疗法》创新教材于2013年出版。2017年，陈泽林教授编写的《图解推拿罐疗法》一书出版，首次系统性地提出将推拿理论运用到拔罐疗法中，推动了拔罐疗法的运用和发展。2021年，"中医拔罐疗法理论与技术创新及推广应用"获第八届中国针灸学会科学技术奖三等奖。

第二节　其他国家与地区拔罐疗法的发展

拔罐疗法在世界各国可能早已存在数千年了。在古埃及、古希腊和古罗马所流传下来的壁画和雕刻图像等文物中，都曾经出现拔罐所使用的罐具，以及相关切开皮肤或血管的工具，拔罐疗法是世界传统医学的共同治疗方法与技术。

拔罐最早的使用记载可追溯至公元前1550年左右，以希伯来文写在埃伯斯纸草（Ebers Papyrus）上的古埃及医疗记录，其提到拔罐是用于移除身体中的异物。约公元前3世纪时，古埃及亚历山大大帝的部将——康翁波的神庙（Temple of Kom Ombo），其神殿的墙上也雕刻着许多外科手术的工具，像剪刀、解剖刀、钳子和拔罐用的罐具等，显示古埃及已使用拔罐作为外科治疗的技术。

古希腊最早记录拔罐的工具是刻在希腊雅典Asclepios寺庙（阿斯克勒庇俄斯神庙）中的大理石上，包括罐具和切开皮肤的工具。而在古希腊，拔罐则是将人体器官中多余的血液排放出来，先以刀片或刺针切开血管或戳扎皮肤以产生出血的切口，进而释放血液。

希波克拉底（前460年—前370年）为古希腊医师，是西方医学的奠基人。继希波克拉底之后古罗马的盖仑同样是一位放血和拔罐疗法的倡导者，因此在整个罗马帝国后期，放血和拔罐疗法极为盛行。中世纪的阿拉伯医生们也很推崇放血和拔罐疗法，后来又将其传到了意大利，到了文艺复兴时期，这种疗法最终传遍了整个欧洲。在意大利，拔罐常常用以治疗痛风和多种关节炎。从《阿拉伯医学简史》中可以看出，希腊医学和古波斯医学之间互有深远影响。如今的伊朗、沙特、伊拉克等国家，仍然在使用拔罐疗法。

印度也有类似以拔罐作为治疗方式的记载，4世纪时，在经由印度著名的医学家龙树所整理修订过的医学经典《妙闻集》中记载了拔罐疗法："若病患身体出现毒素，血液便会恶化，可依症状选用牦牛角、葫芦等工具吸出。"

在欧洲东南部地区的巴尔干半岛、塞浦路斯、波兰、俄罗斯，甚至越南和墨西哥等国家，都有不同的部位和形式的拔罐记录，它们也被认为是一种民间常用的治病方法。例如苏联将拔罐疗法称为"瘀血疗法"，日本称之为"真空净血术"，在波兰拔罐被称为Banki或是Banka，在伊朗则被称为Bod-Kesh，即"抽取空气"。1980年，芬兰出版了一本研究报告，指出拔罐疗法是其传统的止痛疗法。16世纪，法国外科圣手巴雷以发明外科器具著称，他的著作中记载有拔罐器、刺络刀以及乱刺器等。法国的拉雷男爵，作为拿破仑的外科医生，也是放血拔罐疗法的倡导者。1801年，英国专职拔罐师Thomas Mapleson（托马斯·梅普尔森）列举了拔罐适用的诸多疾病，包括中风、心绞痛、哮喘、咽痛、胸痛等，后来被载入其著作《论拔罐的艺术》中。1823年，英国另一位著名的拔罐师在其著作《论实践拔罐》中写道："拔罐是一种艺术。每一个有机会接触拔罐并亲身体验的人都能够观察到它的治愈力从而真正欣赏它的价值。"

19世纪初，各式各样制作精巧的改良玻璃罐应运而生，有些玻璃罐连接注射器作为产生负压的泵，同时内部还嵌有手术刀片，这些装置避免了拔罐过程中明火的使用。1880年前后，法国曾从外国进口玻璃罐4500万个，据传当时的德国海德堡大学医学院支付进口吸罐的费用远远超过药费，可见拔罐疗法的盛行。犹太人甚至有句谚语，拔罐有时可以"起死回生"。古代中国传统医学包括拔罐疗法，曾经传播到亚洲其他国家，包括日本、韩国，以及东南亚一带，现在仍旧有不少国家以拔罐作为其治病疗法。

由此可见，使用拔罐疗法是早期人类的普遍现象，是人类与疾病长期斗争过程中产生的共同智慧，其在世界医学发展史上曾经长期占据重要地位，是世界传统医学的共同财富。

第一节 中医拔罐疗法的理论基础

拔罐疗法属于中医外治法，是一种体表刺激疗法，主要遵循中医藏象和经络腧穴理论。运用不同方法将罐具作用于体表腧穴，通过对皮部、络脉、经筋等经络系统的影响，作用于相应的脏腑部位，用于治疗躯体和内脏疾病。

一、藏象理论

藏象，是指藏于体内的脏腑及其表现于外的生理病理征象，以及与自然界相通应的事物和现象。拔罐疗法的基础便是建立在"司外揣内""以外治内"的藏象基础理论之上。藏象理论认为，人体是以五脏为中心，通过经络系统"内属于腑脏，外络于肢节"共同组成的一个有机整体。当人体受到风、寒、暑、湿、燥、热、毒等外邪或情志内伤后，会导致脏腑功能失调，扰乱气机，在身体的表面反映出来内在的病理特征，医生可以通过患者外在的一系列特征，判断内在的脏腑病理状态，继而施以不同的拔罐手法，"以外治内"来调理脏腑。

二、经络腧穴理论

（一）皮部

皮部是经脉功能活动反映于体表的部位，也是络脉之气散布之所在。皮部居于人体最外层，为拔罐疗法最直接的诊断部位及作用部位，拔罐疗法的特色"察痧辨证"便是皮部理论的实际应用，利用皮部理论进行的诊断辨证除了察络脉观颜色外，还有望皮肤、视形态、查感觉等内容。皮部与经络气血相通，故通过拔罐疗法，可以激发引导营卫经络之气的输布流转，濡养各个脏腑组织器官，温煦皮毛，振奋经络之气，以保卫机体、抵御外邪。此外，通过皮部治疗过程中显现的病理现象，可以起到反映病症的作用。

（二）络脉

络脉作为经脉的分支，有别络、浮络、孙络之分，其加强了表里经脉的联系，沟通经气，补充经脉循行的不足。由于散布于皮部的络脉丰富繁多，故拔罐疗法的作用中，各种拔罐手法与络脉联系紧密，无论是正常还是病态的络脉，施术者都可以通过拔罐手法来干预体表络脉，祛除孙络邪气，使络脉之气通畅、充盈，以加强"溢奇邪、通营卫"的作用。络脉及经脉之中的病理产物便常以"痧象"的形式显现于体表，并且具有判断疾病病性与病位及预后转归的功能。

（三）经筋

经筋是经脉之气濡养筋肉骨节的体系，是经脉的外周连属部分。经筋约束骨骼，完成运动关节和保护关节的功能。一般认为拔罐的作用部位主要在皮部、络脉等平整之处，对于关节及肌肉腠理深层缝隙之间，拔罐疗法疗效便难以达到。其实不然。在关节等拔罐疗法难以施展的部位产生病理特征时，我们可以通过经脉所连属的经筋部位来治疗经筋所约束的关节、骨骼深层的病症。中医"筋"的内涵非常丰富。《刘寿山正骨经验》（修订版）认为人体有485道大筋，包括了现代医学的肌肉、肌腱、韧带、筋膜、腱鞘、滑囊、关节囊、神经和血管，甚至关节软骨、关节盂缘等。在具体应用中，走罐、推拿罐等手法便可以通过动态的治疗方法来调节经筋，继而体现出拔罐手法所特有的治疗优势。

（四）腧穴

腧穴是人体脏腑经络气血输注出入的特殊部位，也是拔罐法在皮部最直接的作用部位。腧又同"输"，"输通"是双向的。从内通向外，反应病痛；从外通向内，接受刺激，防治疾病。从这个意义上说，腧穴又是疾病的反应点和治疗的刺激点。因此拔罐法虽然作用在患者的皮肤表面，但通过腧穴与脏腑的联系依然可以起到调节脏腑的功能。

第二节　中医拔罐疗法的诊断原则

《灵枢·本脏》说："视其外应，以知其内脏，则知所病矣。"《灵枢·论疾诊尺》有"从外知内"，就是说通过诊查其外部的征象，便有可能测知内在的变化情况。《丹溪心法》总结说："欲知其内者，当以观乎外；诊于外者，斯以知其内。盖有诸内者形诸外。""象"具有具象和比象的两重性。人体之象，藏象是根本。藏象表现在外的有皮、脉、肉、筋、骨五体之象。与拔罐疗法密切相关之象，是皮象、筋象及伴随拔罐疗法而出的痧象。而"辨象论治"是拔罐疗法的重要中医理论基础之一，即根据不同状态下相应体表部位出现的征象辨别其病位与病性，施以相应的拔罐手法，进行针对性治疗。

一、皮象——望皮识疾

所谓"皮象"，是脏腑功能在体表皮部的神色形态的反映。病理上表现为皮肤腠理的形态神色变化，如皮肤疏松或致密、溃疡点、皮疹、皮屑增多等。皮、脉、肉、筋、骨是最基本的解剖基础划分，皮部是保卫人体的第一道屏障，具有主动的免疫防御、免疫监视及免疫自稳功能，虚则邪凑，其也是病邪由表入里的途径，故有"百病始先于皮毛"之说。其亦是经络脏腑之疾反映于体表的部位，此"象"为"显象"，即直接观察皮象的位置、神色、形态，对诊病、治疗、病程、预后判断有一定指导意义。

二、筋象——度筋诊病

所谓"筋象"，是筋表露出来的颜色明暗色差、位置深浅、方向偏正、形态粗细曲直、性质急缓软硬、感觉喜按或恶按，以及温度的寒、热、温、凉等征象，可反映病情的寒热虚实及气血阴阳盛衰。筋象的感官表现为筋痛，凹凸不平，沙砾感，结节等。

"度筋"是指揣度测量形体、筋骨、经筋以判断机体状态、疾病部位和性质。《素问·方盛衰论》曰："诊有十度，度人、脉度、脏度、肉度、筋度、俞度。阴阳气尽，人病自具。"《黄帝内经素问集注》曰："度筋者，手足三阴三阳之筋，各有所起，经于形身，病则宜用燔针劫刺也。"说明度筋可以诊察疾病以指导临床。

若筋象的异常范围小、硬度表现低，说明病程较短、病邪较浅；若筋象面积大、硬度高，说明病程较长、病邪较深。筋软多热，筋硬多寒、多瘀。

三、痧象——察痧辨证

察痧辨证是根据痧象来判断疾病的部位、性质等。

痧象的部位与经脉脏腑密切相关。比如背部心肺对应的位置出痧，说明心肺有问题。一般痧色鲜红，呈点状散痧，颜色浅淡，多为表证，病程短，病情轻；若出痧较多，且点大成块，呈斑片状或瘀块，痧色暗红，多为里证，病程长，病情重。痧象的颜色由暗变红、由斑块变成散点，说明病情在好转，治疗见效。血液瘀滞越明显，出痧速度越快；血液瘀滞时间越长，出痧颜色越深。痧色鲜红为热，痧色青暗为寒。鲜红而艳，一般提示阴虚、气阴两虚，阴虚火旺也可出现此印迹。亚健康状态一般不出痧斑或痧斑较少，多表现为皮肤潮红、局部发热。脂肪较厚及虚证患者，推拿罐不出痧，不宜强求出痧，效到则止。痧色发紫伴有斑块，一般提示寒凝血瘀；呈散紫点、深浅不一，一般提示气滞血瘀，多出现在肝区及胃区；淡紫发青伴有斑块，一般以虚证为主，兼有血瘀，如在两肾处出现则提示肾虚。

第三节　中医拔罐疗法的作用原理和作用特点

一、作用原理

拔罐疗法与针灸疗法同属于体表刺激疗法。拔罐疗法通过负压吸引作用，施术于体表特定部位，在中医理论指导下，在临床各科发挥着重要作用，其治病保健的作用原理可总结为以下几方面。

（一）调和阴阳

阴阳是认识自然和认识人体的总纲。疾病的各种病机变化均可用阴阳失调加以概括。总体来说，阳盛则阴病，阴盛则阳病，治疗时应采用"损其有余，补其不足"的方法。拔罐疗法可通过动静结合，各种疗法配合，调节拔罐力的大小，选择不同的吸拔部位，起到调节阴阳的作用。如高血压，属阴虚阳亢者，可用调补肾水的方法，可在涌泉穴处拔罐；亦可采用刺络拔罐法快速降压，达到标本兼治、阴阳调和的目的。又如阳虚致五更泻，治以温阳止泻之法，在肾俞、命门处拔罐，以火罐为主，可配以温灸、熨罐等方法。

（二）疏通经络

经络是人体经脉和络脉的总称，具有"行气血而濡全身，沟通内外，抵御外邪"的作用，《灵枢·经脉》曰："经脉者，所以能决死生，处百病，调虚实，不可不通。"当经络的正常生理功能发生障碍时，外则皮、肉、筋、脉、骨失养不用，内则气血失调，不能发挥营内卫外的生理功能。疏通经络是拔罐疗法的主要作用之一，其作用于体表的经络穴位上，可引起局部的经络反应，起到激发和调整经气的作用，并能通过经络影响其所连属的脏腑、组织等。如大凡疼痛，多由经络闭阻不通，气血瘀滞不行而引起，所谓"不通则痛"，拔罐疗法不仅可以拔除局部病邪，而且可使紧张的肌肉得到放松，气血得以畅通，达到"通则不痛"的状态。

（三）祛邪扶正

拔罐疗法既能祛邪，又能扶正。在疾病发展过程中，始终存在着机体正气与病邪之间的斗争，而斗争过程中的邪正消长决定着疾病的发展与转归。拔罐疗法作为中医外治法，可以利用自身的治疗特点，祛除机体的邪气，为正气的恢复起到促进和辅助作用。例如临床上常见的祛湿、拔毒等治法，可以通过定拔罐、刺络拔罐、走罐等不同手法祛除湿邪、瘀血、气滞等，起到相应的祛邪作用。

拔罐疗法因其特有的负压不仅具有泻法的作用，而且有激发人体正气的作用。在疲劳状态下，拔罐能快速消除疲劳；卫外功能不足时，拔罐能提高机体防御能力。拔罐在皮肤、毛孔以及经络等病位的吸拔按摩作用，可以引导营卫之气的输布运行，鼓动经脉之气，畅通经络，温煦皮毛，调整气血，濡养脏腑器官，使虚弱的脏腑得到气血滋养，从而振奋功能，激发正气，有益于人体脏腑组织功能的发挥。

（四）清热拔毒

火为阳邪，是温热之邪发展更甚的表现。临床分为外感之火和内生之火，外感之火由患者直接感受温热邪气所致，而内生之火多由情志抑郁、劳欲过度、内热炽盛引起。火热之病，发病急骤，变化多端，并且多夹迫血妄行、热毒瘀结之证，尽量要迅速诊治。刺络拔罐法可以快速针对患者络脉进行放血干预，在热证的急性期以及对其他血毒瘀结的证候可以直接有效地起到泄热行血及拔毒的作用。对于轻症的患者也可以酌情采用走罐等其他手法，为患者清热活血，干预温热疾病的发展，更好地解除患者的病痛。

（五）祛风解表

风邪致病，在临床上尤为常见。无论是六淫之首的"外风"，还是肝风内动的"内风"，都可以导致多种风疾。《素问·骨空论》云："风为百病之始。"《素问·风论》云："风者，百病之长也。"古人亦把风邪作为外感致病因素的总称，可见风邪之常见。风性善动，因此在拔罐手法中，可以利用闪罐作为主要方式来针对风疾。闪罐的动作迅速而准确，基本采用闪火法，因此可以在患者的皮部快速、反复地进行手法，起到祛风解表的作用。

（六）散寒除湿

寒湿为阴邪，黏滞而固着，并且易伤阳气，不宜速去。《素问·举痛论》云："寒则气收。"《素问·太阴阳明论》云："伤于湿者，下先受之。"因此寒湿之病，用普通的拔罐、走罐手法难以起效，此时就需结合辛热走窜等中药采用"药罐"来直驱寒湿之邪，起到普通的拔罐手法达不到的效果。

（七）理筋整复

理筋整复是推拿治疗伤筋的特色所在。拔罐疗法，尤其是走罐、推拿罐结合了推拿治疗的优势，不但有拔罐本身的治疗特点，而且在临床上能够发挥单纯推拿手法所不能达到的治疗效果，对劳损、伤筋类疾病有着突出的优势。

理筋整复就是针对筋出槽和骨错缝而设，即纠正筋、骨的解剖位置异常。某些筋位的异常改变，可通过走罐、推拿罐等拔罐手法的弹筋、拨筋与适时运动关节加以纠正。

二、作用特点

拔罐疗法经历了几千年的发展，其作用越来越强大，应用越来越广泛，是由其自身的作用特点决定的。

（一）诊疗一体

拔罐疗法的诊疗一体特点，是说拔罐疗法不但有治疗功能，还有很重要的诊断功能。《丹溪心法》总结说："欲知其内者，当以观乎外；诊于外者，斯以知其内。盖有诸内者形诸外。"藏象表现在外的有皮、脉、肉、筋、骨五体之象。拔罐疗法无论是留罐，还是走罐、推拿罐等动罐，都要出痧，"诊于外者，斯以知其内"，拔罐疗法所体现出来的"象"可显示不同层次、不同部位、不同性质的皮、肉、筋、脉、骨的气血情况，根据其"象"的性质特点与部位，可以分析病位、病性，确定是治在脏腑、经络、经筋，还是腧穴。据象诊断，再据象施以相应的治疗，可以单用拔罐，施以不同罐法，还可将拔罐疗法与其他疗法协同配合，提高疗效。诊疗一体是拔罐疗法的主要特点之一。拔罐的诊断功能方面，还有待系统性提高。

（二）协同增效

所谓协同增效，是指拔罐疗法与其他疗法在一定时机合用时，往往能提高相应疗法的作用。中医讲究"杂合以治"，在临床实践中，对于患者复杂的疾病，单独一种疗法所起到的作用往往是不够的，需要医者结合自身经验及患者的疾病发展，采用多种疗法综合治疗。

例如刺络拔罐法、刺络放血法可以泄热通瘀，加用拔罐可以排出瘀血，更好地发挥祛瘀的效果；中药的配伍对不同疾病本身具有非常好的治疗作用，但因操作复杂，导致应用相对较少，但是结合拔罐疗法的药罐法可以利用拔罐对皮肤产生的刺激作用，让中药方的成分通过熏蒸等手段在皮部或腧穴处吸收，给临床提供更多的便利性。除此之外，推拿罐、走罐、熨罐等都可以在拔罐的基础上协同增效，发挥单独一种疗法达不到的疗效。

（三）适应证广

拔罐操作手法的多样化，以及拔罐易于结合多种其他疗法协同增效的特点，决定了其所治病症的广泛性。现代研究表明，拔罐疗法的适应证共涉及19类、363个病种，其中腰部扭伤、痤疮、腰椎间盘突出症、面神经麻痹、痹病、哮喘、咳嗽、坐骨神经痛、颈椎病、痛证、感冒、落枕、疱疹后神经痛、关节炎、腹泻、腰腿痛、肌筋膜炎、腰肌劳损、腰痛、荨麻疹、神经根型颈椎病、第3腰椎横突综合征等用拔罐疗法效果显著。例如定拔罐有很好的祛湿散寒功效，可以治疗寒湿相关疾病；推拿罐、走罐有活血化瘀、理筋整复的功效，可以治疗局部瘀结、筋伤劳损等相关疾病；刺络放血拔罐可以迅速拔毒行血，对瘀毒相关的皮肤疾病疗效快速且显著；药罐更是可以结合多种中药发挥熏蒸、温灸等作用，极大地扩大了拔罐法的适应证。

（四）操作简便

现代拔罐法的常用器具包括玻璃罐、塑料抽气罐、硅胶罐等，新型罐具的出现使得拔罐疗法的操作方法更加简便，突破了拔罐疗法实施的地点限制，在家庭、保健场所等广泛应用。另外，拔罐疗法的施术人员也不局限于专业的医疗工作者，普通人群经培训也可掌握。塑料抽气罐是20世纪初发展起来的新型拔罐装置，它由抽气枪和一组塑胶罐组成，塑胶罐的顶端有一个单向阀，通过人工提拉式的多次抽气，可在罐中产生不同大小的负压，抽拉次数越多，负压越低。该方法比燃烧法产生负压的范围更大。硅胶罐采用橡胶为材料制作成罐的形状，将硅胶罐放到皮肤上，用力按压后再放松，利用橡胶的弹性恢复力，在罐中产生一定的负压。该方法比火罐产生负压要方便，其负压的大小与罐的形变程度和橡胶的弹力有关。由于不再使用明火产生负压，使得操作更加安全，简便易学，且罐体不易破碎，成本低。拔罐器有多种口径和形状，可进行走罐、闪罐等罐疗常规操作。

（五）安全经济

拔罐法除了刺络拔罐疗法等外，大多属于非侵入性手法，对患者皮肤损伤小，操作安全，并且拔罐的器具十分常见，成本低廉，不会对患者造成较大的经济负担。

由此可见，拔罐法有着自身独特的作用特点，尤其是以操作简便、安全经济、适应证广而在中医外治法中深受广大医者及患者的喜爱。

第四节　中医拔罐疗法的施术部位

一、皮部

中医将人体体表分为十二皮部。《素问·皮部论》中提出"凡十二经络脉者，皮之部也，是故百病之始生也，必先于皮毛"，强调了皮肤在保卫机体、抵御外邪过程中的重要性。皮肤与经脉关系密切，十二皮部是十二经脉功能活动反映于体表的部位，居于人体最外层，又与经络气血相通，既是人体最大的感受器，也是机体的卫外屏障。因此皮部既是反映身体内在病症的重要生物学基础，也是拔罐疗法的主要作用部位。

二、经络腧穴

《灵枢·海论》说："十二经脉者，内属于腑脏，外络于肢节。"人体的十二经脉分别与体内各相应脏腑相通，与其相应的体表肢节联系，从而使人体的各个组织、器官成为一个统一的有机整体。临床中常根据经脉或络脉的循行部位确定拔罐施治的部位。根据经脉或络脉的不同走向，应当选择不同的拔罐方法。如背部督脉、手足三阳经等经络循行的部位多适用走罐；腹部任脉、手足三阴经等经络循行的部位多适用闪罐、振罐、推拿罐；循行于四肢的经络如手足三阳经则多用定罐、闪罐等。

1.手太阴肺经及常用腧穴

本经主治胸、肺、喉部疾患，以及经脉循行部位的病变，如咳嗽、哮喘、声音嘶哑、咽喉肿痛等。

常用腧穴：中府、云门、天府。

2.手阳明大肠经及常用腧穴

本经主治头面、五官疾患，以及热病和经脉循行部位的病变，如咳嗽、面瘫、肩周炎、网球肘等，曲池穴是刺络拔罐常选择的部位。

常用腧穴：手三里、曲池、手五里、臂臑、肩髃。

3.足阳明胃经及常用腧穴

本经主治胃肠病，神志病，头、面、眼、鼻、口、齿疾患，以及经脉循行部位的病变，如胃痛、胃溃疡、腹胀、便秘、泄泻、牙痛、面瘫等。

常用腧穴：地仓、颊车、下关、不容、承满、梁门、关门、太乙、滑肉门、天枢、外陵、大巨、水道、归来、气冲、髀关、伏兔、阴市、梁丘、犊鼻、足三里、上巨虚、条口、下巨虚、丰隆。

4.足太阴脾经及常用腧穴

本经主治胃脘痛、腹胀、呕吐嗳气、便溏、黄疸，以及身体沉重无力、舌根强痛、膝股部内侧肿胀、厥冷等病证。

常用腧穴：三阴交、漏谷、地机、阴陵泉、血海、大横、腹哀、大包。

5.手少阴心经及常用腧穴

本经主治心、胸、神志病证，以及本经循行部位的病变，如心悸、心绞痛、痴呆、癫痫等。

常用腧穴：青灵。

6.手太阳小肠经及常用腧穴

本经主治头项、五官病证，热病，神志疾患，以及本经部位的病变，如肩周炎、肌筋膜炎、网球肘等。肩背部的肩贞、臑俞、天宗、秉风、曲垣、肩外俞、肩中俞又称"七星台"，是罐疗治疗肩背部疾病的主要部位。

常用腧穴：肩贞、臑俞、天宗、秉风、曲垣、肩外俞、肩中俞。

7.足太阳膀胱经及常用腧穴

本经主治头、项、目、背、腰、下肢部病症及神志病，背部第一侧线的背俞穴及第二侧线相平的腧穴，主治与其相关的脏腑病证和有关的组织器官病症，如腰腿痛、腰肌劳损、腰椎间盘症等，背部第一侧线是走罐疗法的主要施术部位之一。

常用腧穴：天柱、大杼、风门、肺俞、厥阴俞、心俞、督俞、膈俞、肝俞、胆俞、脾俞、胃俞、三焦俞、肾俞、气海俞、大肠俞、关元俞、小肠俞、膀胱俞、中膂俞、白环俞、上髎、次髎、中髎、下髎、会阳、承扶、殷门、浮郄、委阳、委中、附分、魄户、膏肓、神堂、譩譆、膈关、魂门、阳纲、意舍、胃仓、肓门、志室、合阳、承筋、承山、飞扬。

8.足少阴肾经及常用腧穴

本经主治妇科、前阴、肾、肺、咽喉病证，如月经不调、阴挺、遗精、小便不利、水肿、便秘、泄泻，以及经脉循行部位的病变。

常用腧穴：横骨、大赫、气穴、四满、中注、肓俞、商曲、石关、阴都、腹通谷、幽门。

9.手厥阴心包经及常用腧穴

本经主治心、胸、胃、神志病证，如心痛、心悸、胃痛、呕吐、胸痛、癫狂、昏迷，以及经脉循行部位的病变。

常用腧穴：天泉。

10.手少阳三焦经及常用腧穴

本经主治侧头、耳、目、咽喉、胸胁部病证和热病，如偏头痛、胁肋痛、耳鸣、耳聋、目痛、咽喉痛，以及经脉循行部位的病变。

常用腧穴：天井、臑会、肩髎。

11. 足少阳胆经及常用腧穴

本经主治侧头、目、耳、咽喉病、神志病、热病，以及经脉循行部位的其他病症，如目赤肿痛、咽喉疼痛、耳聋耳鸣、癫狂等。

常用腧穴：风池、肩井、渊腋、辄筋、日月、京门、带脉、五枢、维道、居髎、环跳、风市、膝阳关、阳陵泉、光明。

12. 足厥阴肝经及常用腧穴

本经主治肝病、妇科病、前阴病，以及经脉循行部位的其他病症，如头晕耳鸣、视物昏花、痛经等。

常用腧穴：足五里、章门、期门。

13. 督脉及常用腧穴

本经主治热病、腰椎疾病、神志病，如外感风热、腰椎间盘突出症、腰肌劳损、腰腿痛、中风、癫狂等。

常用腧穴：大椎、哑门、风府。

14. 任脉及常用腧穴

本经主治咽喉部疾病、腹痛、腹胀、便秘、泄泻等。

常用腧穴：中极、关元、阴交、下脘、中脘、上脘。

三、病变反应部位及病灶局部

按照"病变局部、病变远端、辨经随症"的原则选择施术部位。病变部位常有肉眼可见的皮色变化或皮肤形态改变及赘生物；可触及局部皮肤温度异常；常见持续性疼痛、叩击痛、深压痛等不同类型的疼痛表现，以及弹拨时可触及皮下局部条索状或大小不等的结节表现。在病灶局部应用拔罐疗法，是该疗法的一大特点。根据病变部位的特点选择不同的拔罐方法进行具体操作。

第五节　中医拔罐疗法施治原则

一、病有浮沉，治有浅深

拔罐疗法的作用部位应与病位的深浅一致，即病深治深、病浅治浅，其道理与刺法理论一致。《素问·刺要论》说："黄帝问曰：愿闻刺要。岐伯对曰：病有浮沉，刺有浅深，各至其理，无过其道。过之则内伤，不及则生外壅，壅则邪从之。浅深不得，反为大贼，内动五脏，后生大病。故曰：病有在毫毛腠理者，有在皮肤者，有在肌肉者，有在脉者，有在筋者，有在骨者，有在髓者。"病有皮、脉、肉、筋、骨不同的深浅层次，治疗上也应注意力的深浅要不同。

二、力有大小，三才分部

治疗之浅深，可从《金针赋》之天、人、地三部来区别。《金针赋》曰："初针刺至皮内，乃曰天才；少停进针，刺入肉内，是曰人才；又停进针，刺至筋骨之间，名曰地才。"三才分部可以衡量治疗效应的深浅。力的大小是施治浅深的关键。拔罐之力，既有施术者之力，又有罐之吸拔力。拔罐之力全在施术者掌握。罐之吸拔力可从吸拔入罐内之机体组织的深浅来衡量（图2-1）。

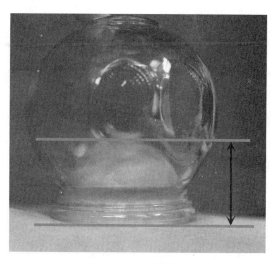

图 2-1　吸拔深度

三、司外揣内，辨象施治

《灵枢·本脏》说："视其外应，以知其内脏，则知所病矣。"《灵枢·论疾诊尺》也说"从外知内。"就是说通过诊查外部的象征，便有可能测知内在的变化情况。"象"具有两重性，首先是表于外的具象，其次为隐于内的比象。人体之象，藏象是根本。藏象表现在外的有皮、脉、肉、筋、骨五体之象及其气血盛衰之象，可从"痧象"得到一定程度的判断。辨象施治是中医学的核心理论。辨象施治，是根据其五体之"象"的性质特点与部位，分析病位、病性，确定是治在脏腑、经络、经筋，还是腧穴，施以手法及决定刺激量的大小、频率等。"皮象""筋象""脉象""骨象"及"五体之象""气血之象"等概念，是依据藏象理论在临床带教中总结出来的术语。"辨象施治"理论，揭示了针灸推拿疗法临床的思维特点。

四、法随象出，施法有度

中医用药要求辨证施治，拔罐疗法尤其是"动罐"要求辨象施治。根据"痧象""五体之象""气血象"的表现来决定施治原则，施治的手法、时间、疗程等。根据象的变化，结合受术者主观感觉出现的变化来实施治疗。因此，拔罐的施术手法和施术效果有以下几种判断标准。

1.受术者主观感觉

受术者即患者，患者的感觉是促使患者来接受施术的主要因素，这种感觉在动罐的适宜症中常表现为疼痛、酸胀、沉重、倦怠疲劳、乏力、失眠、局部瘙痒等。施术后患者相关感觉的减轻是施术效果的主要判断依据之一。一般要求达到原有的感觉减轻，以感觉轻松、精力提高为标准。同时，施用补法操作时，受术者往往感觉轻松、精力提高；若施术后患者感觉疲倦、乏力，则说明短期内泻的效果占主导，可适当减少刺激量。

2.施术者依象判断

（1）筋象正常　筋象改变是很多疾病在躯体、经络、经筋上的共同反映。筋象的改变要注意筋势的恢复，"邪脉不断，正脉难复"，异常的系统张力限制解除后，局部的异常受力和堵塞的经脉自然就打开了。筋象恢复正常，说明达到了施术效果。

（2）痧象变化　痧象是指拔罐后拔罐部位出现的皮肤颜色与形态的改变，是判断施术效果的指标之一，能在一定程度上反映刺激量的大小及病症性质。一般以一次治疗要求痧出透为度。疗程上以出痧减少、颜色变浅甚至不出痧为度。有不易出痧者，多属肥胖或阳虚，或者痧象掩埋较深，需要多次施术才能出痧。此时可以筋象或者受术者自身感觉为主要判断依据。

①通过出痧部位判断病变部位：凡经络循行线路和脏腑器官体表投影处出痧，提示相应内脏功能失调。如在脾俞穴区出现痧斑或紫痧，则说明脾胃功能有变化。

②通过痧象判断病程长短、病邪深浅：若出散痧、颜色浅淡，说明病程较短、病邪较浅；若出痧较多且点大成块、呈紫色瘀斑等，说明病程较长、病邪较深。

③通过痧象判断病性：走罐后紫黑而黯，一般提示血瘀；发紫伴有斑块，一般提示寒凝血瘀；呈散紫点、深浅不一，一般提示气滞血瘀，多出现在肝区及胃区；淡紫发青伴有斑块，一般以虚证为主，兼有血瘀，如在两肾处呈现则提示肾虚；鲜红而艳，一般提示阴虚、气阴两虚，阴虚火旺也可出现此印迹。亚健康状态一般不会出痧，仅表现为皮肤潮红、局部发热。脂肪较厚及虚证患者，走罐不出痧，不宜强求出痧，效到则止。湿气重，吸拔部位易出水疱；风气重，罐口周围易出皱纹，刺络拔罐时易出血泡沫。

痧象与罐法的吸拔时间、吸拔力度、罐口厚薄大小、人体体质、年龄、疾病性质等因素有关。

五、补虚泻实，兼顾体质

1.补泻原则

推拿罐补泻直接反映在刺激量上。刺激量的大小体现了推拿罐的补泻本质。

（1）补法　吸附力轻，动作缓和，润滑剂相对较多，推拿罐操作时间长、速度慢，罐口经过处以皮肤红润、不出瘀斑为佳，适用于久病老人、儿童，以及体质羸弱、病情偏于虚证者。《灵枢·官能》言："阴阳皆虚，火自当之。"龚居中说："虚病得火而壮者，犹火迫水而气升，有温补热益之义也。"故此法应注意操作，可先将罐体加热至微温，加强温补之功。

（2）泻法　吸罐深度深，重按急摩，润滑剂相对较少，推拿罐操作时间短、速度快，罐口下皮肤以明显瘀痕为主，推拿罐后在病灶局部的穴位或相应背部腧穴上通过留罐5～10分钟以加强刺激，激发穴位功能，促进气血运行，从而有利于病灶局部的疏通，以达到泻实之目的，适用于新病者、体壮者、中青年及病情偏于实证者。

2.体质与辨质施术

体质就是人的先天禀赋、阴阳属性、气血多少的外在表现。体质的划分方法比较多。《灵枢·通天》将人划分为太阴、少阴、太阳、少阳、阴阳和平等具有代表性的5种不同类型，并分别描述了他们在意识、性格、形态上的特征，提出了因人施治的原则。

王琦院士将人体体质划分为9种：平和质、气虚质、阳虚质、阴虚质、痰湿质、湿热质、血瘀质、气郁质、特禀体质。要注意个体体质特征在推拿罐施术时其痧象、筋象的表现差异。若无痧或仅有分散的点状浅红痧粒，也无疼痛、结节、肌肉僵硬，或松弛、微软等阳性反应，则说明是平和体质；若出痧少，速度也慢，疼痛程度轻，多为酸痛，有肌肉松软和较软的痧粒、结节等阳性反应，则说明是气虚体质；若出痧量不多，痧色浅，疼痛性质多为胀痛，有气泡感、痧粒、结节等阳性反应，则说明是气郁体质。另外，通过拔罐可以迅速判断体内是否有湿气，一般拔罐后罐具内出现水雾或水珠，皮肤出现水疱，是痰湿体质或湿热体质的特点。

第六节 拔罐的刺激量及影响拔罐疗效的因素

拔罐疗法的刺激量由罐具制造、拔罐部位、施术方法、负压力大小和吸拔时间等要素构成。皮肤颜色与形态的改变在一定程度上能体现拔罐刺激量的大小。罐斑与拔罐的操作、人体体质、病情等因素有关。一般情况下，罐的吸拔力度轻、留罐时间短，拔罐后局部皮肤出现潮红色充血，称为充血罐，多具有温阳益气、温经散寒的作用；罐的吸拔力度重、留罐时间长，拔罐后局部皮肤出现紫红色、暗紫色瘀斑，称为瘀血罐，多具有活血化瘀、清热除湿、祛邪拔毒的作用。临床不可一味追求拔罐后局部出现瘀斑，以免反复过重拔罐引起局部损伤。

拔罐疗法的刺激量和影响拔罐疗效的因素，可以考虑以下几个方面。

一、罐具材质

罐具对刺激量的影响，表现在罐具形态多种多样、罐口边沿厚薄不一、罐具材质不同。在临床中常见的罐具有透明玻璃火罐、竹罐、抽气罐、陶瓷罐等。

1.玻璃罐

玻璃罐由耐热质硬的透明玻璃烧制而成，罐口平滑，口平腔大底圆，口缘稍厚略外翻，内外光滑。其优点是质地透明，使用时可以随时观察罐内皮肤瘀血的程度；缺点是传热较快，容易摔碎。玻璃罐临床广泛应用于刺络放血拔罐及推拿罐等，对于瘀阻性疾病及寒凝病症具有良好的疗效。

2.竹罐

竹罐由成熟的竹子制成。其优点是轻巧，价廉，取材容易，制作简单且有耐煮的特性；缺点是容易爆裂漏气，且质地不透明，难以观察罐内皮肤的变化情况。竹罐容易吸附药物，在煮药罐法中常用，可根据不同的疾病使用不同的药物煮罐，以提高疗效。

3.陶罐

陶罐由陶土烧制而成，罐口平滑，形如木钵，口底稍小，腔大如鼓，有大、中、小和特小几种类型。其优点是吸拔力较大，易于高温消毒，适用于全身各部的拔罐；缺点是陶罐体较重，易于破碎，且质地不透明。陶罐较大的吸拔力对体质壮盛的患者或某些深部疾病具有良好的疗效。

4.金属罐

金属罐分为铜罐、铁罐，用铜或铁皮为原料制成。其形状如玻璃罐，口径大小不一。其中铜罐比较常用。金属罐的特点是耐用，导热比较快。

5.石罐

石罐主要指以砭石、玉石为材料制成的罐，现代以山东泗水、安徽灵璧的砭石制成的罐多见。

6.硅胶罐

硅胶罐由硅胶制成。硅胶是橡胶的品种之一。硅胶罐结构简单，感觉舒适，对皮肤无刺激。由于罐口柔软可变形，关节、耳后等其他拔罐器具不易拔上的凹凸不平部位亦可操作，无体位限制。硅胶罐可通过挤压直接获得负压。

7.塑胶罐

塑胶罐由塑料或以塑料为主的原料制成，价格便宜，不易摔坏。现代临床常用的抽气罐多用塑料制成。

8.葫芦罐

葫芦罐是用一年生攀缘草本植物葫芦的成熟果实经干燥后，掏空其内制成的。其大小、形状各不相同。

9.生物陶瓷火罐

生物陶瓷火罐是选用多种氧化聚合物，配合其他辅助材料烧制而成的。

二、吸拔方法与应用方式

吸拔方法主要体现在负压的获取方式上，有点火、抽吸、挤捏、水煮等多种方式。应用方式上主要有单纯拔罐法和拔罐与其他疗法配合的复合拔罐法等，对拔罐疗效都会产生影响。

三、吸拔部位与施治顺序

最早的拔罐部位是在病灶处，针灸学发展起来后，拔罐部位开始重视腧穴理论。拔罐处方与针灸处方一样，腧穴有主次之分，施术也有先后之别。主穴应每次必取，而且重点施术，配穴酌情选用。《灵枢·终始》曰："病先起阴者，先治其阴而后治其阳；病先起阳者，先治其阳而后治其阴。"《素问·至真要大论》曰："从内之外者，调其内；从外之内者，调其外；从内之外而盛于外者，先调其内而后治其外；从外之内而盛于内者，先治其外而后调其内。"《灵枢·五色》也说："病生于内者，先治其阴，后治其阳，反者益甚；其病生于阳者，先治其外，后治其内，反者益甚。"说明施术先后不同，其治疗作用也不相同。《灵枢·周痹》曰："痛从上下者，先刺其下以过之，后刺其上以脱之；痛从下上者，先刺其上以过之，后刺其下以脱之。"临床上，拔罐治疗的顺序与针灸施术的顺序基本相同，多采用先上后下、先阳后阴，但临床可灵活处理，不必拘泥一是。

四、罐的吸拔力度、移罐速度与角度及施治时间时机

1.吸拔力度

拔罐的吸拔力度与针刺深浅的含义有相关性。吸拔力度不同，产生的疗效就会有显著差别。《素问·刺要论》曰："病有浮沉，刺有浅深。"《灵枢·本输》曰："甚者深取之，间者浅取之。"《灵枢·阴阳清浊》曰："刺阴者，深而留之；刺阳者，浅而疾之。"拔罐的力度决定了治疗作用达到的深浅。力度大，作用深；力度小，作用浅。因此，临床按方施术，要因人、因病、因时、因拔罐部位的不同而灵活掌握拔罐的力度。《灵枢·终始》曰："春气在毛，夏气在皮肤，秋气在分肉，冬气在筋骨，刺此病者，各以其时为齐。"又说："久病者，邪气入深。"明代高武《针灸聚英·附辨》载："肌肉厚实处则可深，浅薄处则宜浅。"以上都应作为临床针刺深浅的依据。

无论火罐、药罐或抽气罐，其材料和产生负压的方法虽不同，但共同特点都是产生负压，而负压大小与疗效是紧密相关的。罐体吸附力越大，罐周血液循环越快，局部充血，产生罐斑。有文献报道压力因素对罐斑颜色的影响，在同一拔罐时间条件下，负压越大，罐斑颜色越重。随着激光多普勒血流测量技术的发展，现在有众多研究开展利用激光多普勒血流成像仪观察不同拔罐负压引起的皮肤血流量变化。有研究显示，10分钟×0.03MPa是最佳刺激量，机制是调节罐局部血液循环，使局部温度升高。当参数达到10分钟×0.04MPa以上，皮肤会出现瘀斑，负压越大则毛细血管破裂越重，其机制是机体对产生的组织损伤进行修复，从而产生调整作用。

2.移动罐体的速度与罐体倾斜度

移动罐体的速度与罐体倾斜度，都与拔罐的刺激量相关。移动罐体的速度慢，罐体前倾，作用层次深，则刺激量大，偏泻法；移动罐体的速度快，罐体后仰，作用层次浅，刺激量小，偏补法。罐体倾斜度还可以用移动罐体前进方向上罐口与体表形成的夹角来衡量。

3.施治时间与时机

选择适宜的治疗时机，对有些病症来说，能够更好地发挥治疗作用，提高疗效。例如刺络拔罐，白天治疗就比晚间治疗效果好。偏头痛就一定要在发作时施术，疗效才好。《素问·刺疟》曰："凡治疟，先发如食顷乃可以治，过之则失时也。"癫痫应在发作前5～7天开始刺络放血；月经不调和痛经，则应该在月经来潮之前3～5天开始治疗，直到月经干净为止；女子不孕最好能在排卵期前后连续拔罐。

留罐时间也是拔罐处方中的重要内容，可根据年龄、病情、体质等情况，结合痧象、筋象来定。拔罐时间对罐斑的形成有影响，现有研究显示，拔罐前几分钟疼紧感

最强，10分钟后逐渐减轻。因为此时的局部毛细血管已充分破裂，血小板凝集，阻止血液继续溢出，罐斑颜色不再加深；若10分钟起罐，血液继续外渗，血小板凝集缓慢，罐斑颜色就较深。留罐10分钟，毛细血管可以完全破裂，故临床治疗时，将留罐时间定在10分钟以上较适宜。

一般成人病症，以留罐10～20分钟为宜；儿童肌肤娇嫩，一般拔罐2～5分钟即可，也可采用闪罐法；成人体弱者在5～15分钟。治疗时间过短，不易获得疗效；治疗时间过长，容易耗气伤津。临床还可根据痧象、有无起疱及患者耐受程度来灵活应对。

拔罐的应用方式有留罐、动罐之分。在留罐时间内，每隔5分钟摇动罐体一次，谓之"动留罐"。对于不容易配合拔罐操作的小儿，不适合留罐，可施行闪罐法。但对于一些拔罐方法（如发疱罐）、慢性病症（如湿疹）、慢性痛证等则需要长久留罐，少则30分钟至1小时，多则2小时以上。

拔罐的间歇时间，与拔罐的应用方法、受术者的体质、年龄等因素有关。《灵枢·经脉》曰："凡刺寒热者，皆多血络，必间日而一取之。"《灵枢·逆顺肥瘦》指出："婴儿者，其肉脆，血少气弱，刺此者……浅刺而疾拔针，日再可也。"此处说的是针刺，拔罐也是如此。拔罐间隔时间有的患者短，有的患者间隔时间长，保健拔罐可以1个月拔罐1次，有的1周拔罐1次，有的则1日拔罐2次。一般慢性病症，可每日或隔日治疗1次。但对于一些需要尽早控制的疾病，例如虫毒所伤、剧烈疼痛等，则需要每日治疗2次，否则不利于毒邪的拔出。

根据疾病的发生或加重规律而选择适当的治疗时机，是获得较好疗效的一个因素。如与月经有关的乳房胀痛、痛经、情绪不稳定等症状，在经前1周开始治疗比较容易获效。

五、年龄与体质

拔罐疗法对不同年龄、不同体质的受术者疗效有差异。临床中应当根据不同的受术者进行辨证施罐。小儿肌肤娇嫩，老年人体质弱，应注意刺激量的把握。不同人种，体质差异大；同一人种内，体质也有差异。黑色人种痛阈低，拔罐力度可小一些。而黄种人痛阈高，拔罐力度可稍微延长；白色人种居于黑人和黄种人之间。壮年和湿气重的人群，尤其适合拔罐疗法。

六、季节环境等因素

由于时节气候的不同、地区不同会产生不同的治疗效果，因此在拔罐治疗时应根据患者所处的季节（包括时辰）、地理环境而制订适宜的治疗方法。

在应用拔罐治疗疾病时，考虑患者所处的季节和时辰有一定意义，因为四时气候的变化对人体的生理功能和病理变化有一定的影响，进而影响拔罐疗效。精神疾患多在春季发作，故该类患者在春季之前进行治疗效果较好。春夏之季，阳气升发，人体气血趋向体表，最适宜拔罐治疗及保健。秋冬之季，人体气血潜藏于内，此时拔罐力度可适当加重。

第三章　中医拔罐疗法的操作与运用 ▷▷▷▷

第一节　术前准备

一、罐具选择

1.罐的大小要考虑拔罐部位及病情等因素

罐的大小要考虑拔罐部位的面积大小、拔罐穴区面积大小、年龄体质等因素。罐口大小不适宜，可能造成吸拔时漏气或过度耗气等。应注意罐口的直径不应大于罐体，以免造成吸附力过小。若拔罐操作熟练后使用罐口直径大于罐底的口杯等器具亦可。

2.罐口边缘必须平滑圆润

拔罐疗法主要靠罐体与皮肤之间形成一个完整的密闭系统，形成负压的吸引力刺激皮肤或穴位，因此皮肤要与罐口形成紧密结合，选择边缘平滑圆润的物体，避免划伤皮肤，尤其在走罐时，更应注意罐口圆润。若是玻璃罐，要特别注意罐口与罐颈结合处不可有破损。

3.罐体要有一定的厚度韧性

罐体应有一定的厚度，能经受操作过程中提拉推移的力量及一定的碰撞力量。由于玻璃罐均是吹气制成的，所以一般玻璃罐的罐体均较薄，应注意选择。

4.不同材质罐具的性质与用途稍有差异

储药罐、刺络拔罐法多选择玻璃罐等，以便于观察。煮药罐法多选用竹罐，竹罐所特有的微孔易于携收药性，易于发挥药罐的效力。以养生保健为主的拔罐，可以适当考虑选择玻璃罐、竹罐、砭石罐等。刺络拔罐疗法的罐具，多选用玻璃罐或者抽气罐。

二、体位选择

施术体位一般以受术者舒适，便于施术者操作为主。在后背操作多选俯卧位，在腹部与额部操作多选仰卧位，在头部操作多选坐位或仰卧位。

第二节 罐具的吸拔方法

一、火罐法

火罐法是利用乙醇等燃烧时产生的热力使罐内的气体膨胀而排出罐内部分空气,使罐内气压低于罐外大气压(统称负压),然后将罐吸附于施术部位的皮肤上。火罐法吸拔力的大小与罐具的大小、罐内燃火的温度和方式、扣罐的时机与速度等因素有关。如罐具深而且大,罐内燃火温度高、扣罐动作快,则罐内负压大,罐的吸拔力就大。火罐法所用乙醇推荐选用95%医用乙醇,其火力较大,75%医用乙醇火力较弱,不易获得较大负压,无水乙醇火力大,临床上可根据治疗需要灵活掌握。常用的火罐法的操作有以下5种。

1.闪火法

用止血钳或镊子等夹住乙醇棉球(或用7~8号粗铁丝,一头缠绕石棉绳或棉纱布,做成燃烧棒),一手握罐体,罐口斜向下,对准拔罐部位,将棉球点燃后立即伸入罐内转动一定圈数后退出,迅速将罐扣于应拔部位(图3-1)。此法临床常用于留罐法、闪罐法、走罐法等。闪火法不易烫伤皮肤,操作比较安全,且不受体位限制。注意棉球所蘸乙醇宜少,罐口不能沾上乙醇。

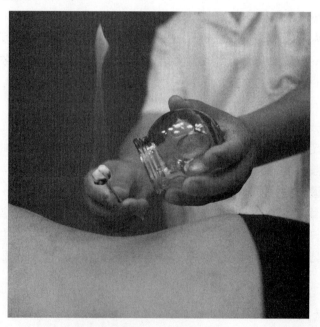

图3-1 闪火法

2.投火法

将乙醇棉球或易燃纸片(卷)点燃后投入罐内,达到一定火焰时迅速将罐扣于应拔部位。此法要注意先检查罐口与皮肤紧密度,乙醇棉球不可过大,医用乙醇不可过多,保证扣罐后所投乙醇棉球因缺氧能快速熄灭,不至于烫伤皮肤(图3-2)。用纸卷和纸条实施投火法时，最好让纸卷和纸条斜立于罐内侧面，燃烧端朝向罐底，这样可减少火焰烧着皮肤的机会，提高操作的安全性。

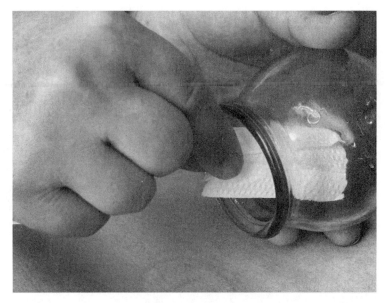

图 3-2　投火法

3.贴棉法

将直径1～2cm的乙醇薄棉片，紧贴于罐内壁，点燃后迅速将罐扣于应拔部位（图3-3）。此法操作时棉球不可过大或过小，所蘸乙醇必须适量，乙醇过多时易淌流于罐口，而引起皮肤烫伤。

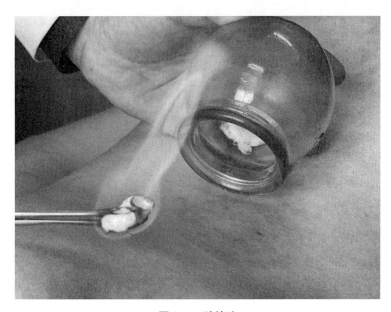

图 3-3　贴棉法

4. 喷（滴）酒法

在罐具内喷上或滴上适量的乙醇，转动罐体，使乙醇均匀附于罐具内壁上，乙醇的量以不流动为度，点燃乙醇后，迅速将罐扣在选定的部位，即可吸住（图3-4，图3-5）。

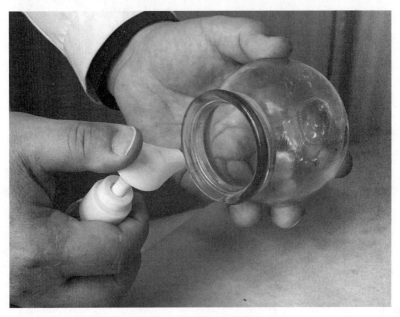

图 3-4　喷（滴）酒法 1

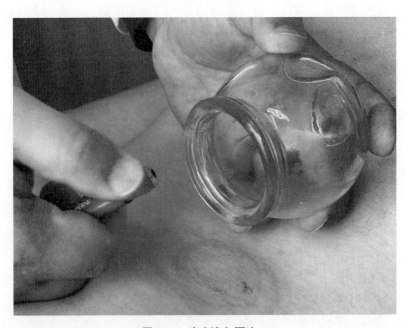

图 3-5　喷（滴）酒法 2

5. 架火法

将不易传热的木片、硬纸板或砭石做成大小适宜的托架放置于应拔部位，并固定好，将乙醇棉球或纸片放置在托架上面点燃后迅速用罐具扣上，稍压即可吸住（图3-6）。注意托架大小以小于罐口直径2/3左右为宜。此法适用于肌肉丰厚而平坦的部位。

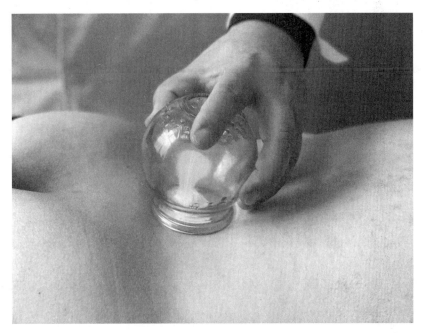

图 3-6　架火法

以上几种火罐法中，投火法和贴棉法的效果一致，只是一个是罐外点火，一个是罐内点火，罐内点火的安全性大于罐外点火。闪火法方便，但要求手快腕灵活，闪火后迅速翻腕扣罐，闪火法的罐口距离皮肤太远不易获得较大负压，太近时要注意勿灼伤皮肤。喷（滴）酒法直接使用乙醇燃烧，简单经济卫生。

二、水罐法

水罐法包括水煮罐法和蒸气罐法。水煮罐法一般使用竹罐。

1.水煮罐法

将竹罐放入开水或药液中煮沸热透后，用镊子将罐倒置（罐口朝下）夹起，迅速用多层湿冷毛巾捂住罐口片刻，以吸去罐内水液，降低罐口温度，但又能保留罐内热气，趁热将罐拔于应拔部位，并轻按罐具数十秒，令其吸牢。此法吸拔力较小，但温热作用强，且可罐药结合，适用于留罐法、排罐法等。此法操作要轻、快、准。要掌握好时机，出水后拔罐过快易烫伤皮肤，过慢又易致吸拔力不强。

2.蒸气罐法

将水或药液（勿超过壶嘴）在水壶内煮沸后，将罐口对准壶嘴或套于壶嘴的皮管，利用喷出的水蒸气将罐内冷空气排出，迅速将罐扣于应拔部位，用手轻按罐体数秒，使之吸牢。

三、抽气罐法

先将具有抽气功能的罐紧扣在应拔部位，用抽气筒将罐内的部分空气抽出，使其产生负压，吸拔于皮肤上；或用抽气筒套在塑料杯罐活塞上，将空气抽出，即能吸附住。

四、其他罐法

其他罐法如挤压罐法、旋拧式拔罐法等，可根据相应的说明书进行操作。

第三节　拔罐疗法的运用形式

一、单纯拔罐

单纯拔罐是指在整个施术过程中，不使用毫针、中药、艾灸等除罐具外的其他器具，并根据其具体操作分为静态拔罐和动态拔罐两种的拔罐方法。

1.静态拔罐法

静态拔罐法就是留罐法，是罐体吸附于施术部位后，留置一定时间后再起罐的一种拔罐应用形式。

（1）留罐法　留罐法又名坐罐法，将罐吸拔在皮肤上留置一定时间，造成吸拔部位局部瘀血，出现皮肤潮红、暗红甚至紫黑色后，再将罐具取下。罐的留置时间由罐的吸拔力大小、皮肤老嫩厚薄、体质的强弱、年龄等因素而定。年老体弱及儿童留罐时间不宜过长。此法临床运用广泛，适用于临床各科多数病症。

（2）排罐法　将多个罐具排列在经脉循行路线的体表位置上行留罐法，称为排罐法。单次排罐数量的多少，可根据病情、体质决定。年老体弱者排罐数量不宜过多，排罐时间不宜过长。该法多用于腰背部、下肢和腹部。背部膀胱经排罐，可以调节脏腑，适用于腰背痛、保健调养；腰腹部排罐，可以调节肠胃、减肥等。

2.动态拔罐法

动态拔罐法就是动罐法，是在拔罐施术过程中让罐具保持一定运动方式的拔罐应用方式。

（1）闪罐法　将罐吸拔于应拔部位，随即拔下，再吸，再拔下，反复吸拔，动作要迅速而准确。闪罐法基本采用闪火法拔罐。常用于走罐之前的放松手法，肌肉较松弛、吸拔不紧或留罐有困难之处，以及局部皮肤麻木或功能减退的虚证患者。该法适用于治疗风湿痹证、中风后遗症，以及肌肤麻木、肌肉松软等。

（2）走罐法（图3-7）　该法是近代出现的一种拔罐法的运用形式，最初叫移罐法，后又叫推罐法、拉罐法、滑罐法、飞罐法等。高等中医院校第五版全国统编教材《针法灸法学》统一叫走罐。

①介质：先于施罐部位涂上润滑剂，常用医用凡士林、医用甘油、液状石蜡、润肤霜、刮痧油、食用植物油等，也可用温水、白酒或药液。所选用的药液，可根据病情的

需要，配以不同的药物，使药液体现出寒热温凉的特性。

②操作方法：使用闪火法将罐吸住后，立即用手握住罐体将罐沿着一定路线反复推拉，推拉罐时罐口在罐的前进方向上稍微向上倾斜，走罐时用力要均匀。该法适用于病变范围较广、肌肉丰厚而平整的部位，如颈肩部、腰背部、腰骶部、腹部、下肢、足底等。操作时应根据病情与患者体质，调节负压大小及走罐速度。若负压过大或用力过重，患者往往会感觉疼痛难忍，且易损伤皮肤；负压过小，吸拔力不足，罐容易脱落。

③刺激量：走罐的刺激量与走罐的速度、吸拔的力度、提压力度、走罐的距离、罐口的厚薄大小皆有关系。速度快、力度大、罐口小、罐口薄，刺激量就大，反之则刺激量就小。走罐一般至出痧发红即可。

④适应证：该法尤其适用于腰背痛、亚健康、拔罐保健等。

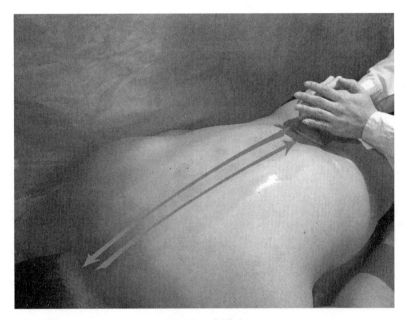

图 3-7　走罐法

走罐后，常在痧斑较重的地方进行留罐、刺络拔罐等，可以分别叫走罐留罐法、走罐刺络拔罐法等。

3. 推拿罐法

推拿罐法是将推拿理论应用到拔罐疗法中，拔罐的罐具作为推拿工具应用，在拔罐吸拔力的基础上实施推拿手法。推拿临床中常用的手法如揉法、振法、推法、提法、按法、摩法、拨法、抹法等，均可通过拔罐罐具进行表达。在实施推拿罐疗法过程中，可将静态拔罐法和动态拔罐法灵活结合运用。推拿罐法作为一种疗法，被世界中医药学会联合会中医适宜技术评价与推广委员会作为中医适宜技术加以推广，并出版《图解推拿罐疗法》一书，可供参考。

4. 发疱拔罐法

发疱拔罐法又叫发疱罐法，见本章第七节"七、出疱"部分。

二、复合拔罐

复合拔罐是指在拔罐施术过程中，将针、灸、药、刮痧等疗法进行一定形式的配合应用，来加强治疗效果的一种拔罐方法。

1.毫针罐法

毫针罐法是将毫针疗法与拔罐疗法结合运用的一种复合疗法。临床多采用留针拔罐法、出针拔罐法及起罐针刺。

（1）留针拔罐法（图3-8）　一般先在穴位处行毫针针刺操作，待得气后，以毫针为中心行坐罐法。注意所选毫针直径宜在0.3mm以上，留针拔罐时毫针针尾不要接触罐底，针尾、针柄等露出皮肤表面部分均在罐体中。要充分考虑所施部位的安全性，注意针刺角度、深度的把握，宜用直刺法。胸部及背部膀胱经外侧线处禁用此法。留罐时间为5～10分钟。该法适用于热证、实证、实寒证、瘀血证及某些皮肤病症。

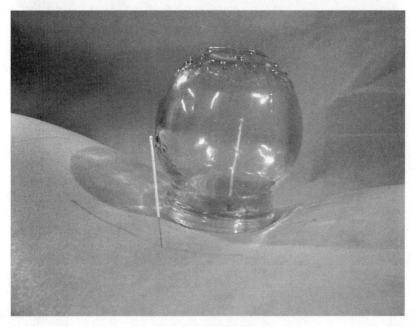

图 3-8　留针拔罐法

（2）出针拔罐法　即先在选定穴位进行针刺，待行针完毕起针后，再以针孔为中心进行拔罐。留置规定时间后起罐，一般留罐5～10分钟起罐，若采用发疱罐法则待至发疱出现。该法较留针拔罐法的刺激量较小，操作相对安全一些。

（3）起罐针刺　拔罐后，在拔罐部位进行针刺。这种方法主要适用于不易得气的部位，通过拔罐使经气得以汇聚，再进行针刺操作，易于得气。

2.刺络拔罐法

刺络拔罐法是刺络放血疗法与拔罐疗法结合运用的一种方法。

（1）工具　可选择三棱针、铍针、镵针、火针、皮肤针、粗毫针或专用刺血器等。其中，三棱针是专门的放血工具，具有祛瘀彻底、深浅皆宜的特点。三棱针的技术操作规范见GB/T 21709.4—2008的规定，火针的技术操作规范见GB/T 21709.12—2009，皮肤针的技术操作规范见GB/T 21709.7—2008的规定。

（2）部位　一般选择偏泻的腧穴、反应点、体表瘀积的浅静脉或患处。常用偏泻的腧穴如曲池、肩髃、太阳、耳尖、大椎、大肠俞、委中、丰隆等穴。体表淤积的浅静脉若出现扭曲变形，又叫畸络结。

（3）出血量　出血量的多少与放血部位、放血工具、病情性质与轻重有关。总的来说，出血即有效，瘀血出尽效果好。某些瘀阻较甚的部位如委中等，常常出血可至上百毫升，甚至更多。古人往往以"出血如豆""盈斗盈升"来描述出血量。

（4）罐具选择与操作　拔罐的罐具常常选用玻璃罐或者抽气罐，以便于观察出血情况。玻璃罐一般选择火罐法的闪火法吸拔。

（5）适应证　刺络拔罐法尤其适用于带状疱疹、丹毒、痤疮、静脉曲张、软组织急慢性损伤、大多数痛证（如腰椎间盘突出症、颈腰椎疾病等）。

（6）刺络与拔罐的配合效应　刺络拔罐法中，刺络的目的是尽可能排出瘀阻于体内经脉处的瘀血，这种瘀血往往瘀阻在静脉处，这种瘀血可视为废血。排除这种瘀血就是祛除邪气。所出之废血颜色较暗，在局部产生的压力较大，待废血排出至正常血液时，血液颜色往往变得鲜红，机体会自动启动凝血机制而止血。进行刺络操作后，若出血较少或不畅，可立即拔罐，若拔罐太晚则不易出血。若出血较多，如"血出而射者"，则待出血由射出转为流出不畅时再拔罐，可反复拔至血液变为正常或至不出血为止。若在出血较畅时太早拔罐，反有止血作用，可导致出血不畅、邪气难尽的后果。刺络后拔罐的作用，既可起到协同刺络法祛瘀排毒的作用，又有帮助刺络放血法止血的作用。

3.药罐法

药罐法是中药与拔罐疗法相结合的一种方法，常见的有煮药罐法和储药罐法。其他还有抹药罐法、药物贴附法、刺络药罐法、药罐走罐法、留针药罐法及药蒸气罐等方法。

药罐法对皮肤病、颈腰椎疾病有较好疗效。药物的选择以辨证为依据。各种病症药液配方举例如下：①慢性荨麻疹：麻黄15g，连翘20g，薄荷10g，赤芍15g，桑叶15g，桂枝10g。②支气管哮喘：麻黄15g，紫苏子20g，生大黄15g，肉桂10g，细辛10g，桃仁10g。③腰肌劳损：延胡索20g，透骨草30g，川芎15g，赤芍15g，炒杜仲15g，三棱15g，莪术15g，艾叶15g。上述方药，均制成30%的溶液，每次用量在20～40mL。

根据所拔的部位经络不同，储药罐法的药液可配制成不同的归经药液，如拔少阳经可以配柴胡、拔阳明经可以配白芷等。这种思路也适用于走罐液的配制。

（1）煮药罐法　将药物置于纱布袋中，放入锅内浸泡半小时，煮沸1小时左右，将药袋取出。然后将竹罐放入药锅中煮沸煮透，用长镊子将药罐捞出，罐口向下快速将水甩净，用毛巾捂住罐口待温度适宜后迅速将竹罐按在相应腧穴或应拔部位的肌肤上，按压数十秒。

操作范围及适应证：应选择适宜操作的体位，一般选择肌肉较厚的部位，骨骼凹凸不平和毛发较多处不宜拔罐。主治类风湿性关节炎、颈椎疾病、腰椎疾病、胃肠疾患、疲劳症、肥胖症、关节疾患、腰肌劳损、软组织损伤、顽固性疼痛等病症。

（2）储药罐法　将塑料抽气药罐在吸拔部位吸牢后，向塑料抽气药罐中注入一定量的药液，药液温度以45℃左右为宜，再留罐一定时间。

操作范围及适应证：应选择适宜操作的体位，一般选择肌肉较厚的部位，骨骼凹凸不平和毛发较多处不宜拔罐。主治颈腰椎间盘突出症、颈椎病、膝关节骨性关节炎、肩关节周围炎、类风湿性关节炎、风湿性关节炎、肠易激综合征、功能性消化不良、感冒、肺炎等病症。

（3）抹药罐法　将药液、药膏或药糊均匀平敷在穴位上，面积为略小于罐口的圆面，然后在其上进行拔罐。抹药罐所用之罐有玻璃罐、真空抽气罐或专用抽吸药罐。

操作范围及适应证：同储药罐法。

（4）药物贴附法　将大小适宜的某些药物浸泡乙醇后或是浸有药液的药棉贴附在罐内壁，点燃后，迅速扣在应拔的部位上。

操作范围及适应证：同储药罐法。

（5）刺络药罐法　此法在壮医药罐疗法中较常用，其操作方法一般是用煮药罐法拔罐之后，在拔罐部位常规消毒，用消毒三棱针在拔罐部位皮肤上浅刺（0.2～0.3cm）数针，以局部少量渗血为度，取在药水中煮热的竹罐在针刺部位再次拔罐，10分钟后取下竹罐，用消毒棉球擦净针刺部位的血迹，再用药巾热敷即可。

操作范围及适应证：可选择人体特定部位的浅表络脉。主治肢体关节疼痛、偏瘫、感冒、发热头痛、头晕、风痹、痤疮、黄褐斑和肥胖等病症。

（6）药罐走罐法　可与抹药罐法相结合，将自制药膏均匀地涂抹在治疗部位，取合适型号的火罐，用闪火拔罐法（吸附力以患者能忍受为宜）拔在起始点或特定穴位上，双手紧握罐体沿着经脉自上而下或自左向右缓缓推拉，重点部位行旋转罐、按罐或揉罐等罐法，皮肤可出现充血、瘀斑，颜色以紫红色为佳。

操作范围及适应证：同储药罐法。

（7）留针药罐法　先针刺，得气后留针，再以针刺点为中心，加拔药罐（多结合煮药罐法）。

操作范围及适应证：应选择适宜操作的体位，一般选择肌肉较厚的部位，以背俞穴和四肢穴位为主。主治单独拔罐疗效欠佳的顽固性痛痹、各种软组织急慢性损伤等病症。

4.灸罐法

灸罐法是指灸法与拔罐法配合的一种治疗方法。一般是先在选定部位进行灸法，然后再拔罐（也有一种将艾灸和拔罐同时进行的装置），以艾灸的药物和温热作用来加强疏经通络、温经散寒、祛除寒湿、行气活血等功效，与拔罐同用，增强疗效。常用手法有以下几种：

（1）艾炷灸拔罐法　分直接灸拔罐与间接灸拔罐两种。直接灸即将艾绒搓捏成上尖底平的圆锥形的艾炷，直接放在皮肤上面施灸。间接灸是施灸时在艾炷与皮肤之间隔垫某些药物，如隔姜片叫隔姜灸、隔蒜片叫隔蒜灸、隔附子饼叫隔附子饼灸等。患者感觉皮肤发烫时，换艾炷和隔垫药物再灸，以皮肤潮红但不烫伤为度。直接灸或间接灸后再行拔罐。拔罐时间比起一般留罐时间可稍短。

（2）艾条灸拔罐法　分单纯艾条灸与药条灸拔罐两种。将艾条的一端点燃，对准施灸部位，燃端距皮肤适当距离，使患者局部有温热感而无灼痛，一般每处灸15~30分钟，至皮肤稍起红晕为度。灸毕后再行拔罐。灸的时间越长，拔罐时间越短。

现在有一种艾灸与拔罐同时进行的设备，叫灸罐器。另外有一种叫天灸罐的设备，是将天灸的药物置于塑胶罐底，翻转塑胶罐后，天灸药物就可接触所灸部位，此时塑胶罐同时产生负压吸拔。

5.刮痧拔罐法

刮痧拔罐法是刮痧与拔罐疗法结合应用的一种治疗方法。可先刮痧后拔罐，亦可先拔罐后刮痧，但前者较为常用。治疗时先在选定部位（穴位）的皮肤上涂抹少量刮痧油，用刮痧板进行刮痧。

刮痧后走罐法：刮拭皮肤时间应略短，皮肤出现红色即可，然后在其刮痧部位走罐。

刮痧后留罐法：刮拭时间可稍长，待皮肤出现红、紫或紫黑色时，再行留罐，留罐部位可是腧穴、阿是穴，亦可是病灶点（刮痧后皮肤上红紫或紫黑明显处，用手触摸，皮肤下常有明显硬节或条索状物，压迫多有酸、痛等反应）。

拔罐疗法还可与其他疗法配合使用，如拔罐挑痧法是指拔罐与挑痧配合、皮肤针拔罐法是皮肤针与拔罐配合、穴位激光照射拔罐法是以激光配合拔罐，其他还有频谱拔罐法、穴位药物离子导入拔罐法、经络导平拔罐法、穴位导电拔罐法、穴位磁疗拔罐法等。

第四节　拔罐疗法常用方案

一、按穴位拔罐方案

1.通调脏腑方案

取穴：大椎、背俞穴、华佗夹脊穴。

大椎穴为手足三阳经与督脉之会；背俞穴及华佗夹脊穴纵贯整个背腰部，五脏六腑之经气均在此流通，西医学证明其位于人体脊髓神经根及动、静脉丛附近。临床多用排罐之法，可以疏通五脏六腑之经气，调整全身经络气血，增强机体的抵抗力，主治颈椎病、肩周炎、腰椎综合征等。

2.培补元气方案

取穴：关元、气海、命门、肾俞。

关元与气海皆为任脉之要穴，气海者元气之海也，关元为任脉与足三阴经交会穴，此二穴自古以来就是保健强身的要穴。命门，顾名思义为"生命之门户也"，为真气出入之所。肾俞为肾之要穴。对此四个穴位施以拔罐，可以激发元气、益肾固精，达到强身健体的目的。

3.调补精血方案

取穴：三阴交、气海、心俞、肾俞。

三阴交是足太阴脾、足少阴肾、足厥阴肝三条阴经的交会穴，肾为先天之本，主藏精，脾为后天之本，气血生化之源，"精血同源"，二者相互资生，精血才能充盈。肝主藏血，可以调节人体流动血量，全身血脉都归心所主，故对于气血亏虚的患者，拔此四穴可以调补精血。

4.健腰固肾方案

取穴：涌泉、足三里、肾俞。

涌泉是足少阴肾经的井穴，肾为主水之脏，肾的生理功能异常则水液代谢出现障碍，人体就会出现湿毒侵袭的现象，常阻塞经络气血，引发各种疾病。肾俞为肾之背俞穴，益肾助阳，强腰利水；涌泉拔罐可以祛除体内的湿毒浊气，使经络气血通畅，肾气旺盛；再配以足三里健脾胃，先后天之本兼顾。

5.调理肠胃方案

取穴：足三里、脾俞、胃俞、中脘。

足三里是人体非常重要的保健穴位，对于脾胃功能具有良好的双向调节作用，脾俞、胃俞是脾、胃二脏的背俞穴，中脘是胃之募穴。这几个穴位配穴拔罐能有效地调节脾胃功能，预防及治疗各种胃肠道不适。

6.调理心气方案

取穴：内关、心俞、肝俞、肾俞。

内关为手厥阴心包经络穴，八脉交会穴之一，通阴维脉，具有宁心安神、理气镇痛的作用；心包乃心之外围，具有保护心脏，代心受邪的作用，心俞为心之背俞穴；肝藏血，肾藏精，肝肾同源，二者都与人体心血管系统有密切关系。故此四穴搭配拔罐可有效调节心血管功能。

7.调理肺气方案

取穴：中府、肺俞、风门。

呼吸系统疾病多由风寒之邪侵袭而致，肺为娇脏，最易受邪。中府是肺之募穴，乃肺脏气结聚之处，内通于肺气，故有止咳平喘、清泻肺热、宣肺平喘之效，又与足太阴脾经交会，故还有补气健脾的功效；而肺俞为肺之背俞穴，风门为外邪出入之门户。此三穴配用有理肺止咳、祛风除邪、调畅气机的作用。

8.疏肝利胆方案

取穴：章门、阳陵泉、太冲、肝俞、胆俞。

肝主疏泄五脏六腑之气机，"凡十一脏取决于胆"，肝胆之气机贵在通畅。章门位于人体的侧腹部，第11肋游离端的下方。章门对于肝脏的疾病有特殊的功效，最大的作用就是强化肝功能、利胆退黄，配合疏理肝气作用最强的肝的原穴太冲、利胆作用最好的胆的下合穴阳陵泉，以及肝胆的背俞穴肝俞、胆俞，在这几个穴位上拔罐，能有效起到疏肝利胆的作用。

9.通调督任方案

取穴：沿督脉到任脉排罐。

督脉穴选：①必选：腰阳关、筋缩、大椎、百会。②可选：腰俞、腰阳关、命门、悬枢、脊中、中枢、筋缩、至阳、灵台、神道、身柱、陶道、大椎、哑门、风府、脑户、强间、后顶、百会、上星、神庭、印堂。

任脉穴选：①必选：膻中、中脘、神阙、关元。②可选：天突、璇玑、华盖、紫宫、玉堂、膻中、中庭、上脘、中脘、建里、下脘、水分、神阙、阴交、气海、石门、关元、中极。

督脉为阳脉之海，任脉为阴脉之海。按照道家小周天练功后气的运行路线，丹田之气出会阴，上督脉，经百会，往前到任脉，最后归丹田。任督二脉之气在腰阳关、筋缩、大椎、百会、膻中、中脘、神阙处是节点，关元为最后归纳之处。

二、按部位拔罐方案

1.肩胛"〕〔"形方案

操作范围：自肩髎至大杼，沿膀胱经两侧线至膈俞、膈关，顺肩胛下角至腋后线，形似小"〕〔"形（图3-9）。主治手三阳经及足太阳经的经脉病症及其经脉相联系的脏腑病症。

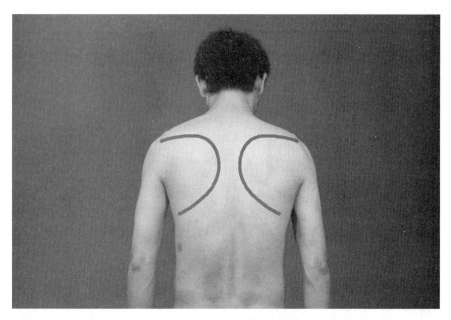

图3-9 肩胛"〕〔"形方案

2.肩腰"〕〔"形方案

操作范围：自肩髎至大杼，沿膀胱经两侧线至关元俞，向外侧至髂脊，形似大"〕〔"形（图3-10）。主治手三阳经及足太阳经的经脉病症及其经脉相联系的脏腑病症。

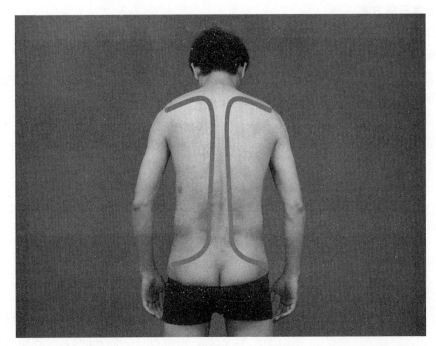

图 3-10　肩腰"⌐⌐"形方案

3.肩脊"个"字方案

操作范围：从风府沿督脉向下至腰阳关的连线，从双侧风池至肩髎的两条连线，此三条线形成的"个"字区域（图3-11）。主治手三阳经、足太阳经及督脉的经脉病症及其经脉相联系的脏腑病症。

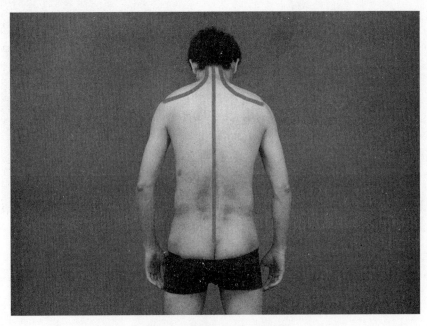

图 3-11　肩脊"个"字方案

4. 上焦三角方案

操作范围：大椎至双侧膈俞的连线、两侧膈俞连线，此三条线形成的三角形区域（图3-12）。主治上焦病症、心肺疾病及督脉和足太阳经的经脉病症。

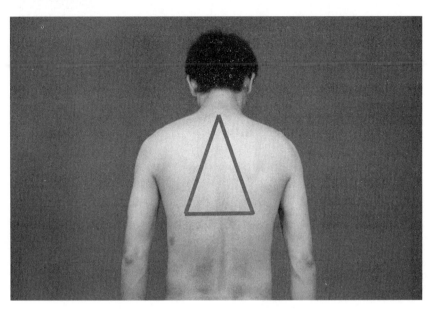

图 3-12 上焦三角方案

5. 中焦方形方案

操作范围：双侧肝俞至三焦俞连线，两侧肝俞、两侧三焦俞连线，此四条线形成的方形区域（图3-13）。主治中焦病症、肝脾胃疾病及足太阳经的经脉病症。

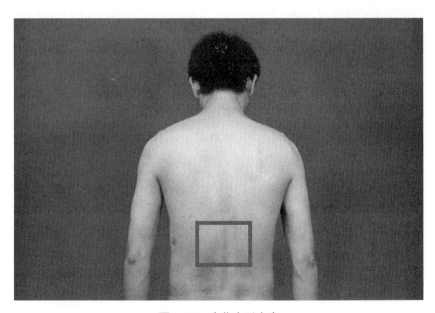

图 3-13 中焦方形方案

6.下焦"井"形方案

操作范围：双侧肾俞至大肠俞连线，两侧肾俞穴、两侧大肠俞穴连线，此四条线相交形成的"井"形区域（图3-14）。主治下焦病症、肝肾疾病及足太阳经的经脉病症。

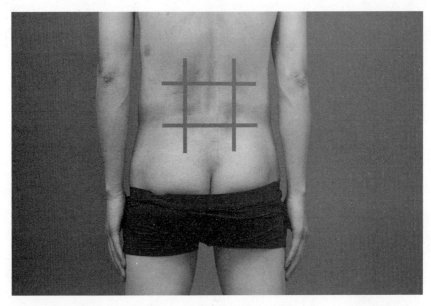

图 3-14　下焦"井"形方案

7.腰骶"八"字方案

操作范围：自大肠俞向下沿八髎穴外侧至臀外侧形成的类似"八"字的区域（图3-15）。主治下焦病症、生殖泌尿系统疾病及足太阳经的经脉病症。

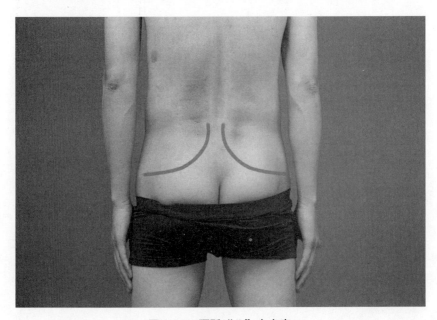

图 3-15　腰骶"八"字方案

8.四肢方案

操作范围：上下肢部位，沿四肢十二经走行，迎经或随经走罐，注意汗毛过多部位剔除汗毛后再走罐（图3-16）。主治四肢局部病症、手足三阴三阳经的经脉病症及其经脉相联系的脏腑病症。

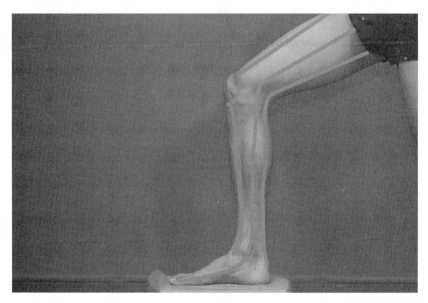

图3-16　四肢足三阴方案

9.面部方案

操作范围：在额部和面颊部，沿肌肉皮肤纹理走行从下往上、从内往外走罐（图3-17）。主治面部疾患、督脉及手足三阳经的经脉病症及其经脉相联系的脏腑病症。

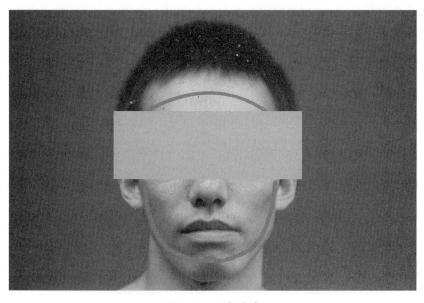

图3-17　面部方案

10.腹部常规方案

操作范围：沿腹部足少阴经、足阳明经、带脉和任脉的分步区域，因腹部肌肤较松弛一般以从上到下、从内到外单向浅刺激操作为主（图3-18）。主治足少阴经、足阳明经、带脉和任脉的经脉病症及其经脉相联系的脏腑病症。

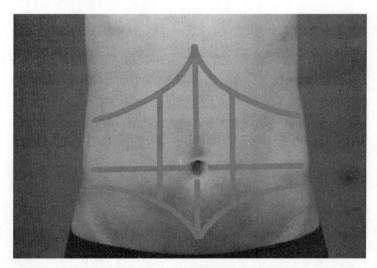

图 3-18 腹部常规方案

11.腹部龟形方案

操作范围：主要沿腹针疗法"神龟图"的走形，从中脘至关元经神阙画一纵轴线（形成头尾），然后沿着两侧大横经天枢、神阙画一横线，接着以双侧滑肉门、双侧外陵为四个顶点画一个矩形（形成龟身），再以两侧上风湿点、上风湿外点分别画一曲线（形成双前肢），以双侧下风湿点、下风湿下点分别画一直线（形成双后肢）（图3-19）。腹针疗法理论认为腹部是"先天经络系统"，具有全身调节作用，腹部龟形方案走罐具有全身免疫调节作用。

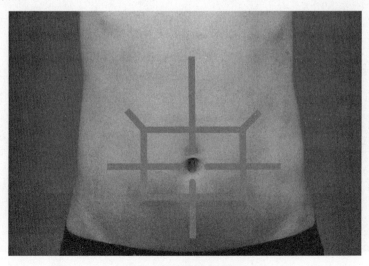

图 3-19 腹部龟形方案

12.腹部"几"形方案（结肠方案）

操作范围：沿着结肠的体表投影，从右下开始按升结肠、横结肠、降结肠、乙状结肠的顺序走罐（图3-20）。主治结肠相关病变，如慢性腹痛、慢性肠炎、植物神经紊乱、便秘等，治疗泄泻可反方向施罐。

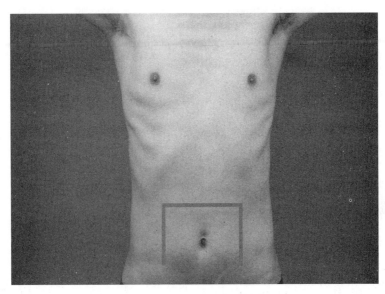

图 3-20 腹部"几"形方案

13.腹部"O"形方案

操作范围：沿着神阙周围来回环状走罐（图3-21）。主治恶心呕吐、腹痛、消化不良、慢性肠炎、慢性十二指肠溃疡、慢性胃炎，以及足阳明胃经、足太阴脾经等经络脏腑疾病。

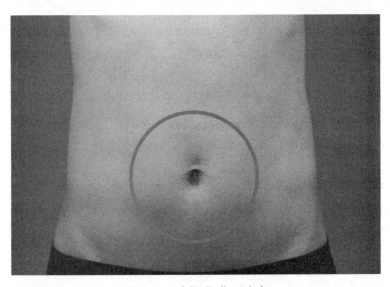

图 3-21 腹部"O"形方案

14.足底"新月"方案

操作范围：沿着足底外侧呈弧形由上至下走罐，再从上至下沿足底内侧走罐，形成类似新月形状（图3-22）。主要起到引火归原、振奋肾气、调理脏腑的作用。主治亚健康综合征、慢性疲劳综合征及各脏腑功能性疾病。

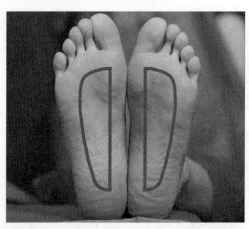

图3-22　足底"新月"方案

15.振奋阳气方案

操作范围：沿着督脉从长强至哑门，从下至上，顺经走罐，然后沿着两侧膀胱经，从肾俞至白环俞，从上至下，顺经走罐（图3-23）。主治督脉病症，以及因阳虚、阳气不足导致的腰膝酸软、阳痿早泄、畏寒肢冷等症。

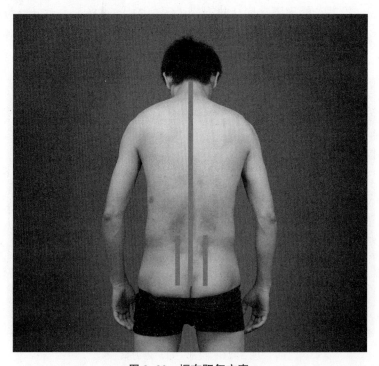

图3-23　振奋阳气方案

16.泌尿生殖方案

操作范围：沿着双侧膀胱经，从肾俞至下髎，以及两侧胞肓连线（图3-24）。主治男科、妇科慢性病，如前列腺综合征、月经不调、慢性阴道炎、盆腔炎及不孕症等。

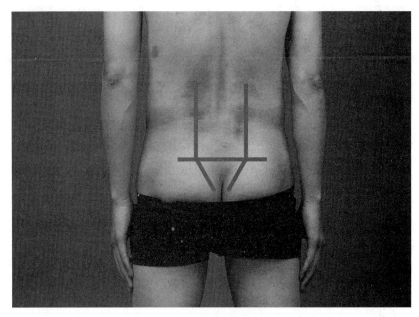

图3-24　泌尿生殖方案

第五节　起罐方法

一、闪罐的起罐方法

罐具吸拔后在罐具完全吸牢前，即用垂直于拔罐部位的力快速提起，发出"啪"的响声即可。

二、留罐的起罐方法

一手握住罐的底部，使罐体稍倾斜，另一手拇指或食指按压罐口边缘的皮肤，使罐口与皮肤之间产生空隙，空气进入罐内即可将罐取下。

三、抽气罐的起罐方法

将抽气罐上方的塞帽向上提起，使空气注入罐内，罐具即可脱落；也可用留罐的起罐方法起罐。

四、储药罐的起罐方法

可移动罐体或令受术者调整身体位置，使罐内药液至罐体一侧后，一手稍微使劲按压罐体，另一手食指按压罐口边缘的皮肤，使空气进入罐内，顺势使药液倾斜入罐底后将罐取下。

第六节 拔罐疗法的适应证、注意事项与禁忌

一、适应证

拔罐疗法的适用范围非常广泛。一般说来，使用针灸、推拿、中医药治疗的各科疾病，都可以配合使用拔罐疗法，尤其对于各种疼痛类疾病、软组织损伤、风寒湿热痹证，以及脏腑功能失调、经脉闭阻不通所引起的病症，均有较好的疗效。

二、注意事项

1.施术前

（1）保持室内温度适宜，环境清洁舒适，避开风口，防止受凉。

（2）对患者做耐心细致的解释工作，消除患者的紧张感。大饥、大渴、大怒、新饱后不宜施术。

（3）检查罐口是否受损或罐口边沿是否光滑。

（4）应充分暴露施术部位，有毛发者宜剃去。选取舒适的体位，并根据所拔部位面积的大小选择适宜的罐具。

2.施术中

（1）拔罐动作要迅速轻巧，罐内负压要适宜。使用多罐排罐时，拔罐不宜过密，以免相互牵拉，引起疼痛，同时也避免相互排挤，不易拔牢。

（2）拔罐时间应根据患者的年龄、体质、气候、病情以及拔罐的施术部位而灵活掌握。如体质虚弱者、老年人、儿童、有知觉障碍者，以及肌肉较薄处、气候较炎热时，拔罐时间宜短。

（3）拔罐的间隔时间要适宜。间隔时间应根据体质、病情及瘀斑的消失情况而定。一般体质强者、病程短、瘀斑消失快的间隔时间宜短；体质弱者、慢性病瘀斑消失慢的间隔时间宜长。

（4）询问并观察患者的反应。如拔罐部位有发热、发紧、发酸、凉气外出、局部皮肤瘙痒等，都属于正常现象。出现疼痛较明显，或灼热感难受时，应立即起罐或减小吸拔力。若吸拔力不足，应重拔。若出现晕罐、水疱则按照对应方式处理。

（5）不同拔罐方式的注意事项：

①火罐法：拔火罐时可预先将罐口预热，罐口温度应与皮肤温度相宜。运用闪火法时，棉球蘸酒精量要适中，过多容易引起烫伤或烧伤，过少则拔罐无力；闪罐时要注意更换罐具，以免罐口过热烫伤皮肤。贴棉法应注意棉片不宜太厚；滴酒法应注意避免酒精过多流到罐口或滴到皮肤上引起烫伤；架火法应注意扣罐要准确，嘱咐患者不要移动身体，以免火架翻倒，烫伤皮肤。

②应用煮罐法时，煮罐后必须甩净罐内热药液或热水，以免烫伤。

③应用针罐疗法时，避免罐具将针压入深处，并防止弯针和折针。胸背部慎用针罐疗法，以防发生气胸。

④应用刺血拔罐疗法时，对于静脉曲张者，应选取边缘较小的静脉放血。出血量应根据患者的年龄、体质和病情而定。老人、幼儿及体质虚弱者，出血宜少。因病情需要出血量多时，应注意受术者感受。刺血前，刺血部位应严格消毒。应用针罐疗法及刺血拔罐疗法时，宜选用玻璃罐具，以便随时观察局部变化情况。

⑤应用走罐疗法时，罐口要光滑，不宜吸拔过紧。不宜在骨突处推拉，以免造成不适或损伤皮肤。

⑥抽气罐要注意抽气阀门是否活动正常。

⑦挤压罐有时负压维持时间较短，应随时检查罐体是否脱落。

（6）注意起罐时双手的密切配合。

3.施术后

（1）施术后，让患者休息一段时间再离开诊室，一般以10～20分钟为宜。

（2）嘱患者勿暴怒、劳累、饥饿、惊恐，注意避风。刺血拔罐后不建议进食公鸡、鲤鱼、猪头肉、鹅肉、海鲜等食品。

（3）嘱患者避免抓挠刺血部位，且24小时内避免触水，以免引起感染。

三、禁忌

1.接触性传染病、严重心脏病、心力衰竭者。

2.皮肤高度过敏、传染性皮肤病，以及皮肤肿瘤（肿块）部。

3.血小板减少性紫癜、白血病及血友病等凝血功能障碍性疾病患者。

4.心尖区、体表大动脉搏动处。

5.急腹症、精神分裂症、抽搐、高度神经质及不合作者。

6.粉碎性骨折、皮肤大面积溃疡、肌肉断裂、重度水肿部位。

7.眼、耳、口、鼻等五官孔窍部。

第七节 拔罐疗法的异常情况及处理

拔罐疗法安全系数相对比较大，但在临床上也会出现一些异常情况，常见的有以下几种。

一、晕罐

1.表现

患者在接受施罐术及留罐过程中，甚至在起罐后半小时内，出现面色苍白、头晕目眩、心慌气短、出冷汗、胸闷泛恶、精神疲倦、四肢发冷、血压下降、脉象沉细，严重者会发生四肢厥冷、大汗淋漓、神志昏迷等症状。

2.发生原因

患者体质虚弱，过度紧张；或疲劳、饥饿、大汗、大泻、大出血之后；或在肩井穴拔罐太久或吸拔力太大；或拔罐的体位不适及患者未经休息即行拔罐术；或走罐时间过久，患者体力不支；或者患者有晕血或晕针情况，在刺络拔罐或留针拔罐时发生晕厥。

3.处理

立即停止拔罐，将罐全部起下，留针拔罐时应立即出针，刺络拔罐时应压迫止血，使患者保持头稍低足略高的仰卧位，松开衣扣，注意保暖，保持空气流通。轻者静卧片刻，给予温开水或糖水后即可恢复；重者需点按水沟、内关、合谷、足三里等穴，必要时应配合其他急救措施。

4.预防

注意患者的体质和精神状态；对初次就诊或精神紧张者，应事先解释清楚，并向其说明拔罐疗法并无创伤，消除顾虑；施术前，应嘱患者休息5～10分钟，并询问其饥饿、疲劳情况，可在其恢复体力后，再进行治疗。施术中，尽量选择舒适持久的体位，最好采用卧位；施术部位不宜过多，拔罐力度适中，留罐及走罐时间不宜过长。医者施术过程中要精神专一，随时观察患者的表情变化，经常询问其感觉。

二、烫伤

1.表现

临床根据烫伤程度，可分为三级：一度烫伤，轻度烫伤，只损害皮肤表层，有局部轻度红肿，无水疱，疼痛明显；二度烫伤，中度烫伤，不但损害表皮，而且伤及皮肤中层，有水疱，疼痛明显；三度烫伤，属于严重烫伤，皮肤、脂肪、肌肉都受到损伤，呈灰或红褐色，甚至会变黑、变焦，此时由于神经受到损伤，反而可能不觉疼痛。火罐的烫伤一般多为一级或二级。

2.发生原因

医者手法不熟练，闪火法时火源在罐口停留时间过长；或镊子夹持的酒精棉脱落；或投火法操作时吸拔不固；滴酒法操作时酒精过多或未沿罐内壁摇匀，使酒精流出；贴棉法浸酒精过多；或药罐疗法时药水的温度过高，或煮罐法时操作不当；或拔罐的间隔太短，多次在同一位置重复操作；或留罐时间过长等。

3.处理

如局部皮肤出现红肿，可先用凉毛巾外敷或凉水冲或泡十多分钟至半小时，以达到降温止痛的目的；如果伤口处已经破开，建议采用生理盐水或蒸馏水冲洗，以免感染。如局部出现小水疱，只要注意不擦破，可任其自然吸收；如水疱较大，可刺破水疱，放出水液，或用注射针抽出水液，再涂以烫伤油等，同时注意保护好伤口，烫伤处应避免在阳光下直射，伤口不要触水。烫伤达到三级烫伤时应先用干净纱布覆盖或暴露，然后迅速送往医院就医，不可在创面上涂抹药物。

4.预防

医者操作要熟练，火源在罐内的时间要短，注意夹持酒精棉球的工具要紧固牢靠。

注意安全使用酒精的要求。

三、血肿

1.表现

起罐后，拔罐局部肿胀疼痛，皮肤呈现青紫色。

2.发生原因

拔罐吸附力度过大或留罐时间过长，或在松软的部位拔罐，血液瘀积在皮下形成肿块。

3.处理

一般不必处理，血肿可自行消退。若局部肿胀疼痛较剧烈，血肿面积大，可先做冷敷，减少受伤后的组织肿胀，48小时后再行热敷，帮助残余的血块吸收及组织修复。

4.预防

拔罐时力度要适中，时间不宜太长；熟悉人体解剖部位，避开血管丰富部位，在眼眶周围拔罐时尤其要注意。

四、疼痛

1.表现

主要表现为局部皮肤或肌肉等组织疼痛。

2.发生原因

初次拔罐或痛阈过低；或拔罐后没有注意防御，受到风寒邪气的侵袭；或火罐吸附力过大，或罐与罐之间距离太近，皮肤相互牵涉致痛；拔罐一次时间过长，或连续拔罐等。

3.处理

拔罐后出现的疼痛一般无须处理。

4.预防

拔罐后注意保暖避风，当天不建议洗澡；拔罐或走罐时吸附力不要过大，罐与罐之间距离不宜太近；一次拔罐时间不宜过长，以10～20分钟为宜等。

五、皮肤瘙痒

1.表现

主要表现为局部或全身性皮肤瘙痒。

2.发生原因

祛邪排毒的反应；或过敏体质的人，火罐刺激皮肤后，罐口周围皮肤瘙痒；或拔罐后感受风邪；或施药罐时，可能存在药物过敏等。

3.处理

若为祛邪排毒的反应，一般不用处理，可轻抚以减轻瘙痒感；瘙痒处应避免用过度搔抓、摩擦、热水洗烫等方式止痒，不用碱性强的肥皂洗浴。

4.预防

拔罐后注意保暖，避免感受风邪；罐具需进行严格消毒清洗；施药罐时，避免使用刺激性过强的药物等。

六、出血过度

1.表现

主要表现为刺络拔罐时出血不止。

2.发生原因

凝血功能障碍或者糖尿病患者血糖过高。

3.处理

若出血颜色较暗，是祛邪排毒的反应，一般不必处理；若血色鲜红或不能排除凝血功能障碍的过度出血，可局部压迫止血；或局部外敷云南白药等止血药。

4.预防

对凝血功能障碍的患者，不进行刺络拔罐治疗；刺络拔罐时，要避开动脉。糖尿病患者在血糖过高的情况下，不建议进行刺络拔罐疗法。

七、出疱

1.表现

拔罐后局部皮肤出现的水疱或者血疱，可出现大疱（黄豆粒大小甚至大如蚕豆）和小疱（米粒大小）。

2.发生原因

罐的吸拔力度重或者留罐时间长；或者患者体质因素，如偏湿体质以及肺气弱；或者某些疾病在某些特定穴位上拔罐时容易起疱。

3.处理

一般不用酒精、碘伏等消毒处理，可用无菌针刺破疱体，挤压排出疱液。若起疱处表现为瘀血瘀滞较甚，可用薄的无菌纱布覆盖，以减少衣物对起疱皮损处的摩擦。

4.预防

注意掌握拔罐的时间与负压的大小和患者的体质关系。

需特别说明，拔罐出疱多数认为是意外事故，也可以看成拔罐疗法中的一种刺激量。也有学者将拔罐出疱作为治疗方法看待，称为发疱罐疗法、发疱拔罐法、重罐法等。拔罐出水疱可令风、寒、湿邪，以及病理产物痰湿、水饮、瘀血等邪有出路，有利于正气来复，拔罐出疱处有较强正气，疱液可自行渗出，有时甚至连续渗出数天，均属正常现象。出疱期间可正常淋浴洗澡，一般不会感染。其适用范围和机理有待进一步系统研究，可参考以下文章：

[1]拔罐疗法之发疱拔罐法的应用研究[J].中国针灸，2016，36（11）：1191-1196.

[2]中医临床疗法"出疱"现象的研究现状与探讨[J].中华中医药杂志，2021，36（9）：5388-5392.

下 篇 中医拔罐疗法的临床应用

第四章 内科病症 ▷▷▷▷

第一节 感冒

感冒是常见的呼吸道疾病，指感受风邪或时行病毒，引起肺卫功能失调，出现以鼻塞、流涕、喷嚏、头痛、恶寒、发热、全身不适、脉浮等为主要临床表现的一种外感病症。本病四季均可发生，尤以冬、秋两季多发。

【病因病机】

中医学认为，本病系感受风邪与时行病毒所致，其病位在肺。风邪多与寒、热、暑湿之邪夹杂为患，由皮毛、口鼻侵入，伤及肺卫，出现一系列的肺卫症状。感冒初起多以风寒或风热之邪为主，风热不解或寒邪郁而化热转为肺热证；病邪传里化热，表寒未解转为表寒里热证；若反复感邪，正气耗散，由实证转为虚证；体虚之人感邪，正气愈亏，可形成正虚标实之证。时行病毒是一种具有强烈传染性的外在致病因素，从口鼻而入，有传染性，易于流行，造成在同一时间、同一地区的大面积发病，病情发展迅速，且不限季节。

【诊断与辨证】

1.诊断

以恶风或恶寒、发热、鼻塞、流涕、咳嗽、喷嚏、头痛、咽痛、肢体痛楚等为主症。

2.辨证分型

（1）风寒证　恶寒重，发热轻，无汗，鼻塞，声重，流清涕、咳嗽、痰液清稀，咽喉微痒，喷嚏，头项疼痛、肢节酸痛，口不渴或渴喜热饮，苔薄白，脉浮紧。

（2）风热证　恶寒轻，或微恶风，发热重，鼻塞而干，少涕或流浊涕，咳嗽声重，咳痰色黄而黏，咽喉红肿疼痛，头胀痛，面赤，口干欲饮，舌边尖红，苔薄黄，脉浮数。

（3）暑湿证　发热，微恶风，汗少，汗出热不退，鼻塞流浊涕，咳声重浊不扬，咳吐白色黏痰，头昏重胀痛，胸闷脘痞、泛恶，心烦口渴，小便短赤，渴不多饮，苔薄黄腻，脉濡数。

【治疗】

1.留罐法

主穴：大椎、风门、肺俞、风池。

操作：患者取俯卧位或俯伏坐位，选择大小适宜的玻璃罐，用闪火法、贴棉法等方法，将罐拔于穴位上，留罐10～15分钟。如头痛重可加太阳、印堂刺血拔罐；如咽痛重可加天突刺血拔罐或少商刺血。每日或隔日治疗1次。

2.留针拔罐法

主穴：大椎、曲池、合谷。

操作：将上述腧穴消毒，用毫针常规针刺穴位，采用平补平泻手法取得针感后，选择大小适宜的玻璃罐或抽气罐，将罐吸拔于施针的穴位上，留罐10～15分钟。每日或隔日治疗1次，一般1～3次即可治愈。

3.药罐法

主穴：大椎、风门、肺俞。

操作：麻黄、桂枝、防风、细辛、葛根、苦杏仁、桔梗、生姜、甘草各20g，将上药用纱布包好，放入锅内，加水3000mL，熬30分钟左右至药性煎出。然后将竹罐放入药中，煮5～10分钟，用镊子夹出竹罐，甩去药液，迅速用干毛巾捂住罐口，以便吸去罐口的药液，降低罐口的温度，保持罐内的热气，然后趁热将竹罐扣于以上穴位，手持竹罐稍加按压约1分钟，待竹罐吸牢于皮肤即可。留罐10～20分钟，至皮肤出现红色瘀血现象为止，每日治疗1次，10次为1个疗程。本法适用于风寒感冒。如为风热感冒可用连翘、金银花、竹叶、荆芥、牛蒡子、芦根、菊花、薄荷、桑叶各20g，煎水煮罐，拔于以上穴位进行治疗。

4.走罐法

主穴：大椎、背部足太阳膀胱经穴位。

操作：患者取俯卧位或俯伏坐位，充分暴露背部。将背部涂抹适量的润滑油，根据患者的身体情况，选择大小适宜的玻璃罐，用闪火法将罐吸附在背部皮肤，然后沿足太阳膀胱经的循行线上下来回走罐多次，直到循行线上的皮肤出现明显的瘀点为止，接着将罐留在大椎穴处。

【按语】

1.感冒与某些传染病早期症状相似，临床应加以鉴别。

2.拔罐在感冒早期治疗效果较好，拔完后要立即穿衣，避免着风，做好保暖工作。

3.风寒感冒可以直接拔罐，风热感冒可先针刺放血后再拔罐。

第二节 咳嗽

咳嗽是肺系疾患的常见证候之一。因外感或内伤等致病因素导致肺气失宣，清肃失调，肺气上逆为病，是以咳嗽、咳痰为主要症状的病证。"咳"指肺气上逆，有声无痰；"嗽"指咳吐痰液，有痰无声。发病时常声痰俱现，故称为"咳嗽"。《素问·宣明五气》说："五气所病……肺为咳。"《素问·咳论》指出"五脏六腑皆令人咳，非独肺也"，明确阐述了肺系受邪和脏腑功能失调都可引发咳嗽。

咳嗽属于西医学的呼吸道感染、急慢性支气管炎、肺气肿等范畴。

【病因病机】

本病多因外感风寒、风热、燥热等病邪致肺卫失宣所致，也可因内伤脏腑功能失调累及肺，肺失宣降而发病。

风寒、风热、燥热等外邪侵袭，首先犯肺，肺主气，为五脏之华盖，开窍于鼻，上连喉咙，外合皮毛。肺系感受外邪，肺气失宣，清肃失常，则津液失调，痰液滋生，气道受阻，引发咳嗽。内伤咳嗽多为肺虚气弱，痰湿阻肺；脾虚水失健运，聚湿成痰；肝郁气滞，肝火犯肺，炼津为痰；肾虚气失摄纳，气促咳喘。

外感咳嗽多为实证；内伤咳嗽起病缓慢，病程较长，与肺、脾、肝、肾功能失调有关，虚证多见或为虚实夹杂证。

【诊断与辨证】

1.诊断

咳逆有声，或伴咽痒咳痰。

2.辨证分型

（1）外感咳嗽　本病起病较急，病程短，主症多见咳嗽，咽痒、痛。初起多伴有鼻塞、流涕、发热、恶寒、头痛等表证、实证。

①风寒咳嗽：咳嗽痰稀薄色白，恶寒发热，头痛，鼻塞流涕，喷嚏，全身酸痛，舌淡，苔薄白，脉浮。

②风热咳嗽：咳嗽痰稠或黄稠，咽喉痛，发热头痛，舌苔薄黄，脉浮数。

③燥热咳嗽：干咳少痰，咳痰不爽，黏稠难咳或痰中带血。头痛发热，咳甚胸痛，舌红少津，苔薄黄，脉细数。

（2）内伤咳嗽　本病病程较长，主症多见咳嗽日久、咳痰不爽，或伴有胸闷胸痛，喘息。

①痰湿阻肺：咳嗽痰多，咳声重浊，痰色白易咳出，胸闷，脘腹痞满，纳呆腹胀，苔白腻，脉濡滑。

②肝火犯肺：气逆咳嗽，胁肋胀痛，面红赤，口苦咽干，舌苔薄黄少津，脉弦数。

③肺肾阴虚：干咳少痰，痰中带血，口干咽燥，手足心热，潮热盗汗，形瘦神疲，舌红少苔，脉细数。

（3）脾肾阳虚　咳嗽气喘，声低无力，痰液清稀，气短不足以息，面色㿠白，形寒肢冷，舌淡，苔白，脉沉细。

【治疗】

1. 留罐法

主穴：肺俞、风门。

操作：患者取俯卧位或俯伏坐位，选择大小适宜的玻璃罐，用闪火法迅速将罐吸拔于穴位，留罐10～15分钟。

2. 留针拔罐法

选穴：根据辨证取穴的原则选取曲池、足三里、丰隆、尺泽、肾俞、命门等穴位。

操作：应用留针拔罐法，在相关穴位消毒进行针刺得气后，在毫针中心拔罐5～10分钟，起罐出针。

3. 刺络拔罐法

主穴：大椎、曲池、肺俞、风门。

操作：在施术穴位消毒后，用三棱针、皮肤针或注射针快速点刺穴位皮肤渗血，迅速吸拔留罐，将少许血量吸出，起罐后消毒擦净血迹。

4. 药罐法

处方：净麻黄、象贝母、前胡、天竺黄、蜡梅花各15g，细辛10g，浸入250mL白酒中。

操作：将大小适宜的竹罐放入药液中煮沸3～5分钟，或浸泡1周后，用卵圆钳将其取出，用毛巾扪住罐口，滤去罐内水液，降低温度，趁热吸拔于相应穴位。

5. 走罐法

主穴：督脉、足太阳膀胱经背俞穴、阿是穴。

操作：在背部督脉、膀胱经背俞穴、阿是穴部位涂以医用凡士林、冬青油膏等润滑剂，用闪火法吸拔后，以手握罐底，罐具前行时略提起，后方着力，反复推罐，以走罐区皮肤红润为度。

【按语】

1. 咳嗽作为一个临床症状，可见于多种呼吸系统疾病，治疗前需明确诊断。

2. 拔罐法对咳嗽有较好的疗效，临证可配合药物治疗。

3. 对于冬天容易发作的咳嗽患者可在夏季三伏天配合三伏贴。

4. 平时加强体育锻炼，注意保暖，戒除烟酒及嗜食辛辣食品的习惯。

第三节　哮喘

哮喘是一种以发作性喉中哮鸣有声，呼吸急促，甚则喘息不得平卧为特征的病证。《医学正传》说："哮以声响名，喘以气息言。"哮与喘临床症状有所区别：哮以呼吸急促，喉间哮鸣有声为特点；喘以呼吸困难，鼻翼扇动，张口抬肩为主症。本病发生哮必兼喘，两者常相伴发作，故合称哮喘。对于发病原因，《灵枢·邪气脏腑病形》说："形寒寒饮则伤肺。"《素问·阴阳别论》说："……起则熏肺，使人喘鸣。"《灵枢·五阅五使》中"肺病者，喘息鼻张"描述了喘证的发病症状。《金匮要略·痰饮咳嗽病脉证并治》指出"膈上病痰满喘咳吐，发则寒热，背痛腰疼，目泣自出，其人振振身𥆧剧，必有伏饮"，《金匮要略·肺痿肺痈咳嗽上气病脉证治》载"咳而上气，喉中水鸡声"，对哮证以膈上伏痰、寒热之邪等致病因素做了较详细的论述。

本病主要见于西医学的支气管哮喘、慢性喘息性支气管炎和阻塞性肺气肿等疾病。

【病因病机】

哮喘的致病因素甚多，主要因痰伏于肺而引发。病证不外虚实两类。初期多为实证，因外感风寒或风热，致邪入于肺，阻遏肺气，郁闭皮毛，肺气宣降失调，上焦津液不布，凝聚寒痰，内伏肺与膈上，或因内热袭肺，痰热交阻胸中，或因寒痰内郁化热，内酿痰热。饮食、情志、劳倦、环境和季节气候影响，引内伏之痰饮，壅遏气道，肺气上逆发为哮喘。若反复发作，病程日久，则致脾、肺、肾、心诸脏俱虚。

脾虚则中阳不振，运化失常，滋生痰浊；肺虚则气失所主，短气喘促；肾虚则气失摄纳，下元不固，动则喘息；肺肾皆虚，日久累及心，心失温养，心阳受损，汗出肢冷，爪甲紫绀，甚至出现神昏等危象。

【诊断与辨证】

1.诊断

本病以呼吸急促，喉中哮鸣有声，鼻翼扇动，张口抬肩，胸闷，目窠面庞肿胀，口唇爪甲紫绀为主症。

2.辨证分型

（1）实证

①风寒袭肺：呼吸气促，胸闷，咳痰色白稀薄，初期多兼恶寒发热、头痛、无汗、口不渴，舌苔薄白，脉浮紧。

②痰热壅肺：喘促气急，咳痰黄稠，口干，烦热出汗，舌红，苔黄腻，脉滑数。

（2）虚证

①肺脾气虚：喘促气短，咳声低怯，痰液清稀，自汗，神疲倦怠，舌淡，苔薄白，脉细弱。

②肺肾阴虚：喘息气弱，久咳痰少，潮热盗汗，五心烦热，舌红少苔，脉细数。

③心肾阳虚：气息短促，形寒肢冷，尿少浮肿，张口抬肩，口唇爪甲青紫，舌质暗紫、瘀斑，苔薄白，脉沉细。

【治疗】

1.留针拔罐法

主穴：膻中、天突。

配穴：风寒袭肺可配膻中、尺泽；痰热壅肺配大椎、曲池、丰隆；脾肺气虚配足三里、脾俞；肺肾阴虚配太溪、肾俞；心肾阳虚配心俞、肾俞、关元、气海。

操作：患者取俯卧位、俯伏坐位和仰靠坐位，常规消毒后，膻中由上向下平刺1.0～1.5寸，进针得气后施以捻转补法；天突先直刺0.2寸，然后将针尖转向下方，紧靠胸骨后缘刺1.0～1.5寸。二穴均留针20～30分钟，起针后在膻中与天突穴上拔罐5～10分钟。然后根据辨证选穴，将针刺入曲池、丰隆、足三里、脾俞、肾俞等相应穴位得气，行提插捻转补泻手法留针，选择大小适宜的玻璃罐，以闪火法将罐吸拔于针刺穴位处，留罐10～15分钟。

2.走罐法

主穴：肺俞、风门、定喘、脾俞、心俞、肾俞。

操作：在上述穴位皮肤部位涂以医用凡士林、冬青油膏等润滑剂，用闪火法拔罐后行走罐法，推罐时手握罐底，罐具前行时略提起，后方着力，反复走罐，以皮肤红润为度。

3.刺络拔罐法

（1）方法一

主穴：大椎。

操作：在大椎穴周围先用手指推按，使血液积聚。常规消毒后，用三棱针点刺大椎穴，点刺后立即用大号玻璃罐吸拔5～10分钟，出血2～5mL。

（2）方法二

主穴：天突至鸠尾、阿是穴（肋间隙）。

操作：患者仰卧，医者用梅花针叩刺任脉天突至鸠尾穴，再均匀叩刺胸正中线至两侧腋前线的肋间隙，然后从天突至鸠尾吸拔3个中号玻璃罐，在两旁锁骨中线上各拔4个玻璃罐，留罐至皮肤表面潮红为度。

【按语】

1.拔罐法防治哮喘有较好的临床疗效，早期以改善症状为主，具有见效快、疗效佳、费用低、疗程短等特点。

2.在预防哮喘发作和远期疗效上，拔罐法对改善呼吸功能、调节免疫功能及抑制炎症反应具有明显的优势。

3.用玻璃罐吸拔关元、气海、足三里等穴，调节免疫的作用突出。

4.经拔罐治疗12小时以上，哮喘持续发作超过24小时，仍不能控制病情，应采取对症、支持等综合治疗措施。

第四节 肺痨

肺痨是一种由于正气虚弱，感染痨虫，侵蚀肺脏所致的以咳嗽、咯血、潮热、盗汗及身体逐渐消瘦等症为主要临床表现，具有传染性的慢性消耗性疾病。

中医学对肺痨的认识历史悠久且逐渐深化。《内经》《难经》《金匮要略》等医籍中无肺痨病名，但于"虚损""虚劳"一类病证中描述了与肺痨主症相似的临床表现，如《灵枢·玉版》说："咳，脱形，身热，脉小以疾。"晋代《肘后备急方》进一步认识到本病具有传染性，指出"死后复传之旁人，乃至灭门"，并创立"尸注""鬼注"之名。唐代《备急千金要方》把"尸注"列入肺脏病篇章，明确了本病病位在肺，指出本病的病因是"劳热生虫在肺"。《外台秘要》对本病的临床表现观察得尤为详细，指出本病有骨蒸、烦躁、食无味、消瘦、盗汗、咳嗽、两颊如胭脂色等症状，还指出本病可见"腹中有块，或脑后近下两边有小结"等兼症。由于本病有传染性和诸多症状，因此其名称众多，如尸疰、劳疰、虫疰、传尸、肺痿、劳嗽、骨蒸、伏连、急痨等，宋代《三因极一病证方论》始以"痨瘵"定名。

病因方面，在唐代关于肺虫说的基础上，后人创立了"痨虫""瘵虫"之说。在治疗方面，元代葛可久的《十药神书》为我国现存的第一部治疗肺痨的专著；《仁斋直指方》已提出"治瘵疾，杀瘵虫"的重要观点；《丹溪心法·痨瘵》倡"痨瘵主乎阴虚"之说，突出病理重点，确立了滋阴降火的治疗大法；《医学正传·劳极》确立了杀虫与补虚的两大治疗原则，迄今仍然对肺痨病的治疗具有重要的指导意义。

西医学中的肺结核、肺外结核病出现肺痨的临床表现时，可参考本节进行辨证论治。

【病因病机】

本病的致病因素有两个方面，一为感染痨虫，一为正气虚弱，两种病因互为因果。正虚是发病的基础，是痨虫入侵和引起疾病的主要内因，痨虫感染是发病不可缺少的外因。

本病的病位主要在肺，病理性质的重点以阴虚火旺为主。初起痨虫自鼻吸入，直趋于肺而蚀肺，肺体受损，首耗肺阴，阴虚则火旺，而见干咳、咽燥、咯血等阴虚肺燥之候；继则肺肾同病，兼及心肝，而致阴虚火旺，或因肺脾同病，阴伤及气而致气阴两虚；终则阴损及阳，元气耗损，阴阳亏虚。

【诊断与辨证】

1.诊断

肺痨以咳嗽、咯血、潮热、盗汗等为主要临床表现，各症或相继发生，或同时兼见。初期感疲劳乏力，干咳，食欲减退，形体逐渐消瘦；病重者可出现咯血，潮热，颧红，盗汗，形体明显消瘦等症。

2.辨证分型

（1）肺阴亏虚　干咳，咳声短促，或咳少量黏痰，或痰中带血丝或血点，血色鲜红，胸部隐隐闷痛，口干咽燥，或有轻微盗汗，舌红苔薄，脉细或细数。

（2）阴虚火旺　呛咳气急，痰少质黏，或吐稠黄痰，量多，时时咯血，血色鲜红，颧红，骨蒸潮热，五心烦热，盗汗量多，或胸胁掣痛，男子可见遗精，女子月经不调，形体日渐消瘦，舌红而干，苔薄黄或剥脱，脉细数。

（3）气阴耗伤　咳嗽气短，咳痰清稀色白，偶或痰中夹血，或咯血，血色淡红，自汗与盗汗并见，纳少神疲，便溏，舌质嫩红，或舌淡有齿印，苔薄，脉细弱而数。

（4）阴阳两虚　咳逆喘息，痰呈泡沫状或夹血丝，血色暗淡，声嘶或失音，形体消瘦，潮热，自汗，盗汗，或面浮肢肿，或见五更泄泻，男子滑精、阳痿，女子经少、经闭，舌质淡或光嫩少津，脉微细而数，或虚大无力。

【治疗】

1.留罐法

主穴：肺俞、膏肓、身柱、肝俞、脾俞、肾俞。

操作：患者取俯卧位或俯伏坐位，选择大小适宜的火罐，用闪火法、贴棉法等方法，将罐拔于穴位上，留罐10～15分钟。每日或隔日治疗1次。

2.摇罐法、振罐法

主穴：中府、孔最、尺泽。

操作：患者取仰卧位，选择大小适宜的火罐，用闪火法将罐吸附在穴位上，先将罐留在穴位上约3分钟，然后摇动罐体，行摇罐法3分钟，或者以较高频率振动罐体，行振罐法3分钟。每日或隔日治疗1次。

3.刺络拔罐法

主穴：肺俞、膈俞、肝俞、中府。

操作：患者先取俯卧位或俯伏坐位，用三棱针散刺法在肺俞、膈俞、肝俞刺血，然后选择大小适宜的火罐，用闪火法、贴棉法等方法，将罐拔于穴位上，留罐5～10分钟。然后患者取仰卧位，以同样的方法在中府穴进行操作。隔2日治疗1次。

4.灸罐法

主穴：肺俞、膏肓、身柱、肾俞、足三里、孔最。

操作：患者取俯卧位或俯伏坐位，先在膏肓、肾俞、足三里施以温和灸，每穴5～10分钟，然后选择大小适宜的玻璃罐，用闪火法、贴棉法等方法，将罐拔于穴位上，留罐10～15分钟。每日或隔日治疗1次。本法适合于阴阳两虚的患者。

【按语】

1.肺痨是一种传染性疾病，拔罐疗法虽有一定的疗效，但如配合抗结核药物和中药进行治疗，则能取得更好的疗效。

2.青少年预防本病的有效方法是进行灭活卡介苗预防接种。平素注意营养，加强体育锻炼，可以提高抗御痨虫侵袭的能力。

3.肺痨患者应隔离治疗或少到公共场所活动，其衣被等应煮沸消毒后清洗，痰液等排泄物应消毒处理。

第五节　头痛

头痛是指由于外感与内伤，导致脑络阻滞或脑窍失养，以患者自觉头部疼痛为主症的病证，可见于临床各科急慢性疾病。

头痛这一病名最早见于《阴阳十一脉灸经》。《黄帝内经》提出了"首风""脑风"之称，认为乃外在风邪寒气侵犯头脑所致，还提出"是以头痛癫疾，下虚上实"。张仲景《伤寒杂病论》在六经辨证的基础上，将头痛分成太阳头痛、阳明头痛、少阳头痛、厥阴头痛。《东垣十书》除了将头痛分外感与内伤外，还补充了太阴头痛与少阴头痛。《丹溪心法》认为本病与痰和火有关。《普济方》载："气血俱虚，风邪伤于阳经，入于脑中，则令人头痛。"头痛的治则，《景岳全书》言"凡诊头痛者，当先审久暂，次辨表里……暂病者应重邪气，久病者当顾元气"，认为外感头痛多属实证，内伤头痛多属虚证，治疗外感头痛以祛风散邪为主，内伤头痛则扶正补虚。

西医学认为，头痛分为原发性和继发性两大类。原发性头痛包括偏头痛、紧张性头痛和丛集性头痛等，又称功能性头痛；继发性头痛是由其他疾病所引起，如感染性发热、高血压病或颅内肿瘤导致的颅内压升高、脑外伤等所致的头痛，又称症状性头痛。

【病因病机】

头痛包括外感、内伤两大类。外感头痛发病多急，以外感风邪为主，多兼寒、热、湿邪上犯清窍，经络阻遏而致头痛，属实证。内伤头痛病程较久，与情志、饮食、体虚等因素有关。属于实者，或因恣食肥甘，脾失健运，痰湿内生，致使清阳不升，浊阴不降，痰瘀互结，阻滞脑络，或因情志不遂，肝失疏泄，肝阳失敛而上亢，上扰清窍，或因外伤跌仆，气血瘀滞，脑络被阻，均可使脑络阻滞，不通则痛。属于虚者，或因肾精不足，脑海空虚，或因久病体虚，气血不足，均可使脑窍失养而发疼痛。本病病位在头，涉及肝、脾、肾等脏腑，风、火、痰、虚、瘀为主要致病因素，基本病机是脑络阻滞或脑窍失养。

【诊断与辨证】

1.诊断
本病主症为患者自觉头部疼痛。

2.辨证分型
（1）外感头痛　主症为发病较急，头痛连及项背，痛无休止，外感表证明显。

风寒头痛兼见恶风畏寒，口不渴，苔薄白，脉浮紧；风热头痛兼见头痛而胀，发热，口渴欲饮，小便黄，苔黄，脉浮数；风湿头痛兼见头痛如裹，肢体困重，苔白腻，脉濡。

（2）内伤头痛　主症为发病较缓，多伴头晕，痛势绵绵，时发时止，遇劳或情志刺激而发作、加重。

肝阳上亢兼见头胀痛，目眩，心烦易怒，面赤口苦，舌红，苔黄，脉弦数；气血亏虚兼见头晕耳鸣，神疲乏力，面色不华，劳则加重，舌淡，脉细弱；肾精不足兼见头痛且空，多兼眩晕，腰膝酸软，神疲乏力，耳鸣少寐，舌红，少苔，脉细无力；痰浊上扰兼见头痛昏蒙，脘腹痞满，呕吐痰涎，苔白腻，脉滑；瘀阻脑络兼见头痛迁延日久，或头部有外伤史，痛处固定不移，痛如锥刺，舌暗，脉细涩。

【治疗】

1.走罐法

主穴：背部足太阳膀胱经大杼至膀胱俞，督脉大椎至命门。

操作：患者取俯卧位，先于施罐部位涂上润滑剂，用罐吸拔后，一手握住罐体，略用力将罐沿着膀胱经和督脉反复推拉，至走罐部位皮肤紫红为度，走罐时应用力均匀，防止玻璃罐漏气脱落。隔日治疗1次。

2.刺络拔罐法

主穴：太阳穴。

操作：患者取仰卧位，太阳穴局部消毒，令患者咬紧牙关，使颞部肌肉紧张隆起，显露静脉。医者刺手手持消毒三棱针，对准穴位络脉，迅速点刺约半分，随即退出。如无静脉显露，以见血为度。挤出少量血液，随后用小玻璃罐闪火法拔罐，出血量为1～3mL，用消毒干棉球擦干血迹即可。每日治疗1次。

3.留针拔罐法

主穴：①肾俞；②关元、气海、足三里、三阴交。

操作：两组穴位，每次选择一组治疗，穴位常规消毒，毫针刺，行提插或者捻转补法，得气后取大小合适的罐，以针为中心拔罐，用闪火法将罐吸拔于针刺穴位处，留罐10～15分钟。每日或隔日治疗1次。本方法适用于肾精不足、气血亏虚头痛。

【按语】

1.拔罐治疗头痛有很好的疗效，尤其对血管神经性头痛效果显著。对于多次治疗无效或逐渐加重者，要查明原因，尤其要排除颅内占位性病变。

2.患者在治疗期间避免过劳和精神刺激，注意休息，如果使用一种方法治疗效果不明显时，可以两种以上方法综合或交替治疗。

第六节　眩晕

眩晕是指风、火、痰、虚、瘀引起清窍失养，临床以自觉头晕眼花、视物旋转动摇为特征的一种症状。轻者发作短暂，平卧闭目片刻即安；重者如乘坐舟车，旋转起伏不定，以致难以站立，恶心呕吐；或时轻时重，兼见他症而迁延不愈，反复发作。

《灵枢·口问》载："上气不足，脑为之不满，耳为之苦鸣，头为之苦倾，目为之眩。"《素问·至真要大论》载"诸风掉眩，皆属于肝"，指出眩晕与肝密切相关。东汉张仲景的《伤寒杂病论》提出痰饮是眩晕的重要致病因素之一，认为痰饮停聚可阻滞气机以致清阳不升，或蒙蔽清窍而致眩。晋唐时期巢元方提出"风头眩候"，宋金元时期刘完素提出"风火皆属阳，多为兼化"理论，强调风、火与眩晕的相关性。朱丹溪提出"无痰则不作眩"，主张眩晕以治痰为先的原则。明清时期张介宾提出"无虚不能作眩"，当以治虚为主。

本病常见于西医学的脑血管疾病、高血压、贫血、低血糖、梅尼埃病、脑动脉硬化、神经衰弱、耳源性眩晕、颈椎病等。

【病因病机】

眩晕起因多与忧郁恼怒、恣食厚味、劳作过度等有关。其属于实者，或因情志不舒，气郁化火，风阳升动，清窍被扰；或因恣食肥甘厚味，脾失健运，痰湿中阻，清阳不升，浊阴上蒙清窍。其属于虚者，或因素体薄弱、病后体虚，气血不足，清窍失养；或因过度劳作，肾精亏耗，脑髓不充，导致眩晕。眩晕的发生，病位在清窍，病因主要为风、痰、虚三者，脑髓空虚，清窍失养，或痰火上逆，扰动清窍，与肝、脾、肾三脏关系密切。

【诊断与辨证】

1.诊断

本病主症为头晕目眩，泛泛欲吐，甚则昏眩欲仆。

2.辨证分型

（1）肝阳上亢　急躁易怒，口苦耳鸣，舌红，苔黄，脉弦，常因恼怒而发作。

（2）痰湿中阻　头重如裹，胸闷恶心，神疲困倦，舌胖，苔白腻，脉滑。

（3）气血不足　神疲乏力，面色苍白，舌淡，脉细。

（4）肾精亏虚　耳鸣，腰膝酸软，舌淡，脉沉细。

【治疗】

1.出针拔罐法、推罐法

主穴：双侧风池、大椎、颈夹脊穴。

操作：将上述腧穴消毒，用毫针常规针刺穴位，按虚实补泻行针取得针感后留针

20分钟，出针后在大椎穴用闪火法拔玻璃罐，在两侧颈旁用扶他林乳剂作为润滑油，自下而上推罐5～10次，至局部皮肤微红为止，并在大椎穴留罐，10～15分钟后起罐。

2.刺络拔罐法

主穴：阿是穴、督脉经穴。

操作：患者取俯卧位或坐在靠背椅上，颈项及胸背部皮肤常规消毒后，以皮肤针先重点叩刺颈项明显的压痛点至皮肤轻微出血后，再沿颈项正中督脉及颈夹脊三线自上而下叩刺至大椎和风门穴，以叩刺至皮肤轻微出血为度，然后在颈项及胸背部肌肉丰富处加拔多个玻璃罐，留罐10～15分钟，吸出血液少量。隔日治疗1次。肝阳上亢型加用毫针针刺双侧太冲；气血不足型加刺双侧三阴交；痰湿中阻型加刺双侧丰隆。

【按语】

1.拔罐治疗可明显改善患者的椎-基底动脉供血，对眩晕有较好的疗效，但应查明原因，明确诊断，注意对原发病的治疗，注意排除颅脑肿瘤。

2.眩晕发作时，嘱患者闭目或平卧休息，少做或不做旋转、弯腰等动作，以免诱发或加重病情。

第七节　面瘫

面瘫是一种以口眼向一侧歪斜为主症的病症，又称口眼㖞斜。本病可发于任何年龄，无明显的季节性，多发病急速，以一侧面部发病多见。手足阳经均上行于头面部，当病邪阻滞面部经络，尤其是手足太阳和足阳明经筋功能失调时，可导致面瘫的发生。

本病相当于西医学的周围性面神经麻痹，最常见于贝尔麻痹症。由于感染、病毒、肿瘤性、神经源性等多种原因形成面部神经管及其周围组织的炎症、缺血、水肿等，导致面部肌肉一侧完全瘫痪，形成面部神经痉挛麻痹。

【病因病机】

劳作过度，机体正气不足，脉络空虚，卫外不固，风寒或风热乘虚而入面部经络，致气血痹阻，经筋功能失调，筋肉失于约束，出现㖞僻。《灵枢·经筋》云："足之阳明，手之太阳，筋急，则口目为僻。"周围性面瘫包括眼部和口颊部筋肉的症状，由于太阳经筋为"目上冈"、足阳明经筋为"目下冈"，故眼睑不能闭合为足太阳和足阳明经筋功能失调所致；口颊部主要为手太阳和手足阳明经筋所主，因此，口歪主要系三条经筋功能失调所致。病变日久，经络失养，可出现面部肌肉挛缩拘急，发生"倒错"现象。

【诊断与辨证】

1.诊断

本病发病急速，常在睡眠醒来时发现一侧面部肌肉板滞、麻木、瘫痪，额纹消失，眼裂变大，露睛流泪，鼻唇沟变浅，口角下垂歪向健侧，患侧不能皱眉、蹙额、闭目、露齿、鼓颊；部分患者初起时有耳后疼痛，可出现患侧舌前2/3味觉减退或消失、听觉过敏等症状。部分患者病情迁延日久，可因瘫痪肌肉出现挛缩，口角反牵向患侧，甚至出现面肌痉挛，形成"倒错"现象。

2.辨证分型

（1）风寒袭络　见于发病初期，突然口眼㖞斜，眼睑闭合不全，兼面部有受寒史，舌淡、苔薄白，脉浮紧。

（2）风热袭络　见于发病初期，突然口眼㖞斜，眼睑闭合不全，继发于感冒风热，或有咽部感染史，舌红，苔黄腻，脉浮数。

（3）风痰阻络　突然口眼㖞斜，眼睑闭合不全，或面部抽搐，颜面麻木作胀，伴头重如蒙、胸闷或呕吐痰涎，舌胖大，苔白腻，脉弦滑。

（4）气虚血瘀　多见于恢复期或病程较长的患者，口眼㖞斜，眼睑闭合不全日久不愈，兼见肢体困倦无力、面色淡白、头晕等，舌淡紫，苔薄白，脉细涩或细弱。

【治疗】

1.闪罐法加艾灸加热敷

主穴：太阳、上关、下关、地仓、颊车。

操作：可先用梅花针轻轻叩刺患侧面部太阳、上关、下关、地仓、颊车处，然后在上述穴位上闪罐5～10分钟，再用艾条温和灸15分钟。每日治疗1次，3次为1个疗程。另嘱患者用热毛巾湿敷患处，每次15分钟，每日2～3次。该法适用于风寒袭络型。

2.刺络拔罐法

主穴：太阳、阳白、上关、下关、地仓、颊车。

操作：可先用梅花针轻轻叩刺患侧面部太阳、阳白、上关、下关、地仓、颊车处，然后在太阳、下关、地仓、颊车处拔罐后留罐5～10分钟，以局部较多血点冒出皮肤为度。每日治疗1次，5次为1个疗程。该法适用于风痰阻络型。

【按语】

1.面部应避免风寒，必要时应戴口罩、眼罩；因眼睑闭合不全，灰尘容易侵入，每日可滴眼药水2～3次，以预防感染。

2.在治疗期间，嘱患者做皱眉、闭眼、鼓颊、口唇成"O"形等动作，每天数次，以协助患侧面肌恢复。

3.周围性面瘫的预后与面神经的损伤程度密切相关。一般而言，由无菌性炎症导致的面瘫预后较好，而由病毒导致的面瘫（如亨特面瘫）预后较差。

第八节　中风后遗症

脑中风病临床最主要的表现是神志障碍，以及运动、感觉和语言障碍。经过一段时间的治疗，除神志清醒外，其余症状（如麻木、口眼㖞斜、中枢性瘫痪、周围性瘫痪等）依然会不同程度存在，这些症状称为中风后遗症。中风后遗症的轻重，因患者的体质和并发症而异。麻木是指患侧肢体，尤其是肢体的末端，如手指或脚趾，或偏瘫侧的面颊部皮肤有蚁行感，或针刺感，或对刺激反应迟钝，常与天气变化有关。口眼㖞斜是指一侧眼睑以下的面肌瘫痪，表现为鼻唇沟变浅，口角下垂，露齿，鼓颊和吹哨时口角歪向健侧，流口水，说话时更为明显。中枢性瘫痪又称上运动神经元性瘫痪，或称痉挛性瘫痪、硬瘫，是由于大脑皮层运动区锥体细胞及其发出的神经纤维（锥体束）受损而致。由于上运动神经元受损，失去了对下运动神经元的抑制调控作用，使脊髓的反射功能"释放"，产生随意运动减弱或消失，临床上主要表现为肌张力增高，腱反射亢进，出现病理反射，呈痉挛性瘫痪。周围性瘫痪又称下运动神经元性瘫痪，或称弛缓性瘫痪、软瘫，是因脊髓前角细胞及脑干运动神经核及其发出的神经纤维（脊神经、颅神经）受损害所致。由于下运动神经元受损，其所支配的肌肉得不到应有的冲动兴奋，临床上表现为肌张力降低，反射减弱或消失，伴肌肉萎缩，但无病理反射。

【病因病机】

中风的形成虽有各种原因，但基本病机总属阴阳失调，气血逆乱。其病位在心脑，与肝肾密切相关。《素问·脉要精微论》说："头者，精明之府。"李时珍在《本草纲目》中亦指出脑为"元神之府"。"精明""元神"均指主宰精神意识思维活动功能而言，因此神明为心脑所主。本病的病理基础则为肝肾阴虚。因肝肾之阴下虚，则肝阳易于上亢，复加饮食起居不当，情志刺激或感受外邪，气血上冲于脑，神窍闭阻，故猝然昏仆，不省人事。本病的病理因素主要为风、火、痰、瘀，其形成与脏腑功能失调有关。如肝肾阴虚，阳亢化火生风，或五志化火动风。脾失健运，痰浊内生，或火热炼液为痰。暴怒血菀于上，或气虚无力推动，皆可致瘀血停滞。四者之间可互相影响或兼见同病，如风火相煽、痰瘀互结等。严重时风阳痰火与气血阻于脑窍，横窜经络，出现昏仆、失语、㖞僻不遂。本病的病理性质多属本虚标实。肝肾阴虚，气血衰少为致病之本，风、火、痰、气、瘀为发病之标，两者可互为因果。发病之初，邪气鸱张，风阳痰火炽盛，气血上菀，故以标实为主；如病情剧变，在病邪的猛烈攻击下，正气急速溃败，可以正虚为主，甚则出现正气虚脱。后期因正气未复而邪气独留，可留后遗症。

【诊断与辨证】

1.诊断

主要症状：偏瘫，神识昏蒙，言语謇涩或不语，偏身感觉异常，口舌㖞斜。

次要症状：头痛，眩晕，瞳神变化，饮水发呛，目偏不瞬，共济失调。

2.辨证分型

（1）风痰瘀阻　口眼㖞斜，舌强语謇或失语，半身不遂，肢体麻木，苔滑腻，舌紫暗，脉弦滑。

（2）气虚络瘀　肢体偏枯不用，肢软无力，面色萎黄，舌质淡紫或有瘀斑，苔薄白，脉细涩或细弱。

（3）肝肾亏虚 半身不遂，患肢僵硬，拘挛变形，舌强不语，肢体肌肉萎缩，舌红脉细，或舌淡红，脉沉细。

【治疗】

1.留罐法

主穴：肩髃、臂臑、曲池、秩边、环跳、阳陵泉。

操作：患者取仰卧位或俯卧位，以上穴位每次在上下肢各取1～2个穴位，选取大小合适的玻璃罐，用闪火法或投火法将罐吸附于所拔穴位上，留罐10分钟。隔日治疗1次。亦可采用走罐法。

2.刺络拔罐法

主穴：大椎、肺俞、肝俞、脾俞；风门、膈俞；肩贞、环跳。

操作：以上穴位，每次选取一组，先在穴位皮肤上常规消毒，用三棱针点刺，然后将罐吸附在点刺部位上使之出血，留罐10～15分钟后，起罐将血擦拭干净。每日或隔日治疗1次。

3.留针拔罐法

主穴：华佗夹脊穴。

操作：将穴位常规消毒，用毫针刺入穴位，针尖方向偏向脊柱方向，得气后在相应穴位拔罐，留罐15分钟。每日或隔日治疗1次，10次为1个疗程。疗程之间休息5日，一般治疗5个疗程。

【按语】

1.操作时火源通过罐口时要迅速，以免罐口过热灼伤皮肤。

2.酒精棉球上的酒精应适量，以免带火滴下烫伤患者。此法比较安全，不受体位限制。

3.刺络拔罐法的治疗原则以局部取穴为主，辨证取穴为辅。对于较为顽固的疼痛，采取走罐、闪罐、刺络拔罐等方法可提高疗效。疼痛时间短者，可立即止痛；疼痛时间较长者，则需多次治疗。

第九节 痹证

痹证指人体因正气不足而受风、热、寒、湿之外邪侵袭，痹阻于经络，气血运行不畅所致，好发于四肢关节等处，以肌肉、筋骨等疼痛、重着、屈伸不利、麻木，甚或关节肿胀、灼热为主要临床表现的病证。痹证有广义、狭义之分。广义之痹证，泛指一切因机体正气不足，卫外不固，邪气侵袭，乘虚而入，经络气血痹阻于体内而引起的疾病，包括脏腑之痹及肌肉筋骨之痹等。狭义之痹证，主要指因肢体经络气血痹阻不通，引起以肢体关节病理表现为主的疾病。本节重点陈述狭义之痹证。

《内经》最早提到痹证，并专列"痹论"篇，对其病因、发病、证候分类及演变均有记载，为后世认识痹证奠定了基础。如《素问·痹论》在论病因时说"所谓痹者，各以其时，重感于风寒湿之气也"；论证候分类时说，"其风气胜者为行痹，寒气胜者为痛痹，湿气胜者为着痹也"。仲景在《伤寒论》里对太阳风湿，在《金匮要略》里对湿痹、历节风进行了论述。隋代《诸病源候论》不仅对痹证的多种临床表现进行了描述，而且在病因学上提出了"由血气虚，则受风湿，而成此病"。唐代《千金要方》已认识到有些痹证后期可引起骨节变形，收集了许多治痹方剂，而且有药酒、膏摩等治法。金元时期，《儒门事亲》对相似的风、痹、痿、厥、脚气等病证进行了鉴别。《丹溪心法》提出了"风湿与痰饮流注经络而痛"的观点，丰富了痹证的病机理论。明清时期，痹证的理论有较大发展，并日臻完善。《医门法律》对痹证日久，主张治疗应"先养血气"。清代温病学的形成，对热痹的病因、症状和治疗有更充分的论述，痹证久病入络在这一时期受到重视。《医宗必读》对痹证治疗原则作了很好的概括，主张分清主次，采用祛风、除湿、散寒治疗，行痹应参以补血，痛痹应参以补火，着痹应参以补脾补气。《医学心悟》《类证治裁》等医籍也赞同这一观点。

西医学的风湿性关节炎、类风湿关节炎、强直性脊柱炎、骨性关节炎、坐骨神经痛等疾病以肢体痹病为临床特征者，可参照本节辨证论治。

【病因病机】

中医认为本病主要由于正气不足而复感外邪所致，其中正气不足是痹证的内在因素和病变的基础。体虚腠理空疏，营卫不固，为感邪创造了条件，正气不足，无力驱邪外出，病邪稽留而病势缠绵。外感之邪又有风寒湿邪和风湿热邪两大类。感受风寒湿邪，多因居处潮湿，涉水冒雨，或睡卧当风，或冒雾露，气候变化，冷热交错等，以致风寒湿邪乘虚侵袭人体所致。正如《素问·痹论》所说："风寒湿三气杂至，合而为痹也。"感受风湿热邪，可因工作于湿热环境所致，如农田作业，野外施工，处于天暑地蒸之中，或处于较高湿度、温度的作坊、车间、实验室里，风湿热之邪乘虚而入；亦可因阳热之体、阴虚之躯，素有内热，复感风寒湿邪，邪从热化，或因风寒湿郁久化热，而为风湿热之邪。

风、寒、湿、热之邪相互搏结，方能成病。风为阳邪，易袭表而开腠理，寒借风之力而内犯而凝滞，湿借风、寒之力入侵筋骨、肌肉，黏腻不去，热亦为阳邪，且风盛可化热，热盛可生风，泄腠理会致湿入，又因湿而胶固不解。诸邪留注肌肉、筋骨、关节，造成经络壅塞，气血运行不畅，肢体筋脉拘急、失养为本病的基本病机。但诸邪为患各有所重：风邪偏盛者，病邪流窜，病变游走不定；寒邪偏盛者，肃杀阳气，疼痛剧烈；湿邪偏盛者，黏着凝固，病变沉着不移；热邪偏盛者，煎灼阴液，热痛而红肿。痹证日久不愈，气血津液运行不畅之病变日甚，血脉瘀阻，津液凝聚，痰瘀互结，闭阻经络，深入骨骺，出现皮肤瘀斑、关节肿胀畸形等症，甚至深入脏腑，出现脏腑痹的证候。初病属实，久病必耗伤正气而虚实夹杂，伴见气血亏虚、肝肾不足的证候。

【诊断与辨证】

1.诊断

本病以肌肉、筋骨、关节疼痛为特征。但疼痛的性质有酸痛、胀痛、隐痛、刺痛、冷痛、热痛或重着疼痛等。疼痛的部位，或以上肢为主或以下肢为甚，可对称发作亦可非对称发生，或累及单个关节或多关节同病，或为游走不定或为固定不移。或局部红肿灼热，或单纯肿胀疼痛，皮色不变。或喜热熨，或乐冷敷。本病多为慢性久病，病势缠绵，亦可急性起病，病程较短。病重者，关节屈伸不利，甚者关节僵硬、变形，生活困难。

2.辨证分型

（1）行痹　肢体关节、肌肉酸痛，上下左右游走不定，但以上肢为多见，以寒痛为多，亦可轻微热痛，或见恶风寒，舌苔薄白或薄腻，脉多浮或浮紧。

（2）痛痹　肢体关节疼痛较剧，甚则关节不可屈伸，遇冷痛甚，得热则减，痛处多固定，亦可游走，皮色不红，触之不热，苔薄白，脉弦紧。

（3）着痹　肢体关节疼痛重着、酸楚，或有肿胀，痛有定处，肌肤麻木，手足困重，活动不便，苔白腻，脉濡缓。

（4）热痹　肢体关节疼痛，痛处焮红灼热，肿胀疼痛剧烈，得冷则舒，筋脉拘急，日轻夜重，多兼有发热，口渴，烦闷不安，舌质红，苔黄腻或黄燥，脉滑数。

（5）尪痹　肢体关节疼痛、屈伸不利，关节肿大、僵硬、变形，甚则肌肉萎缩，筋脉拘急，肘膝不得伸，或尻以代踵、脊以代头，舌质暗红，脉细涩。

（6）气血亏虚证　四肢乏力，关节酸沉，绵绵而痛，麻木尤甚，汗出畏寒，时见心悸，纳呆，颜面微青而白，形体虚弱，舌质淡红欠润滑，苔黄或薄白，脉多沉虚而缓。

【治疗】

1.火罐法

主穴：阿是穴及局部穴位（肩部取肩髃、臑俞，肘部取曲池、外关，背部取身柱、腰阳关，腰臀部取环跳、居髎，膝部取承扶、梁丘）。

配穴：行痹加风门、膈俞、肝俞，痛痹加肾俞、关元，着痹加脾俞、阴陵泉，热痹加大椎。

操作：患者取俯卧位或俯伏坐位，选择大小适宜的玻璃罐，用闪火法、贴棉法等方法，将罐拔于穴位上，留罐10～15分钟。每日或隔日治疗1次。

2.药罐法

主穴：阿是穴及局部穴位（肩部取肩髃、臑俞，肘部取曲池、外关，背部取身柱、腰阳关，腰臀部取环跳、居髎，膝部取承扶、梁丘）。

操作：独活、青风藤、寄生、海风藤、透骨草、千年健、海桐皮、木瓜、细辛、川芎、杜仲各30g，将上药用纱布包好，放入锅内，加水3000mL，熬30分钟左右至药性煎出。然后将竹罐放入药中，煮5～10分钟，用镊子夹出竹罐，甩去药液，迅速用干毛巾捂住罐口，以便吸去罐口的药液，降低罐口的温度，保持罐内的热气，然后趁热立即将竹罐扣于以上穴位，手持竹罐稍加按压约1分钟，待竹罐吸牢于皮肤即可。留罐10～20分钟，至皮肤出现红色瘀血现象为止。每日治疗1次。本法适用于行痹、痛痹、着痹、尪痹。如为热痹，可行刺络拔罐法于以上穴位治疗。

3.刺络拔罐法

主穴：阿是穴。

操作：患者取合适体位，充分暴露疼痛部位，局部消毒后以三棱针刺痛处，行痹宜浅刺，着痹、痛痹、尪痹宜深刺出血，选择大小适宜的玻璃罐，用闪火法将罐吸附在背部皮肤，留罐10分钟，起罐后清理瘀血。隔日治疗1次。气血亏虚型患者禁用。

4.留针拔罐法

主穴：阿是穴。

配穴：同火罐法。

操作：选取相应穴位针刺后留针拔罐，具体操作与火罐法同。本法适用于行痹、着痹、痛痹、尪痹。

【按语】

1.拔罐法治疗痹证，因部位和病性的不同而在操作方面千差万别，但其治疗原理大致相同，临床选用合适的部位和方法拔罐效果较佳，治疗1～3次症状会明显好转。但部分痹证集中在关节周围，拔罐操作中难以附着，应配合其他疗法治疗，以免延误病情。

2.拔罐后注意保暖，避免空调冷环境或冲冷水浴。

3.气血亏虚型痹证不适宜拔罐。

第十节 痫证

痫证，是一种发作性神志异常的疾病，又称"癫痫"或"羊痫风"。本病具有突发性、短暂性、反复发作的特点，是发病时神志不清，突然昏仆，四肢抽搐，目睛上视，口吐涎沫，或有鸣声，清醒后如常人的病证。《内经》明确指出了先天遗传因素在本病发病中的作用，《素问·奇病论》说："人生而有病癫疾者……此得之在母腹中时，其母有所大惊，气上而不下，精气并居，故令子发为癫疾也。"后世医家多认为"脏气不平""痰涎壅塞，闭阻诸经"或少小感风寒暑湿，或饮食不节，逆于脏气"等因素导致本病。《丹溪心法·痫》中更强调本病之发生"非无痰涎壅塞，迷闷孔窍"。《景岳全书·癫狂痴呆》提出痫证治疗原则，说："治此者，当察痰察气，因其甚者而先之。"《医学纲目·癫痫》说："癫痫者，痰邪逆上也。"

本病相当于西医学的癫痫（包括原发性癫痫和继发性癫痫）。

【病因病机】

痫证发病多为先天遗传，七情失调，肝郁不畅，脾胃虚弱，聚湿成痰，诸因导致心肝脾胃肾阴阳失调，气机逆乱，阳升风动，痰浊壅滞，闭塞络窍而致突然发病。

【诊断与辨证】

1.诊断

本病以突然昏仆，不省人事，口吐涎沫，或有鸣声，肢体抽搐，醒后如常人为主症。

2.辨证分型

（1）实证

①痰火扰心：猝然昏仆，神志不清，口吐涎沫，喉中有声，四肢拘挛，心烦不安，小便短赤，舌尖红，舌质暗红，苔黄腻，脉弦滑。

②肝火痰热：突然昏仆，人事不省，四肢抽搐，吐涎叫吼，平素性情急躁，咳痰不爽，心烦失眠，口苦便秘，舌红苔黄腻，脉弦滑数。

（2）虚证

①脾胃虚弱：痫证发作日久，时有眩晕，面色无华，神倦乏力，脘腹胀满，大便溏薄，舌质淡，脉濡弱。

②肝肾阴虚：猝然昏仆，四肢逆冷或手足蠕动，言謇语塞，腰膝酸软，头昏失眠，舌质红苔少，脉弦细数。

【治疗】

1.留罐法加小针刀

主穴：身柱、至阳、脊中、腰阳关、长强。

配穴：痰火扰心加心俞、丰隆；肝火痰热加太冲、丰隆；肝肾阴虚加肝俞、肾俞；脾胃虚弱加足三里、中脘。

操作：身柱、至阳、脊中、腰阳关穴均向上斜刺0.5～1.0寸；长强穴紧贴尾骨前面斜刺0.8～1寸。治疗时在所取穴位上用甲紫做标记，局部常规消毒，刀口线与肌肉纵轴平行，在针刀柄上加一定压力，使皮肤形成凹陷，令患者叹气后，加压迅速刺入皮下，待得气后做纵向疏通和横向剥离，再连续顺时针方向旋转针刀3～5圈，然后摇大针孔并令患者呼气，同时缓慢挑割肌纤维并逐渐退出针刀。每治疗一个穴位更换一把小针刀。再用2号玻璃罐拔施术处，吸出1～2mL血。消毒后用创可贴固定。每周治疗1次，5次为1个疗程。

2.刺络拔罐法

主穴：会阳、长强。

操作：暴露会阳及长强穴，该区皮肤须严格消毒。取消毒的三棱针或7号注射针头，对准会阳（双）、长强穴，迅速刺入0.3cm左右，立即出针，旋用小口玻璃罐吸拔针孔（或用空青霉素瓶去底磨平，以注射器抽吸，使瓶内形成负压亦可）。3分钟后起罐，再由上向下平推并拔罐，如此反复进行3～5次。每周治疗2次，对症状发作较频者可隔日治疗1次，10次为1个疗程，休息5天，再行第2个疗程。若作巩固治疗者，可每周1次。

3.火罐法

主穴：大椎。

操作：点刺放血2滴，拔罐留罐5～10分钟，每隔1～2日治疗1次。

【按语】

1.拔罐治疗癫痫有一定的疗效，本病应以脑电图、CT、核磁共振等检查明确诊断，并与中风、厥证、痫症等相鉴别。

2.本病疗程较长，需耐心施治，对癫痫间歇期也应坚持辨证治疗，以固其本。

3.属继发性癫痫需详细询问病史，进行专科检查，明确诊断，治疗其原发病。

4.患者应保持乐观情绪，避免精神刺激和过度劳累；注意饮食起居，以防复发。

第十一节　不寐

不寐也称"失眠""不得卧""不得眠""目不瞑"等，是以经常性不能获得正常睡眠且常影响正常日间活动，或入睡困难，或睡眠时间不足，或睡眠不深，严重者整夜不眠为主要临床表现的一种病证。本病常伴有头痛、头晕、健忘、多梦、心悸、烦躁等症状。

《内经》等古籍中已有不寐的明确记载。如《灵枢·大惑论》载："卫气不得入于阴，常留于阳。留于阳则阳气满，阳气满则阳跷盛，不得入于阴则阴气虚，故目不瞑矣。"《灵枢·寒热病》载："阴阳相交，阳入阴，阴出阳，交于目锐眦，阳气盛则瞋目，阴气盛则瞑目。"指出不寐与阴阳关系密切。《素问·逆调论》亦载："胃不和则卧不安。"《金匮要略·血痹虚劳病脉证并治》载："虚劳虚烦不得眠。"《类证治裁·不寐论治》载："思虑伤脾，脾血亏损，经年不寐。"不寐与脾胃功能亦相关。《景岳全书·不寐》进行了精辟的总结："不寐证虽病有不一，然唯知邪正二字则尽之矣。盖寐本乎阴，神其主也，神安则寐，神不安则不寐，其所以不安者，一由邪气之扰，一由营气之不足耳。"总之，不寐由虚实两类病因致阴阳失衡而发，治疗当以调节阴阳平衡为原则。

西医学的神经衰弱、神经官能症、围绝经期综合征等疾病，出现本病的临床表现时，可参考本节进行辨证论治。

【病因病机】

中医学认为，本病与情志失常、劳逸失调、饮食不节、体虚失养等因素有关。其病机为阳盛阴虚，阴阳失调，神明被扰或心神失养。病位在心，与肝、脾、肾、胆、胃等脏腑关系密切。如情志不遂，肝失条达，肝阳受扰；或思虑劳倦，内伤心脾；惊恐、房劳伤肾，心肾不交；体质虚弱，心胆气虚；饮食不节，宿食停滞，胃气不和等：最终导致邪扰心神或心神失养而成不寐。

【诊断与辨证】

1.诊断

本病主症为经常入睡困难，或寐浅而易醒，甚则彻夜不寐。

2.辨证分型

（1）肝火扰心 情绪不宁，急躁易怒，头晕头痛，胸胁胀满，舌红，脉弦。
（2）心脾两虚 心悸健忘，面色无华，易汗出，纳差倦怠，舌淡，脉细弱。
（3）心肾不交 头晕耳鸣，腰膝酸软，五心烦热，遗精盗汗，舌红，脉细数。
（4）心胆气虚 心悸多梦，胆怯易惊，善惊多恐，多疑善虑，舌淡，脉弦细。
（5）脾胃失和 脘闷噫气，嗳腐吞酸，心烦口苦，苔厚腻，脉滑数。

【治疗】

1.刺络拔罐法

主穴：背俞穴。

配穴：心脾两虚配心俞、厥阴俞、脾俞；心肾不交配心俞、肾俞；心胆气虚配心俞、胆俞；肝火扰心配肝俞；脾胃失和配胃俞。

操作：常规酒精消毒背俞穴，用三棱针快速点刺7～10次，然后再在相应穴位上拔罐，留罐10分钟。10天为1个疗程。出血量的多少与患者体质有关，一般为10～20mL。嘱患者拔罐后注意避水、避风。

2.走罐法

主穴：腰背部督脉、足太阳膀胱经。

操作：走罐前先于施罐部位涂上扶阳通络油，拔罐后，一手握住罐体，略用力将罐沿腰背部督脉和脊柱两侧足太阳膀胱经第一、二侧线共5条经脉纵线上下反复推拉走罐，至皮肤出现紫红色斑纹为度。每次走罐30分钟，每日1次，连治7次，休息3次，连续治疗30天为1个疗程。

3.留罐法

主穴：夹脊穴；心俞、膈俞、肝俞、胆俞、脾俞、胃俞、肾俞、神道；安眠。

操作：患者取舒适的俯卧位，医者先用右拇指腹在背俞穴上按压寻找阳性点，根据病情进行辨证。后在背部涂抹润滑介质，用大号罐行闪火法在夹脊穴，或膀胱经心俞、膈俞、肝俞、胆俞、脾俞、胃俞、肾俞，督脉神道先各行闪罐30次，利用温热罐体循经往返熨罐2次、直行走罐各5～6次、旋转走罐3～4次，使背部出现潮红色，在阳性点区域进行摇罐10～15次，使其出现痧样瘀斑后，用排罐法行坐罐，用小号罐在双安眠穴行摇罐10～15次后坐罐。治疗部位均留罐5分钟。

【按语】

1.拔罐治疗不寐效果良好，尤其是在下午或晚上治疗，效果更好。
2.由其他疾病引起不寐者，应同时治疗原发病。

第十二节 郁证

郁证是以心情抑郁、情绪不宁、胸部满闷、胁肋胀满，或易怒易哭，或咽中如有异物梗塞等为主症的一类病证，常伴有焦虑、睡眠障碍、消化不良等。随着现代社会工作、生活节奏的加快，人们精神紧张、心理压力增大，本病发病率有逐年上升的趋势。本病常严重影响患者的生活、工作和学习，甚至出现自杀倾向，给家庭和社会带来沉重负担。

《素问·六元正纪大论》中关于郁证已有论及，认为"木郁达之，火郁发之，土郁夺之，金郁泄之，水郁折之"，其中"木郁达之"可谓最具临床实际意义。古代医家还有诸如"郁证""神志病""情志病""六郁""脏燥""梅核气"等论述。而"郁证"病名是明代虞抟在《医学正传·郁证》中首先提出的。《丹溪心法·六郁》载："气血冲和，万病不生，一有怫郁，诸病生焉。故人身诸病，多生于郁……"情志不畅则郁，变生多种症状，故有气郁、血郁、痰郁、湿郁、热郁、食郁等"六郁"之说。《景岳全书·郁证》载："凡五气之郁，则诸病皆有，此因病而郁也，至若情志之郁，则总由乎心，此因郁而病也。"《证治汇补·郁证》亦载："郁病虽多，皆因气不周流，法当顺气为先。"总之，郁证多与情志不畅而郁结、肝失条达有关，总的治则当以疏肝理气为主。

西医学的抑郁症、癔症、焦虑症、神经官能症、围绝经期综合征等，出现本病的临床表现时，可参考本节进行辨证论治。

【病因病机】

中医学认为本病主要病因为情志内伤，与脏气素弱也有关。发病与肝关系密切，其次涉及心、脾、肾。情志不遂，肝失疏泄，气机不畅，肝气郁结，可成气郁；继而气郁日久化火，肝火上炎，可成火郁；思虑过度，精神紧张，或肝郁横犯脾土，使脾失健运，水湿停聚，可成痰郁；情志过极，损伤心神，心神失守，可成精神惑乱（脏躁）；病变日久，损及肝肾心脾，使心脾两虚，或肝肾不足，心失所养。总病机为肝失疏泄，气机郁滞，脏腑阴阳气血失调，心神被扰或失养。

【诊断与辨证】

1.诊断

本病主症为精神抑郁善忧，情绪不宁或易怒易哭。

2.辨证分型

（1）肝气郁结　胸胁胀满，脘闷嗳气，不思饮食，大便不调，脉弦。

（2）气郁化火　性情急躁易怒，口苦而干，或头痛、目赤、耳鸣，或嘈杂吐酸，大便秘结，舌红，苔黄，脉弦数。

（3）痰气郁结（梅核气）　咽中如有物梗塞，吞之不下，咳之不出，苔白腻，脉弦滑。

（4）心神惑乱（脏躁）　精神恍惚，心神不宁，多疑易惊，悲忧善哭，喜怒无常，或时时欠伸，或手舞足蹈等，舌淡，脉弦。

（5）心脾两虚　多思善疑，头晕神疲，心悸胆怯，失眠健忘，纳差，面色不华，舌淡，脉细。

（6）肝肾亏虚　眩晕耳鸣，目干畏光，心悸不安，五心烦热，盗汗，口咽干燥，舌干少津，脉细数。

【治疗】

1.走罐法

主穴：督脉大椎至尾骶部，足太阳膀胱经的背俞穴。

操作：患者取俯卧位，肩部放平。先采用连续闪罐法把罐吸拔在背俞穴上，随后用腕力取下反复操作，由上至下，至皮肤潮红为止。然后在取穴部位的皮肤表面和玻璃罐口涂上少许液状石蜡，用闪火法把罐吸拔在大椎穴处，向下沿督脉至尾骶部，上下推拉数次后，推拉旋转移至背俞穴，依次垂直于脊柱方向上下推拉。吸拔力的大小，以推拉顺手，患者疼痛能忍为宜。观察经走罐部位皮肤充血情况，颜色变为紫红色尤以局部出现紫色瘀血为最佳。起罐后将液状石蜡擦净，每周2次，6周为1个疗程。

2.刺络拔罐法

主穴：膈俞、心俞。

操作：常规消毒后，在膈俞、心俞穴用刺络拔罐法，每穴各放出2～5mL血液；配穴用闪火法吸拔，留罐15～20分钟。隔日1次，10次为1个疗程，共治疗3个疗程。

3.留针拔罐法、发疱罐法

主穴：合谷、内关、三阴交、足三里、气海、血海、中脘。

操作：毫针穴位得气后，实泻虚补法行针。在足三里、中脘、气海、血海穴位上拔罐，行针罐法。若病程时间长，留针留罐1.5小时，若病程时间短，留针留罐1小时，至出水疱为止。再取下罐和针，用针刺破水疱，让水湿、瘀血排出体外，用消毒棉花盖在出水处，第2天用同样的方法继续拔出水处，一直拔到水出尽为止。每日1次，10次为1个疗程。

【按语】

1.拔罐治疗郁证疗效良好。但在治疗过程中，应针对具体情况，解除情志致病的原因。

2.应配合心理治疗、体育锻炼，增强患者战胜疾病的信心。

第十三节　胃脘痛

胃脘痛，又称胃痛，是由于胃气阻滞，胃络瘀阻，胃失所养，不通则痛导致的以胃脘部近心窝处疼痛为主要临床表现的一种脾胃肠病证。

古典医籍中对本病的论述始见于《内经》。如《素问·举痛论》曰："寒气客于肠胃之间，膜原之下，血不得散，小络急引故痛。"《素问·气交变大论》曰："岁金不及，炎火乃行……民病口疮，甚则心痛。"《素问·六元正纪大论》曰："木郁之发……民病胃脘当心而痛。"说明胃痛与受寒、内热及肝胃失和有关。对于胃脘痛的辨证论治，《景岳全书·心腹痛》指出："痛有虚实……辨之之法，但当察其可按者为虚，拒按者为实；久痛者多虚，暴病者多实；得食稍可者为虚，胀满畏食者为实；痛徐而缓，莫得其处者多虚，痛据而坚，一定不移者为实；痛在肠脏，中有物有滞者多实，痛在腔胁经络，不干中脏，而牵连腰背，无胀无滞者多虚。脉与证参，虚实自辨。"本段分析极为详尽，对临床颇具指导意义。《证治汇补·胃脘痛》对胃痛的治疗提出"大率气食居多，不可骤用补剂，盖补之则气不通而痛愈甚。若曾服攻击之品，愈后复发，屡发屡攻，渐至脉来浮大空虚者，又当培补"，值得借鉴。

后世医家因《内经》"胃脘当心而痛"一语，往往将心痛与胃痛混为一谈。至金元《兰室秘藏》首立"胃脘痛"一门，明确区分了胃痛与心痛。明清时期胃痛与心痛得以进一步区别开来，如《医学正传·胃脘痛》云："古方九种心痛……详其所由，皆在胃脘而实不在于心也。"

西医学的急慢性胃炎、消化性溃疡、胃痉挛、胃神经官能症、胃癌等疾病，当其以胃脘痛为主要临床表现时，均可参考本节进行辨证论治。

【病因病机】

中医学认为，本病主要责之于外邪犯胃、饮食所伤、情志不畅和脾胃虚弱等，其病位主要在胃，与肝、脾密切相关。外邪之中尤以寒邪最易犯胃，暑热、湿浊之邪也间有之，邪气客胃，胃气受伤，轻则气机壅滞，重则和降失司，而致胃脘作痛。胃主受纳腐熟水谷，其气以和降为顺。若饮食不节，暴饮暴食，或五味过极，辛辣无度，或过食肥甘，偏嗜烟酒，均可伐伤胃气，阻滞气机，不通则痛。脾胃的受纳运化、中焦气机的升降，有赖于肝之疏泄，即"土得木而达"。若忧思恼怒，情志不遂，则肝失疏泄条达，横犯脾胃，而致胃气失和，气血阻滞则胃痛。脾胃为仓廪之官，主受纳和运化水谷。若饱食失常，或劳倦过度，或久病脾胃受伤等，均能引起脾阳不足，中焦虚寒，或胃阴受损，失其濡养而发生疼痛。胃脘痛的基本病机是胃气郁滞，胃失和降，其证有寒热虚实、在气在血之异，但其发病机理有其共性，即所谓"不通则痛""不荣则痛"。

【诊断与辨证】

1.诊断

本病以上腹胃脘部近心窝处疼痛为主要临床表现，其疼痛有胀痛、刺痛、隐痛、剧痛等不同的性质，常伴有食欲不振、胃脘痞闷胀满、恶心呕吐、吞酸嘈杂等胃气失和症状。发病常与情志不遂、饮食不节、劳累、受寒等因素有关。常反复发作，久治难愈。

2.辨证分型

（1）寒邪客胃　胃痛暴作，得温痛减，遇寒痛剧，恶寒喜暖，口淡不渴，或喜热饮，舌淡，苔薄白，脉弦紧。

（2）饮食停滞　胃脘胀满，疼痛拒按，嗳腐吞酸，或呕吐不消化食物，吐后痛减，不思饮食，大便不爽，臭秽如败卵，舌质淡，苔厚腻，脉滑有力。

（3）肝气犯胃　胃脘胀闷，攻撑作痛，痛连两胁，每因情志不遂而加重，胸闷嗳气，喜长叹息，大便不畅，夜寐不安，舌苔薄白，脉弦滑。

（4）瘀血内阻　胃脘疼痛，状如针刺刀割，痛有定处，按之痛甚，入夜和食后加重，或见吐血、黑便，舌质紫暗或有瘀斑，脉涩。

（5）脾胃湿热　胃脘灼热而痛，得凉痛减，遇热加重，伴嘈杂泛酸，口干口苦，渴不欲饮，或口臭不爽，口舌生疮，纳呆恶心，身重肢倦，甚至大便秘结，排便不畅，舌质红，苔黄腻，脉滑数。

（6）脾胃虚寒　胃痛隐隐，喜温喜按，空腹痛甚，得食则缓，泛吐清水，食少，神疲乏力，甚则手足不温，大便溏薄，舌淡苔白，脉虚弱。

（7）胃阴亏虚　胃脘隐隐灼痛，似饥而不欲食，口燥咽干，大便干结，舌红少津，脉细数。

【治疗】

1.留罐法

（1）实证

主穴：中脘、足三里、内关、公孙、行间。

配穴：痛甚者加梁丘；胁痛加阳陵泉。

操作：患者取仰卧位，选择大小适宜的玻璃罐，用闪火法、贴棉法等方法，将罐拔于穴位上，留罐10～15分钟。每日或隔日治疗1次。

（2）虚证

主穴：上脘、中脘、下脘、幽门、胃俞、脾俞、足三里、胃仓。

操作：患者取侧卧位，选择大小适宜的玻璃罐，用闪火法、贴棉法等方法，将罐拔于穴位上，留罐10～15分钟。

2.药罐法

主穴：①中脘、神阙、足三里。②上脘、下脘、胃俞。

操作：高良姜、制香附各30g，延胡索20g，赤芍、甘草各15g。每次选一组穴，将上药用纱布包好，放入锅内，加水3000mL，熬30分钟左右至药性煎出。然后将竹罐放入药中，煮5～10分钟，用镊子夹出竹罐，甩去药液，迅速用干毛巾捂住罐口，以便吸去罐口的药液，降低罐口的温度，保持罐内的热气，然后趁热将竹罐扣于以上穴位，手持竹罐稍加按压约1分钟，待竹罐吸牢于皮肤即可。留罐10～20分钟，至皮肤出现红色瘀血现象为止，每日治疗1次。如虚寒型加干姜、桂枝各10g；痛甚者加白芍30g。

3.走罐法

主穴：中脘、腹部任脉经线。

操作：患者取仰卧位，充分暴露腹部，将腹部涂抹适量的润滑油，根据患者的身体情况，选择大小适宜的玻璃罐，用闪火法将罐吸附在腹部皮肤上，然后沿任脉循行线上下来回走罐多次，直到循行线上的皮肤出现明显的瘀血为止，接着将罐留在中脘穴5分钟，起罐后将润滑油擦拭干净，隔日治疗1次。

4.刺络拔罐法

主穴：①大椎、肝俞、脾俞。②身柱、胃俞、中脘。

操作：两组穴交替使用，每次用一组。在选定的穴位上，用三棱针点刺3下，然后选择大小适宜的玻璃罐，用闪火法将罐吸附于点刺的穴位上，使之出血，留罐10～15分钟。然后将罐起下，擦净血迹。每日或隔日1次。

【按语】

1.拔罐法治疗胃脘痛，具有明显的镇痛效果，临床效果佳，治疗1～3次胃脘痛症状会明显好转或痊愈。如坚持治疗，亦能取得较好的远期疗效，并可促进溃疡愈合。个别效果不显著者应及时配合其他疗法治疗，以免延误病情。

2.拔罐后注意保暖，避免空调冷环境或冲冷水浴。

3.阴虚胃脘痛者不适宜频繁拔罐或较长时间拔罐。

4.胃脘痛患者应注意饮食调养，保持乐观情绪，远恼怒、戒烟酒、饮食定时、少量多餐等，对减少复发和促进康复有重要意义。

第十四节　腹痛

腹痛是指以胃脘以下、耻骨毛际以上部位发生疼痛为主症的病证。腹部分大腹、小腹和少腹。脐以上为大腹，属脾胃，为足太阴、足阳明经脉所主；脐以下为小腹，属肾、大肠、小肠、肝、胆，为足厥阴、足少阴、足少阳经脉所过。

腹痛的病名始见于《内经》。《素问·气交变大论》说："岁土太过，雨湿流行，肾水受邪，民病腹痛。"《素问·举痛论》提出腹痛由寒热之邪所致，曰："寒气客于肠胃之间，膜原之下，血不得散，小络急引故痛。"又说："热气留于小肠，肠中痛，瘅热焦渴，则坚干不得出，故痛而闭不通矣。"《金匮要略·腹满寒疝宿食病脉证治》则对腹痛的辨证论治作了较为全面的论述，"病者腹满，按之不痛为虚，痛者为实，可下之。舌黄未下者，下之黄自去"，对"腹中寒气，雷鸣切痛，胸胁逆满，呕吐"的脾胃虚寒、水湿内停证及寒邪攻冲证分别提出用附子粳米汤及大建中汤治疗等，开创了腹痛证治先河。其后《仁斋直指方》对腹痛提出了分类鉴别，"气、血、痰、水、食积、风冷诸证之痛，每每停聚而不散，惟虫痛则乍作乍止，来去无定，又有呕吐清沫之为可验"。金元时期李东垣在《医学发明》中强调"痛则不通"的病理学说，并在治疗原则上提出"痛随利减，当通其经络，则疼痛去矣"，对后世产生很大的影响。《古今医鉴》针对各种病因提出不同的治疗法则，"是寒则温之，是热则清之，是痰则化之，是血则散之，是气则顺之，是虫则杀之，庶乎临证不眩惑矣"。王清任、唐容川对腹痛有进一步的认识，唐氏在《血证论》中曰："血家腹痛，多是瘀血。"其指出瘀血在中焦可治以血府逐瘀汤，瘀血在下焦应以膈下逐瘀汤治疗，对腹痛辨证提出新的创见。

西医学的肠易激综合征、消化不良、胃肠痉挛、不完全性肠梗阻、肠道寄生虫等，出现本病的临床表现时，可参考本节进行辨证论治。

【病因病机】

腹内有肝、胆、脾、肾、大肠、小肠、膀胱等诸多脏腑，亦是足三阴、足少阳、足阳明、冲、任、带等诸多经脉循行之处，因此，腹痛的病因病机也比较复杂。凡外邪侵袭、饮食所伤、情志失调、跌仆损伤，以及气血不足、阳气虚弱等原因，引起腹部脏腑气机不利，经脉气血阻滞，脏腑经络失养，均可发生腹痛。

【诊断与辨证】

1.诊断

本病以胃脘以下、耻骨毛际以上部位发生疼痛为主要临床表现。

其疼痛性质各异。若病因外感，突然疼痛，伴发症状明显者，属于急性腹痛；病因内伤，起病缓慢，痛势缠绵者，则为慢性腹痛。注意与腹痛相关病因、脏腑经络相关的症状。如涉及肠腑，可伴有腹痛或便秘；寒凝肝脉痛在少腹，常牵引睾丸疼痛；膀胱湿热可见腹痛牵引前阴，小便淋沥，尿道灼痛；蛔虫作痛多伴嘈杂吐涎，时作时止；瘀血腹痛常有外伤或手术史；少阳表里同病腹痛可见痛连腰背，伴恶寒发热、恶心呕吐。

2.辨证分型

发病急骤，腹痛拒按者，多为实证；病势较缓，喜温喜按者，多为虚证。

（1）寒邪内阻　腹痛拘急，遇寒痛甚，得温痛减，口淡不渴，形寒肢冷，小便清长，大便清稀或秘结，舌质淡，苔白腻，脉沉紧。

（2）湿热壅滞　腹痛拒按，牵引前阴，小便淋沥，尿道灼痛，烦渴引饮，舌质红，苔黄燥，脉滑数。

（3）饮食积滞　脘腹胀满，疼痛拒按，嗳腐吞酸，厌食呕恶，痛而欲泻，泻后痛减，或大便秘结，舌苔厚腻，脉滑。

（4）肝郁气滞　腹痛胀满，痛无定处，痛引少腹，或兼痛窜两胁，时作时止，得嗳气或矢气则舒，遇忧思恼怒则剧，舌质红，苔薄白，脉弦。

（5）瘀血内阻　腹痛较剧，痛如针刺，痛处固定，经久不愈，舌质紫黯。

（6）中焦脏寒　腹痛绵绵，时作时止，喜温喜按，形寒肢冷，神疲乏力，气短懒言，胃纳不佳，面色无华，大便溏薄，舌质淡，苔薄白，脉沉细。

【治疗】

1.留罐法

主穴：①中脘、天枢、气海、足三里、阴陵泉；②膈俞、脾俞、胃俞、大肠俞、肝俞。

操作：患者取仰卧位或俯卧位，选择大小适宜的玻璃罐，用闪火法、贴棉法等方法，将罐拔于穴位上，留罐10～15分钟。本法适用于治疗各种原因引起的腹痛，如肝郁较重者可配合毫针刺法，加刺太冲、肝俞，用泻法；胃中积热较重者，加刺内庭、合谷，用泻法；脾胃虚寒较重者，可加灸关元。以上两组穴位，每次选择一组，每日或隔日治疗1次。

2.药罐法

主穴：足三里、天枢、神阙。

操作：吴茱萸、小茴香、陈皮、党参、防风、乳香、没药、穿山甲各20g，用纱布将药物包好，放入大号煎药锅内，加水3000mL，煎30分钟将药性煎出，将竹罐放入药液中，煮5～10分钟，然后用镊子夹出竹罐，甩净药液，迅速用干毛巾捂住罐口，擦净罐口的药液，保持罐内的热气，然后趁热将竹罐扣于所选穴位，手持竹罐稍加按压1分钟，竹罐即可吸附于穴位，留罐10～15分钟，起罐后擦净皮肤上的药液。每日或隔日治疗1次。本法适用于治疗虚寒性腹痛。

3.走罐法

主穴：胃经的足三里至丰隆，脾经的阴陵泉至地机，膀胱经的膈俞至大肠俞。

操作：患者取仰卧位，充分暴露双下肢膝关节以下部位，将下肢外侧涂适量的润滑油，选择小号玻璃罐，用闪火法将罐拔于足三里穴，然后沿着胃经足三里穴至丰隆穴上下推动玻璃罐，至皮下出现瘀点为止；用同样的办法，在阴陵泉穴和地机穴之间走罐，至皮肤出现瘀点为止；再令患者俯卧，在背部两侧的膈俞穴至大肠俞穴进行走罐，至背部两侧出现瘀血现象为止。本法适用于治疗各种原因引起的腹痛。走罐后将背部的润滑油擦拭干净，隔日治疗1次。

【按语】

1.拔罐治疗腹痛效果较好，但在治疗过程中，要注意辨证施治，辨证选穴，辨证治疗才能取得理想的效果。

2.腹痛病症较复杂，临床应注意与肝胆疾患、心脏疾患等加以鉴别。对于溃疡病出血、穿孔等重症，应及时采取措施或进行外科治疗。

3.治疗期间忌烟酒、辛辣刺激性食物，以及生冷、不易消化的食物，切忌暴饮暴食。

4.一些慢性腹痛患者，病程较长，体质多虚弱，应采用综合疗法，坚持治疗，以巩固疗效。

第十五节　便秘

便秘是指大便秘结不通，粪质干燥、坚硬，排便周期延长，常常数日一行，或虽有便意但排便不畅、艰涩难下、时间延长，甚至非用泻药、栓剂或灌肠才能排便。便秘是一种常见症状，可见于多种疾病中。便秘在《内经》中称为"大便难""后不利"，还有古代文献记载为"脾约""大便秘""大便燥结""阳结""阴结"等。清代沈金鳌《杂病源流犀烛·大便秘结源流》中首次提出了"便秘"的病名，并沿用至今。

《素问·五脏别论》指出"六腑者，传化物而不藏，故实而不能满也"，即六腑以通为用。《素问·灵兰秘典论》载"大肠者，传道之官，变化出焉"，指出便秘病位在大肠，便秘主要由大肠传导失司所致。《素问·金匮真言论》载"北方黑色，入通于肾，开窍于二阴"，《灵枢·杂病》载"厥而腹向向然，多寒气，腹中谷谷，便溲难，取足太阴"，指出了便秘与肾经和脾经关系密切。《素问·至真要大论》中提出的"其下者，引而竭之，中满者，泻之于内"，成为后世治疗便秘的基本治则。《景岳全书·秘结》进一步指出："阳结者邪有余，宜攻宜泻者也；阴结者正不足，宜补宜滋者也。知斯二者即知秘结之纲领矣。"便秘治疗重在调畅胃肠气机，攻补兼施。

西医学的功能性便秘、肠道激惹综合征、药物性便秘、直肠及肛门疾病引起的便秘、内分泌及代谢性疾病引起的便秘等，可参考本节进行辨证论治。

【病因病机】

便秘病位在大肠，涉及脾、胃、肺、肝、肾等。本病主要是由于大肠传导功能失常，粪便在肠内停留时间过久，水液被吸收，以致便质干燥难解。便秘属实证者，多由素体阳盛，嗜食辛辣厚味，以致胃肠积热，或邪热内燔，津液受灼，肠道燥热，大便干结，或因情志不畅，忧愁思虑过度，或久坐少动，肺气不降，肠道气机郁滞，通降失常，传导失职，糟粕内停而成。便秘属虚证者，多由病后、产后气血两伤未复，或年迈体弱，气血亏耗所致，气虚则大肠传导无力，血虚则肠失滋润；或下焦阳气不充，阴寒凝结，腑气受阻，糟粕不行，凝结肠道而成。便秘基本病机为脏腑气血功能失调，肠腑壅塞不通，或肠失滋润，大肠传导不利，治疗应以清热保津、疏肝理气、补气养血、补肾助阳为原则。

【诊断与辨证】

1.诊断

本病症见大便秘结不通，排便艰涩难解。

2.辨证分型

（1）热邪壅盛（热秘） 大便干结，腹胀腹痛，身热，口干口臭，喜冷饮，舌红，苔黄或黄燥，脉滑数。

（2）气机郁滞（气秘） 欲便不得，嗳气频作，腹中胀痛，纳食减少，胸胁痞满，舌苔薄腻，脉弦。

（3）气虚（虚秘） 虽有便意，临厕努挣乏力，挣则汗出气短，便后疲乏，大便并不干硬，面色㿠白，神疲气怯，舌淡嫩，苔薄，脉虚细。

（4）血虚（虚秘） 大便秘结，面色无华，头晕心悸，唇舌色淡，脉细。

（5）阳虚阴寒内盛（冷秘） 大便艰涩，排出困难，腹中冷痛，面色㿠白，四肢不温，畏寒喜暖，小便清长，舌淡苔白，脉沉迟。

【治疗】

1.闪罐法

主穴：水道、腹结、大横、天枢、神阙、大肠俞。

操作：患者取合适体位，将玻璃罐用闪火法依次拔于上述诸穴，行闪罐法，操作顺序按顺时针方向，即右水道→右腹结→右大横→右天枢→神阙→左天枢→左大横→左腹结→左水道，每穴闪罐10～15次，留罐半分钟左右，以局部皮肤潮红为度，大肠俞再留罐15分钟，每日1次，10次为1个疗程。

2.药罐法

主穴：大肠俞、天枢、支沟、上巨虚、丰隆。

操作：肉苁蓉20g，当归20g，枳壳25g，玄参20g，黄芪30g，柴胡20g，将上药装入布袋，扎紧袋口，以文火煎煮，煮沸后把竹罐罐口朝下放入药液内煮沸2分钟，当罐内充满沸腾的热药水气时，用镊子迅速取出竹罐，甩净或用干毛巾吸附沸水滴，随即紧扣在主穴（双侧）上，使药罐紧紧地附着于体表穴位上，如手法不得当，竹罐松动脱落，可再拔1次，覆盖床单保温，留罐10分钟左右即可起之。每日1次，2周为1个疗程，共治疗2个疗程。

3.走罐法

主穴：督脉至阳至长强及两侧膀胱经范围。

操作：患者取俯卧位，用液状石蜡在腰背部以至阳至长强的督脉为中轴及两侧膀胱经范围涂擦，选用大号玻璃罐或气罐，用闪火法或抽气负压法拔罐，双手或单手握罐，沿着督脉和膀胱经经脉依次反复推移，直至所拔的部位皮肤红润或充血为止，最后在大肠俞处停留1～2分钟，取罐，轻轻擦拭，注意保护皮肤。隔日1次，5次为1个疗程，共治疗2个疗程。

4.出针拔罐法

主穴：背部阿是穴。

操作：患者取俯卧位，检查患者T1～L5脊柱区带触及压痛条索、结节，局部常规消毒，先用2～3寸无菌针在反应点及其上下取穴（双侧），每次取4～5穴，向脊柱两侧对称斜刺0.6～1.5寸，留针20分钟，每10分钟行针1次，以向双侧腹部有放射感为佳。起针后以针刺穴为中心施以玻璃罐，双侧对排罐，留罐5～10分钟，起罐后针孔出血，用消毒干棉球拭净。每天1次，10次为1个疗程。

【按语】

1.拔罐治疗本病有较好疗效，尤其是对功能性便秘疗效好。但如治疗多次而无效者须查明原因。

2.应指导患者平时坚持体育锻炼，多食蔬菜、水果，树立健康的饮食观念，养成定时排便的习惯。

第十六节　泄泻

泄泻是以大便次数增多，粪质稀薄或完谷不化，甚至泄出如水样为主要临床表现的一种脾胃肠病证，又称腹泻。"泄"与"泻"二者含义不尽相同，大便溏薄而势缓者为泄，大便清稀如水而直下者为泻。然近代多统称为泄泻。本病临床甚为常见，一年四季均可发病，但以夏秋两季更为多见。

本病在《内经》中称为"泄"，还有"鹜泄""飧泄""濡泄""洞泄""溏泄""注下"等，且对本病的病机有较全面的论述，主要责之于风、湿、寒、热、脾虚、饮食起居失宜及五运太过或不及等。如《素问·举痛论》曰："寒气客于小肠，小肠不得成聚，故后泄腹痛矣。"《素问·阴阳应象大论》曰："清气在下，则生飧泄……湿胜则濡泄。"《素问·至真要大论》曰："暴注下迫，皆属于热。"《素问·举痛论》曰："怒则气逆，甚则呕血及飧泄。"这些记载为后世辨证论治泄泻奠定了基础。张仲景将泄泻和痢疾统称为下利。《金匮要略·呕吐秽下利病脉证治》中将本病分为虚寒、实热积滞和湿阻气滞三型，并提出了具体证治。如"下利清谷，里寒外热，汗出而厥者，通脉四逆汤主之""气利，诃梨勒散主之"，指出了虚寒下利的症状，以及治疗当遵温阳和固涩二法。书中对实热积滞所致下利提出采取攻下通便法，即所谓"通因通用"法，对湿邪内盛所致下利提出"当利其小便"，即所谓"急开支河"法，为后世泄泻的辨证论治奠定了基础。张景岳在《景岳全书·泄泻》篇中说"凡泄泻之病，多由水谷不分，故以利水为上策"，并分别列出了利水方剂，同时还阐明可利与不可利的适应证与禁忌证。李中梓在《医宗必读》中提出了著名的治泄九法，即淡渗、升提、清凉、疏利、甘缓、酸收、燥脾、温肾、固涩。李氏之论述是对泄泻治疗学一个里程碑性的总结，其实用价值亦为临床所证实。

西医学中，如急慢性肠炎、肠易激综合征、肠结核等，出现泄泻的临床表现时，可参考本节进行辨证治疗。

【病因病机】

泄泻的发病原因是多方面的，主要有感受外邪、饮食所伤、情志失调、脾胃虚弱及肾阳虚衰等。外邪致泻，多由感受风、寒、暑、湿、热而成，但其中以湿邪最为多见。脾脏喜燥而恶湿，湿邪最易困阻脾土，以致脾失健运，水谷杂下而发生泄泻。其他诸邪，既可侵袭皮毛肺卫，又可直中脾、胃、肠，最终导致脾胃运化功能障碍，引起泄泻。脾胃主受纳运化水谷，若饮食过量，宿食内停，或过食肥甘，呆胃滞脾，或恣食生冷，损伤脾胃，以致传导失司，升降失调则致泄泻。"土得木而达"，脾胃功能有赖于肝之疏泄，如忧思恼怒，精神紧张，以致肝气郁结，气机不畅，横逆犯胃，或忧郁思虑，脾气不运，土虚木乘，升降失职，皆可使脾失健运，水谷精微不能吸收，遂致本病。素体脾胃虚弱，或久病体虚，使胃肠功能减退，既不能受纳腐熟水谷，又不能运化水谷精微，水谷糟粕混杂而下，遂成泄泻。久病之后，损伤肾阳，或年老体弱，阳气不足，命门火衰，脾失温煦，运化失常，则致泄泻。泄泻的病机关键是湿邪困脾，脾失健运，肠道功能失司。本病早期以实证为主，日久则以虚实夹杂证多见。

【诊断与辨证】

1.诊断

本病以大便清稀为临床特征：或便次增多，粪质稀薄甚如水样；或便次不多，但粪质清稀。可伴有腹胀、腹痛、肠鸣、纳呆等症。起病或急或缓，常反复发作。

2.辨证分型

（1）暴泻

①寒湿困脾：泄泻清稀，甚则如水样，腹痛肠鸣，脘闷食少，苔白腻，脉濡缓。若兼有外感风寒，则恶寒发热，头痛，肢体酸痛，舌淡，苔薄白，脉浮。

②湿热中阻：泄泻腹痛，泻下急迫，或泻而不爽，粪便黄褐而臭，肛门灼热，小便短赤，舌苔黄腻，脉滑数或濡数。

③食滞肠胃：腹痛肠鸣，泻下稀便臭如败卵，伴有不消化食物，泻后痛减，脘腹胀满，嗳腐酸臭，不思饮食，舌苔垢浊或厚腻，脉滑。

（2）久泻

①脾胃虚弱：大便时溏时泻，完谷不化，稍进油腻之物或饮食稍多则大便次数增多，饮食减少，食后脘闷不舒，面色萎黄，神疲倦怠，舌淡苔白，脉细弱。

②肾阳虚衰：黎明之前，脐腹作痛，肠鸣即泻，泻后即安，形寒肢冷，小腹冷痛，腰膝酸软，舌淡苔白，脉细弱。

③肝气乘脾：每于抑郁恼怒或情绪紧张之时，即发生腹痛、泄泻，腹中雷鸣，泻后痛减，嗳气食少，舌淡红，脉弦。

【治疗】

1.火罐法

（1）方法一

主穴：天枢。

配穴：热甚者加内庭、商阳、少泽点刺放血；肢冷脉伏者加神阙隔姜灸。

操作：患者取仰卧位，选择大小适宜的玻璃罐，用闪火法、贴棉法等方法，将罐拔于穴位上，留罐10～15分钟。隔日治疗1次。

（2）方法二

主穴：①天枢、关元、足三里、上巨虚；②大肠俞、小肠俞、足三里、下巨虚。

操作：患者取仰卧或俯卧位，选择大小适宜的玻璃罐，用闪火法、贴棉法等方法，将罐拔于穴位上，留罐10～15分钟。以上两组穴位，每次选择一组，两组腧穴交替使用，每日或隔日治疗1次。

2.刺络拔罐法

主穴：①大椎、脾俞、大肠俞；②身柱、胃俞、三焦俞；③中脘、天枢。

操作：患者取适当体位，将选用穴位常规消毒后，用皮肤针叩刺或三棱针点刺，然后选用大小适宜的玻璃罐，用闪火法迅速将罐扣在刺后的穴位上，使之出血，留罐10~15分钟。起罐后用消毒干棉球拭净血迹。以上三组穴位，每次选择一组，每次用一组穴位，每日1次。该法主要用于急性泄泻。

3.走罐法

（1）方法一

主穴：脊柱两侧旁开两指。

操作：患者取俯卧位，头偏向一侧，左右臂自然放置躯干两侧。选用5~6cm直径的玻璃罐，先于经穴部位与玻璃罐口的边缘涂上一层润滑油，用闪火法迅速将罐扣在所选部位上，以玻璃罐吸住皮肤。然后沿背部两侧旁开两指处，由上而下，再自下而上地推移玻璃罐。向下移动时用左手紧按罐下皮肤，右手持罐向下拉；向上移动时，用右手紧按罐下皮肤，左手持罐向上推。在反复推拉的过程中，罐口始终与皮肤平行接触，动作要慢，用力要均匀，切勿使罐口所贴皮肤处过紧或过松。否则，一是推拉不动，二是空气进入罐内会导致玻璃罐脱落，起不到"走罐"的作用。一般每次反复推拉2~3遍，使两侧皮肤充血发红即可，然后按常规起下玻璃罐，每日1次。该法主要用于慢性泄泻，如五更泻。

（2）方法二

主穴：①中脘、天枢（双）、足三里（双）、下巨虚（双）；②大肠俞、小肠俞。

操作：患者取仰卧位或俯卧位，于经穴部位与玻璃罐口的边缘涂上一层润滑油，用闪火法迅速将罐扣在中脘穴上，然后移向左侧天枢穴，再以同法返回中脘，移向右侧天枢。如此往返移动5~6遍，直至患者有一种暖和舒适感后，固定于中脘穴上。再于双侧天枢穴各拔1个玻璃罐，留罐15~20分钟；双侧足三里各拔1个玻璃罐，从上至下向下巨虚移动，反复7~8遍，然后固定在足三里穴。以上两组穴位，每次选择一组，两组穴位交替进行，每日1次。该法主要用于急性泄泻。

【按语】

1.泄泻病因比较复杂，在治疗时应注意辨证取穴，才能取得较好的效果。以上几种方法可以单独使用，也可配合使用。

2.在治疗本病时应特别注意肠道传染病，防止交叉感染。

3.在治疗期间应注意不能过食肥甘、生冷及辛辣刺激性食物。

4.神阙穴治疗泄泻效果较好，但要注意此穴禁针。

第十七节　糖尿病

糖尿病是一组以高血糖为特征的代谢性疾病。高血糖由于胰岛素分泌缺陷或其生物作用受损，或两者兼有而引起。糖尿病时长期存在的高血糖，可导致各种组织，特别是眼、肾、心脏、血管、神经的慢性损害、功能障碍。本病临床分为1型（胰岛素依赖型）糖尿病和2型（非胰岛素依赖型）糖尿病两类。其中1型糖尿病存在家族发病倾向，1/4～1/2患者有糖尿病家族史。2型糖尿病影响因素较多，与基因、环境、饮食等各种原因有关，其症状表现多以"三多一少"为主，即多饮、多尿、多食及消瘦，最终会发生酮症或酮症酸中毒甚至死亡。另外，其并发症也较多，可导致高血压、中风及周围神经病变。本节以介绍2型糖尿病治疗为主。

本病与中医之消渴有许多相似之处，但又不完全相同，消渴分为上、中、下三消，本病基本与中消症状一致，其发病多因先天禀赋不足，情志失调、饮食不节等所导致的阴虚燥热为基本病机。

《内经》认为五脏虚弱、过食肥甘、情志失调是引起消渴的原因，而内热是其主要病机。《诸病源候论·消渴候》论述其并发症说："其病变多发痈疽。"《外台秘要·消中消暑肾消》引《古今录验》说："渴而饮水多，小便数……甜者，皆是消渴病也。"又说"每发即小便至甜""焦枯消瘦"，对消渴的临床特点作了明确的论述。《宣明论方·消渴总论》认为消渴一证"可变为雀目或内障"。《证治准绳·消瘅》对三消的临床分类作了规范，"渴而多饮为上消（《经》谓膈消），消谷善饥为中消（《经》谓消中），渴而便数有膏为下消（《经》谓肾消）"。

【病因病机】

糖尿病多由禀赋不足，饮食失节，长期过食肥甘、醇酒厚味、辛辣香燥，再或情志失调，长期过度的精神刺激，如郁怒伤肝、肝气郁结，或劳心竭虑、营谋强思等，以及劳欲过度、房事不节等原因引起。劳欲过度，使阴津亏损，燥热偏盛，而以阴虚为本，燥热为标，两者互为因果，阴愈虚则燥热愈盛，燥热愈盛则阴愈虚。糖尿病的病变脏腑主要在肺、胃、肾，尤以肾为关键。三脏之中，虽可有所偏重，但往往又互相影响。消渴病日久，则易发生以下两种病变：一是阴损及阳，阴阳俱虚；二是病久入络，血脉瘀滞。

【诊断与辨证】

1.诊断

糖尿病的诊断：空腹血糖≥7.0mmol/L和（或）餐后两小时血糖≥11.1mmol/L即可确诊。中老年人、肥胖者发病率高，常可伴有高血压、血脂异常、动脉硬化等疾病。起病隐匿，早期无任何症状，或仅有轻度乏力、口渴，血糖升高不明显者需做糖耐量试验才能确诊。血清胰岛素水平早期正常或升高，晚期低下。

2.辨证分型

（1）禀赋不足　现已认识到先天禀赋不足是引起消渴病的重要内在因素，其中尤以阴虚体质最易罹患。

（2）饮食失节　长期过食肥甘、醇酒厚味、辛辣香燥，损伤脾胃，致脾胃运化失职，积热内蕴，化燥伤津，消谷耗液，发为消渴。

（3）情志失调　长期过度的精神刺激，如郁怒伤肝、肝气郁结，或劳心竭虑、营谋强思等，以致郁久化火，火热内燔，消灼肺胃阴津而发为消渴。

（4）劳欲过度　房事不节，劳欲过度，肾精亏损，虚火内生，则火因水竭益烈，水因火烈而益干，终致肾虚肺燥胃热俱现，发为消渴。

【治疗】

1.火罐法

主穴：肾俞、脾俞、肺俞、胃脘下俞。

配穴：饮食不节加中脘、足三里，情志失调加肝俞、膻中，劳欲过度加关元、气海。

操作：患者取俯卧位或俯伏坐位，选择大小适宜的玻璃罐，用闪火法、贴棉法等方法，将罐拔于穴位上，留罐10～15分钟。每日或隔日治疗1次。

2.走罐法

主穴：背部肺俞、肾俞、脾俞，或腹部中脘、天枢、水道。

操作：患者取俯卧位或俯伏坐位，充分暴露腰骶或腹部，涂抹适量的润滑油，根据患者的身体情况，选择大小适宜的玻璃罐，用闪火法将罐吸附在皮肤上，然后沿穴位的循行线上下来回走罐多次，直到循行线上的皮肤出现明显的瘀血为止，起罐后将局部的润滑油擦拭干净，隔日治疗1次。

3.刺络拔罐法

主穴：肾俞、脾俞、肺俞、胃脘下俞。

操作：患者取合适体位，充分暴露疼痛部位，局部消毒后以三棱针针刺痛处出血，选择大小适宜的玻璃罐，用闪火法将罐吸附在背部皮肤，留罐10分钟，起罐后清理瘀血，隔日治疗1次。

【按语】

1.糖尿病一旦确诊需长期服药或注射胰岛素，本节所述内容可为辅助治疗，不可孤立使用，以防患者病情加重。

2.糖尿病后期出现水电解质紊乱及局部微循环障碍导致皮肤溃烂等，不宜使用本方法操作。

3.对1型糖尿病治疗临床仍以胰岛素注射为主，拔罐对其效果不佳。

4.糖尿病并发症较多，拔罐改善其并发症效果也较佳，但因在其他各节中均已阐述，本节不再另行介绍。

第十八节　高血压

高血压是以体循环动脉压增高为主要表现的临床综合征，是最常见的心血管疾病，当收缩压≥140mmHg和（或）舒张压≥90mmHg时即可诊断为高血压。临床上将高血压分为原发性高血压（即高血压）和继发性高血压（症状性高血压）两种。其中以原发性高血压占绝大多数，本病属中医学"眩晕""头痛"等范畴。

【病因病机】

中医学认为高血压发病主要是情志失调、饮食失节、内伤虚损，导致机体阴阳失衡，脏腑气血功能失调。常见的病机是肝肾不足、肝阳上亢，病位在脑与肝、肾。发病机制主要为上实下虚：上实为肝气郁滞，肝火、肝风上扰，气血并走于上；下虚为肾阴虚损，水不涵木，肝失所养。本病早期多为肝阳偏盛，中期多属肝肾阴虚，日久阴损及阳，晚期多属阴阳两虚。

【诊断与辨证】

1.诊断

本病主症多见眩晕、头痛。

2.辨证分型

（1）阴虚阳亢　腰酸，膝软，五心烦热，心悸，失眠，耳鸣，健忘，舌红，少苔，脉弦细而数。

（2）肝火亢盛　急躁易怒，面红，目赤，口干，口苦，便秘，溲赤，舌红，苔黄，脉弦数。

（3）痰湿壅盛　头痛如裹，胸闷，呕吐痰涎，心悸，失眠，口淡，食少，舌胖，苔腻，脉滑。

（4）阴阳两虚　腰酸，膝软，畏寒肢冷，耳鸣，心悸，气短，夜尿频，舌淡，苔白，脉沉细弱。

【治疗】

1.走罐法

主穴：足太阳膀胱经第一侧线经穴。

操作：患者取俯卧位，暴露背部，涂上润滑剂，用玻璃罐吸拔后，一手握住罐体，略用力将罐沿着足太阳膀胱经第一侧线经穴大杼至膀胱俞反复推拉，至走罐部位皮肤紫红为度。该法适用于痰湿壅盛。

2.留针拔罐法

主穴：曲池、肾俞、足三里、三阴交。

操作：将上述腧穴消毒，用毫针常规针刺穴位，按补法行针取得针感后以针为中心拔罐，留置合适时间后先起罐，再起针。

3.刺络拔罐法

主穴：曲池、太阳、委中。

操作：将上述腧穴消毒，三棱针点刺后拔罐、留罐。起罐后用消毒棉球擦净血迹。

【按语】

1.拔罐对于高血压出现的头痛、头晕症状有较好的改善作用,对于较轻的高血压或初期患者有一定的降压作用,但一般作为辅助治疗方法,继发性高血压应注意治疗原发性疾病。

2.治疗本病时患者应避免精神刺激和情绪波动,高血压患者饮食宜低盐、低脂、低胆固醇,戒除烟酒及其他刺激性食物。

第十九节 肥胖症

肥胖症是指由于能量摄入超过消耗,导致体内脂肪贮积过多,体重超过标准体重20%以上。本病分为单纯性和继发性两类:不伴有器质性疾病的均匀性肥胖(肥胖所致的并发症例外)称为单纯性肥胖,约占肥胖患者总数95%;由其他疾病(如继发于下丘脑及垂体病、胰岛病及甲状腺功能低下等的肥胖)引起者称为继发性肥胖,约占5%。肥胖症的发生与遗传因素、社会环境因素、心理因素及运动因素等有关。本病可见于任何年龄,但多见于40~50岁的中壮年,女性肥胖者较男性为多,北方比南方多。病久易合并胸痹心痛、消渴、中风等并发症。

中医称本病为"肥""肥胖"等。《素问·阴阳应象大论》有"肥贵人"及"年五十,体重,耳目不聪明"的描述。《素问·奇病论》中认为本病的病因是"喜食甘美而多肥"。《灵枢·卫气失常》将肥、膏、肉作了详细的区别:"黄帝曰:何以度知其肥瘦?伯高曰:人有肥、有膏、有肉。黄帝曰:别此奈何?伯高曰:䐃肉坚,皮满者,肥。䐃肉不坚,皮缓者,膏。皮肉不相离者,肉。"在治疗方面,《丹溪心法·中湿》认为肥胖应从湿热及气虚两方面论治。前人还认识到肥胖与消渴、仆击、偏枯、痿厥、气满发逆等多种疾病有关。《女科切要》中指出:"肥白妇人,经闭而不通者,必是痰湿与脂膜壅塞之故也。"

【病因病机】

肥胖多由先天禀赋、年老体弱、过食肥甘、情志失调、缺乏运动等原因引起,导致气虚阳衰、痰湿瘀滞而形成。其发生主要与脾胃蕴热或脾胃俱虚等关系密切,与肝肾有关。先天禀赋,或年老真元不足,肾阳虚衰,水液失于蒸腾气化,致血行迟缓,水湿内停,而成肥胖;或饮食不节,过食肥甘,脾胃蕴热,而又少劳多逸,或情志失调,脾失健运,饮食精微失于所用,输布失常,蓄积体内,化为水湿和膏脂,潴留于皮里膜外而致肥胖。缺乏运动引起气血不畅,津液不布,水湿痰浊内停而引起。病性属本虚标实之候。本虚多为脾肾气虚,标实为痰湿膏脂内停,临床常有偏于本虚及标实之不同。

【诊断与辨证】

1.诊断

体重超出标准体重20%以上，或体重质量指数（BMI）≥28为肥胖。排除肌肉发达或水分潴留因素，即可诊断为本病。肥胖患者一般应做相关检查，如血压、血脂、血糖、血清胰岛素、皮质醇、雌二醇、睾酮、黄体生成素、眼底及T_3、T_4、双肾上腺CT扫描等测定，以助判断肥胖的性质。

标准体重（kg）=［身高（cm）-100］×0.9

体重质量指数（BMI）=体重（kg）/身高（m）²

本病以形体肥胖、面肥颈壅、项厚背宽、腹大腰粗、臀丰腿圆主症。

2.辨证分型

（1）脾胃蕴热　肌肉坚实，食欲亢进，丰食多餐，面色红润，多汗畏热，腹胀便秘，舌质正常或偏红，苔薄黄，脉滑有力。

（2）脾胃俱虚　体胖而以面、颈部为甚，肌肉松弛，面色苍白，神疲困倦，形寒怕冷，皮肤干燥，纳呆，腹胀便秘，动则少气，或尿少浮肿，舌淡苔薄白，脉沉细而迟。

（3）真元不足　以臀、大腿为最明显，肌肉松弛，神疲而面色㿠白，喜静恶动，纳谷正常或稍少，易恶寒，或伴尿少浮肿，舌质淡有齿痕，苔薄白，脉沉细迟缓。

【治疗】

1.留罐法、留针拔罐法

主穴：脾俞、胃俞、关元、水道。

配穴：脾胃蕴热加天枢、曲池、内庭、三阴交；脾胃俱虚加中脘、气海、肾俞、足三里；真元不足加肾俞、命门、三阴交、太溪。

操作：脾胃蕴热采用单纯留罐法，或刺络拔罐法；脾胃俱虚、真元不足采用单纯留罐法，或留针拔罐法。留罐10～25分钟，或留罐至出痧发暗。隔日1次，10次为1个疗程。

2.闪罐法、留针拔罐法

主穴：①中脘、天枢、水分、关元、带脉、足三里、阴陵泉；②神阙、大横、章门、气海、丰隆、三阴交。

配穴：大腿围、臀围较大者，加环跳、箕门、伏兔。小腿较粗者，加承山。上臂围大者，加臂臑。

操作：采用留针拔罐15分钟。或闪罐法，至穴位处轻微出痧即可。两组穴交替使用，每日1次，10次为1个疗程。

【按语】

1.肥胖症的诊断方法较多，如标准体重百分率、腰臀比值（WHR）等均可作为诊断参考。WHO最新规定，体重指数（BMI）把体重划为六类，即BMI＜18.5、BMI在

18.5~25.5、BMI在25.5~30（不含30）、BMI在30~35（不含35）、BMI在35~40（不含40）、BMI≥40，分别定为低体重、普通体重、肥胖1度、肥胖2度、肥胖3度、肥胖4度。肥胖症的诊断，BMI要达25以上，如合并与肥胖有关联的健康障碍10项（2型糖尿病、脂质代谢异常、高血压、高尿酸血症、冠心病、脑梗死、睡眠呼吸暂停综合征、脂肪肝、变形性关节炎、月经异常）中的一项以上，也可诊断为肥胖症。腰围可作为预测合并危险因子的指标：男性为94cm以上，女性为80cm以上。内脏脂肪型肥胖的诊断标准是，经CT检查内脏脂肪面积达100cm²以上者。

2.对于单纯性肥胖，单纯拔罐即能取得较好的减肥效果。偏实的患者，可采用延长拔罐时间、增加拔罐的数量和疗程、增加刺络放血量、加重毫针捻转泻法等以适当增加刺激量。

3.对于继发性肥胖，拔罐疗法治疗肥胖只是辅助治疗，应积极针对原发病采用相应的疗法。

4.在治疗时配合体育锻炼，增加活动量，方可取得较好疗效。

第二十节　三叉神经痛

三叉神经痛，由于发作时多数伴有面肌抽搐，故又称之为"痛性抽搐"，是指局限在三叉神经支配区内的一种反复发作的短暂性阵发性剧痛。本病可分为原发性、继发性两种：原发性三叉神经痛的病因及发病机制尚不清楚，多数认为病变在三叉神经半月节及其感觉神经根内，也可能与小血管畸形、岩骨部位的骨质畸形等因素导致对神经的机械性压迫、牵拉以及营养代谢障碍有关；继发性三叉神经痛又称症状性三叉神经痛，常为某一疾病的临床症状之一，如由小脑脑桥角及其邻近部位的肿瘤、炎症、外伤以及三叉神经分支部位的病变所引起。据临床症状，本病属于中医的"面游风""偏头风""齿槽风""面风"等病症范畴。

【病因病机】

中医认为本病的病因可分为外感、内伤两大类，但是，无论何种原因引起的疼痛均多与火邪有关。正如《证治准绳》中所言："面痛皆属火盛。"外感者常由风邪夹寒、夹火、夹痰杂而致病；内伤者多由阳明燥热、情志内伤所致。

人头面部为三阳经分布区域，位于人之顶部，外感致病，每与风邪有关。风性升发、向上，高颠之上，唯风可及，风邪夹寒邪、火热、痰浊，以致风寒凝滞、风火上灼、风痰阻滞经络，引发疼痛，而且寒、痰内壅也易化火生热。内伤所致多与情志不遂、阳明燥热有关。情志不遂，能致肝失条达，肝郁化火，肝火上扰头面，灼伤经络，则见头面疼痛；阳明燥热，循经上扰，亦可见头面疼痛；或因情志不遂，致气滞血瘀，或因病久入络，亦可见瘀象。

【诊断与辨证】

1. 诊断

主症为局限在三叉神经支配区内的一种反复发作的短暂性阵发性剧痛。

2. 辨证分型

（1）风寒凝滞　颜面阵发性短暂的抽搐样疼痛，痛似刀割，面肌紧束，惧怕风冷，常因外感风寒而诱发或加重，舌淡苔薄白，脉浮紧或弦紧。

（2）风热侵袭　颜面阵发性短暂的抽搐样剧痛，有烧灼感，口苦心烦，口干口渴，便秘溲赤，舌尖红赤，苔薄黄，脉浮数或弦数。

（3）风痰阻络　颜面阵发性短暂的剧痛，面颊麻木作胀，头昏头沉，胸脘痞闷，口吐痰涎，胃纳欠佳，舌体胖大，苔白腻，脉弦滑。

（4）阳明火旺　颜面阵发、短暂的抽搐样剧痛，面颊灼热，甚则痛如刀割，面红目赤，口干口臭，渴欲引饮，便秘溲赤，舌红苔黄而干，脉弦或弦数。

（5）肝胆郁热　颜面阵发性短暂的抽搐样剧痛，面颊灼热，烦躁易怒，头晕耳鸣，面红目赤，失眠多梦，口干口苦，便秘溲赤，舌红苔黄，脉弦或脉弦数。

（6）瘀血阻滞　颜面阵发性短暂的剧痛，痛如锥刺、刀割，痛处拒按，或发作颜面疼痛日久，经久不愈，舌紫暗，或舌有瘀点、瘀斑，或舌下静脉紫暗、曲张。

【治疗】

刺络拔罐法

主穴：第1支痛配丝竹空、阳白、中渚；第2支痛配迎香、四白、合谷；第3支痛配下关、大迎、颊车、翳风、内庭。

操作：用刺血加拔罐法。用三棱针在所选穴位用三棱针点刺放血，针后拔罐10～15分钟。每日或隔日1次，5次为1个疗程。

【按语】

饮食有规律，选择质软、易嚼的食物，油炸、过酸、过甜等食物要避免食用。吃饭、漱口、说话、刷牙、洗脸等动作要轻柔，以免引发疼痛。保持心情愉快，心胸开阔，避免精神紧张。劳逸适度，饮食起居有节，加强体育锻炼，增强适应气候变化的能力。坚持适当服用中西医药物，以减少本病的发作。

第五章 皮肤科疾病 ▷▷▷

第一节 带状疱疹

带状疱疹系由水痘–带状疱疹病毒引起的复发性感染，主要累及脊髓后根神经节，引起相应神经分布区的皮肤突发簇集水疱，多为单侧性，呈带状分布，并伴有神经痛。本病多发于腰腹、胸背和颜面部，好发于春、秋两季。中医称本病为"蛇丹""蛇串疮""缠腰火丹"。

【病因病机】

本病的发生常与情志不畅、过食辛辣厚味、感受火热时毒等因素有关。本病病位在皮部，主要与肝脾两经相关。基本病机为湿热内蕴、感受毒邪，湿热火毒蕴蒸于肌肤、经络，而当余毒未尽，经脉失疏，致使气血瘀滞、经气不宣时，易致遗留疼痛不休或刺痛不断。

【诊断与辨证】

1.诊断

初起患部皮肤烧灼刺痛，局部皮肤潮红，伴有轻度发热、乏力、食欲不振等全身症状，继而出现簇集性粟粒状丘疹，呈带状排列，多发于身体一侧，以腰、胁部最为常见。疱疹消失后部分患者尤其是老年患者可遗留顽固性疼痛，可持续数月或更久。

2.辨证分型

（1）**湿热搏结** 患处淡红，水疱密集成群，疱液混浊，溃破渗出，或有糜烂渗出，伴疼痛，纳呆腹胀，脉濡数或滑数。舌质淡红，苔白腻或黄腻。

（2）**毒热炽盛** 皮损焮红，可见水疱饱满，疱壁紧张，簇集成群，或呈带状分布，自觉灼热刺痛，夜难成寐，伴咽干口苦，烦躁易怒，溲黄便秘。脉弦数，舌质红，苔黄或干黄。

（3）**瘀血阻络** 多见于老年人，疱疹消退后仍遗留疼痛，甚则剧痛不止，夜卧难眠，伴纳差，心烦，脉细涩。舌质红或暗红，苔少或薄白。

【治疗】

1.留罐法

主穴：阿是穴。

操作：用闪火法在皮损两端拔罐，然后将玻璃罐依次拔在疱疹簇集处，以玻璃罐覆盖全部皮损部位，留罐10～15分钟，每日1次，5次为1个疗程。

2.刺络拔罐法

（1）*方法一*

主穴：病变在头面部取患侧太阳、阳白、下关、颊车、合谷、外关；在胸胁部取该肋间同侧相应夹脊穴或背俞穴、支沟、阳陵泉；在腰腹部取腰部同侧相应之夹脊穴或背俞穴、阳陵泉、足三里、三阴交，若病灶范围较大、症状较重者，加大椎、灵台。

操作：用三棱针点刺后拔罐，留罐10～15分钟，每日1次，3次为1个疗程。

（2）*方法二*

主穴：原始疹发点。

操作：用三棱针点刺3～5次，以血出为度，再用闪火法拔罐10～15分钟，以罐内出现瘀血及黄水为佳，每日1次，5次为1个疗程。

（3）*方法三*

主穴：阿是穴。

操作：用梅花针叩刺皮损部位，将疱疹刺破，然后拔玻璃罐3～5分钟，每日1次，5次为1个疗程。

（4）*方法四*

主穴：阿是穴、夹脊穴。

操作：先用梅花针叩刺皮损局部阿是穴，然后用三棱针在病变相应神经节段之夹脊穴上点刺，继而将竹药罐（将板蓝根、紫草、黄芩、金银花各15g，当归、延胡索各10g包在药袋中，放入容器加水5000mL，煮沸20分钟，放入竹罐10个，煮2～3分钟即可用）拔在相应皮损部位，按先拔阳经、后拔阴经，先拔上部、后拔下部的顺序依次拔罐，留罐15～20分钟，每日或隔日1次，3次为1个疗程。

【按语】

1.儿童应接受计划免疫，提高机体免疫力。成人平时注意体育锻炼，增强体质，日常生活有规律。

2.刺络拔罐治疗本病有很好的疗效，可止痛，促进疱疹吸收和结痂，缩短病程，减少后遗症。

3.皮损局部应保持干燥、洁净，忌用刺激性强的软膏或溶液，以防范围扩大或病情加重。

4.禁用热水烫洗患处，内衣宜柔软，减少摩擦。

5.注意休息，饮食清淡，治疗期间不宜进食肥甘辛辣之品，忌食海鲜发物，注意保暖，勿受寒凉。

6.严格无菌操作，防止继发感染、交叉感染。合并化脓者须行外科处理。

7.本病患者不必隔离，但应避免与易感儿童和孕妇接触。

第二节 痤疮

痤疮是一种累及毛囊皮脂腺的慢性炎症性疾病，多见于青春期男女，俗称"青春痘"，其早期皮损多表现为粉刺，包括黑头和白头粉刺，随之可进展为炎性丘疹和脓疱，并可进一步发展为结节、囊肿及瘢痕等严重皮损，痤疮多发于面部、上胸部、背部等皮脂腺丰富的部位。西医学将其归属于皮脂腺分泌障碍所致，认为本病与遗传因素、免疫因素、内分泌紊乱、毛囊皮脂腺导管角化异常、微生物感染、饮食、情绪紧张及接触某些化学因子有关。痤疮属于中医学"肺风粉刺"范畴。

【病因病机】

痤疮的发生多与先天禀赋、过食辛辣厚味、冲任不调等因素有关，其病位在肌肤腠理，与肺、脾、胃、肠、肝关系密切。其基本病机为热毒郁蒸肌肤。

【诊断与辨证】

1.诊断

本病多发于青少年，其他年龄亦可发病，其皮损具有多形性，早期损害为白头粉刺和（或）黑头粉刺，逐渐可出现炎性丘疹、脓疱、结节、囊肿、瘢痕、萎缩等多种损害，病情严重者可见多种皮损同时存在。其自然病程长短不一，但绝大部分患者在青春期后可自行痊愈或症状好转，少数患者可一直拖延到30～40岁。

本病初起为粉刺或黑头丘疹，可挤出乳白色粉质样物，后期可出现脓疱、硬结、囊肿、瘢痕等。

2.辨证分型

（1）肺经风热　丘疹多发于颜面、胸背上部，色红，或有痒痛，舌红，苔薄黄，脉浮数。

（2）湿热蕴结　丘疹红肿疼痛，或有脓疱，伴口臭，便秘，尿黄，舌红，苔黄腻，脉滑数。

（3）痰湿凝滞　丘疹以脓疱、结节、囊肿、瘢痕等多种损害为主，伴有纳呆，便溏，舌淡，苔腻，脉滑。

（4）冲任不调　皮疹的消长与月经周期有关，伴月经不调或痛经，舌暗红，苔薄黄，脉弦细数。

临床常见以下类型：①丘疹性痤疮：以炎性丘疹为主，丘疹中央有时可见粉刺。②脓疱性痤疮：以小脓疱为主，伴有炎性丘疹。③囊肿性痤疮：出现许多大小不等的皮脂腺囊肿，感染后即成脓肿，常破溃溢脓，形成窦道和瘢痕。④结节性痤疮：侵犯部位较深，形成深在的炎性结节。⑤萎缩性痤疮：炎症性病损消退后遗留许多凹坑状萎缩性瘢痕。⑥聚合性痤疮：皮损多型，可出现各种炎症性和非炎症性病变。病情往往较重。⑦恶液性痤疮：此型发生在身体虚弱者。皮损有丘疹、脓疱和结节等。病程长，经久不愈。⑧暴发性痤疮：偶见于青年男性。突然出现许多炎症很重的皮损，形成结节和溃疡，除局部疼痛不适外，还可伴有全身发热和多发性关节痛。后期可遗留显著的瘢痕。

【治疗】

刺络拔罐法

（1）方法一

主穴：灵台、委中、合谷。

配穴：肺经风热型配大椎、肺俞；脾胃积热型配足三里、三阴交。

操作：用三棱针点刺或梅花针叩刺出血，用闪火法拔罐15～20分钟，隔日1次，10次为1个疗程。

（2）方法二

主穴：①大椎、肺俞、委中；②膈俞、风门、尺泽。

操作：用三棱针点刺其中一组出血后加拔玻璃罐，两组穴位交替使用，隔日1次，10次为1个疗程。

（3）方法三

主穴：①大椎、至阳；②身柱、筋缩；③神道、命门。

操作：梅花针叩刺出血后，加拔玻璃罐，两组穴位交替使用，隔日1次，6次为1个疗程。

（4）方法四

主穴：肺俞、膈俞、脾俞、胃俞、大肠俞及背部阳性反应点（在脊柱与膀胱经循行于背部的第二侧线之间查找，多为红色丘疹）。

操作：每次取4个背俞穴、2个反应点，用三棱针点刺后，闪火法拔罐15～20分钟，每周治疗2次，1个月为1个疗程。

（5）方法五

主穴：大椎、至阳、身柱、筋缩、神道、命门、耳背降压沟、热穴。

操作：背部穴位采用三棱针点刺出血，继而拔罐5～10分钟；耳穴点刺出血少许即可，每3日1次，7次为1个疗程。

（6）方法六

主穴：耳尖、大椎。

操作：取双侧耳尖，用三棱针点刺，挤压出血5～8滴，再于大椎穴用三棱针点刺3～5下，用闪火法拔罐，出血少许。

（7）方法七

主穴：阿是穴、背部瘀血络脉、背部阳性反应点。

操作：常规消毒，用三棱针点刺后加拔玻璃罐，待血色转淡后停止拔罐操作，每3日1次，5次为1个疗程。

【按语】

1.刺络拔罐对治疗痤疮效果较好，部分患者有自愈倾向，但易于复发。

2.清淡饮食，忌食辛辣刺激、糖类及高脂食物；多吃蔬菜、水果，保持大便通畅；保持良好心态和规律作息。

3.不可随意用手挤压，以免炎症扩散、遗留瘢痕。注意面部清洁，保持毛囊皮脂腺导管通畅；不宜选用油质化妆品，慎用防晒霜、遮盖霜及粉底等。

第三节　荨麻疹

荨麻疹是指由于皮肤、黏膜小血管扩张及渗透性增加而出现局限性水肿反应的过敏性疾病。临床以皮肤出现瘙痒性风团，发无定处，骤起骤退，消退后不留任何痕迹为主要特征。本病属于变态反应性疾病，主要是由各种因素引起的组胺释放，使毛细血管扩张和血清渗出所致。其致病因素甚多，包括药物类、食物类、吸入物类、物理因素、感染因素、精神因素和全身性疾病等。本病可发生于任何年龄和季节。

中医称本病为"瘾疹""风疹""赤白游风""风团""风疹块"等。瘾疹病名首见于《素问·四时刺逆从论》，其载："少阴有余，皮痹隐疹。"关于瘾疹的发生，《金匮要略·中风历节病脉证并治》认为："邪气中经，则身痒而瘾疹。"《诸病源候论》载："邪气客于皮肤，复逢风寒相折，则起风瘙瘾疹。"《千金要方·瘾疹》将其分为"白疹"和"赤疹"。《丹溪心法·斑疹》对"瘾疹"之名进行了释义："瘾疹多属脾，隐隐然在皮肤之间，故言瘾疹也。"《医宗金鉴》描述了其临床特点，说："此证俗名鬼饭疙瘩，由汗出受风或露卧乘凉，风邪多中表虚之人。初起皮肤作痒，次发扁疙瘩形如豆瓣，堆累成片。"

【病因病机】

瘾疹多由禀赋不耐、久病体虚、过食荤腥、情志失调、外感风邪等原因，导致邪郁肌肤，营卫失和而形成。其发生主要与卫外不固，风邪郁于肌表等关系密切，主要与肺、胃、大肠有关。本病多因禀赋不耐，卫外不固，风寒、风热之邪客于肌表，郁于肌肤，致使营卫不和而发；或因饮食不节，过食腥荤发物，致肠胃积热，熏蒸肌肤，郁于皮肤腠理而发；或由久病体虚、情志内伤、冲任失调，致气血耗伤，肌肤失养，或血虚生风，郁阻肌肤而形成本病。

【诊断与辨证】

1.诊断

本病皮损可在身体的任何部位出现。发病突然，一般先有皮肤瘙痒，随即出现大小、形态不一的风团，呈鲜红色或苍白色，也有肤色正常者。风团发无定处，可随搔抓等刺激而扩大、增多，剧烈瘙痒。风团一般消退迅速，消退后不留任何痕迹，但常不断成批发生，时隐时现，也可泛发全身。部分患者出现怕冷、发热等症状。如风团发生在消化道黏膜，可出现恶心、呕吐、腹泻、腹痛等症状；若发生在咽喉部，可致喉头水肿，出现呼吸困难，甚至窒息。皮肤划痕试验阳性。

本病以皮肤出现瘙痒性风团，发无定处，时隐时现，骤起骤退，消退后不留任何痕迹为主症。

2. 辨证分型

（1）风热袭表　风团鲜红，剧痒灼热，遇热加重，伴发热恶寒，咽喉肿痛，舌尖红，苔薄黄，脉浮数。

（2）风寒束表　风团苍白，遇风寒加重，得热症减，伴恶寒，舌质淡，苔薄白，脉浮紧。

（3）肠胃积热　风团色红，成块成片，伴脘腹疼痛，或胀满，恶心呕吐，便秘或泄泻，舌质红，苔黄腻，脉滑数。

（4）气血虚弱　风团反复发作，迁延日久，午后或夜间加剧，伴面色无华，神疲乏力，舌质淡，苔薄白，脉沉细无力。

（5）冲任不调　风团常在月经前几日出现，随经净而消失，每于月经来潮前复发，伴月经不调或痛经，舌质淡红或色淡，苔薄白，脉弦细或弦滑。

【治疗】

1. 留罐法、留针拔罐法、刺络拔罐法

主穴：合谷、曲池、膈俞、委中、血海。

配穴：风热袭表加大椎、外关；风寒束表加风门、肺俞；肠胃积热加足三里、内庭；气血虚弱加脾俞、三阴交；冲任不调加关元、三阴交。

操作：风热袭表、风寒束表、肠胃积热者采用单纯留罐法，或留针拔罐法、刺络拔罐法，留罐10～20分钟，每日1次，5次为1个疗程。气血虚弱、冲任不调者采用单纯留罐法，或留针拔罐法，留罐10～20分钟，隔日1次，10次为1个疗程。

2. 闪罐法、留罐法

主穴：神阙。

配穴：疹发上肢加曲池、肩髃；疹发下肢加血海、风市；疹发背部加膈俞、风门；顽固者加大椎、肺俞、脾俞。

操作：神阙穴采用大号玻璃罐，用闪火法拔之，待吸力不紧时取下，连续拔3次，至局部充血；或留罐5分钟。其他穴位留罐10～20分钟。每日1次，5次为1个疗程。

3. 药罐法

主穴：肺俞、曲池、大肠俞、膈俞。

操作：取麻黄、赤芍各15g，连翘20g，薄荷10g，水煎液注入罐内再进行吸拔。留罐20～30分钟。每日1次，10次为1个疗程。

4. 灸罐法

主穴：肺俞、膈俞、肾俞、大椎、足三里、曲池。

操作：先采用留罐10～15分钟，起罐后加用灸法。每日1次，10次为1个疗程。

5.走罐法、刺络拔罐法

主穴：足太阳膀胱经大杼至膀胱俞、督脉大椎至腰俞、皮损局部。

操作：患者取俯卧位或俯伏坐位，先在背部涂适量润滑油，选择适当大小玻璃罐，用闪火法拔罐，沿督脉和膀胱经来回走罐，至皮肤明显出痧为止。再选择皮疹最先发起且最严重的部位，消毒后用三棱针点刺或用梅花针叩打数下，出血后在局部拔罐。留罐10～20分钟，每周治疗1～2次，8次为1个疗程。

【按语】

1.拔罐治疗荨麻疹效果较好，尤其对于急性患者疗效明显。

2.荨麻疹反复发作者应查明原因，治疗的同时积极寻找过敏原，并防治体内肠道寄生虫、慢性感染灶，调节内分泌失调。

3.若患者出现胸闷、心慌、呕吐、呼吸困难等症状，应采取综合措施进行治疗。

4.平素注意避免摄入或接触过敏原，忌食鱼腥、虾蟹、酒类、咖啡、葱蒜等辛辣刺激性饮食，保持大便通畅。

5.加强体育锻炼，保持良好心态，随气温变化适时增减衣物。

第四节　湿疹

湿疹是一种具有渗出倾向的炎症性皮肤病，以皮损对称分布，多形损害，剧烈瘙痒，倾向湿润，反复发作，易成慢性等为临床特征。本病可发生于任何年龄和季节。根据病程和皮损特点，本病一般分为急性、亚急性和慢性三类。

本病相当于中医学中的"湿疮"，根据其发病部位和性质特点尚有不同名称。泛发全身者称"血风疮""粟疮""浸淫疮"等，又以急性发病、滋水极多者称为"浸淫疮"，如《诸病源候论》载："浸淫疮，是心家有风热，发于肌肤。初生甚小，先痒后痛而成疮，汁出，浸渍肌肉，浸淫渐阔，乃遍体。"《医宗金鉴》载："遍身生疮，形如粟米，瘙痒无度，搔破时，津脂水，浸淫成片。"以丘疹红斑为主者称为"血风疮"或"粟疮"，也有将局限性湿疹称为"血风疮"者，如《外科启玄·论血风疮》即载："此疮多在两小腿里外廉，上至膝，下至踝骨，乃血受风邪而生也，多痒，抓破出黄水成疮。"皮损局限者则根据发病部位分别命名，如发于阴囊部者称为"肾囊风"，发于脐部者称为"脐疮"，发于手部者称为"㾦疮"，发于肘膝关节屈侧部者称为"四弯风"，发于婴儿面部者俗称"奶癣"等。关于湿疮的病因病机，《外科正宗·论血风疮》指出："血风疮，乃风热、湿热、血热三者交感而生。"说明本病的发生与风、湿、热邪有关。《疡科心得集》认为："湿毒疮……久而不敛，此因脾胃亏损，湿热下注，以致肌肉不仁而成。"

【病因病机】

湿疹多由先天禀赋、素体虚弱、饮食不节、外感风邪等原因引起，导致风湿热邪浸淫肌肤而形成。其发生主要与脾失健运，湿浊内生，复感风邪关系密切，与脾胃有关。饮食不节，过食鱼腥、辛辣之品，或嗜酒，损伤脾胃，致使脾失健运，湿热内生，复感风邪，内外合邪，风湿热邪搏结，浸淫肌肤；或素体虚弱，脾虚湿困，肌肤失养；或湿热蕴久，损耗阴血，血虚风燥，均可导致本病的发生。急性者以湿热为主；亚急性者多为脾虚不运，湿邪留恋；慢性者多属病久伤血，血虚生风生燥。

【诊断与辨证】

1.诊断

本病以多形性皮损，对称分布，剧烈瘙痒，湿润倾向，反复发作，易成慢性等为主症。

2.分型

（1）临床分型　根据病情和皮损特点，湿疹可分为急性、亚急性和慢性三种。

①急性湿疹：起病较快，常对称发生，初起常局限于一处，然后迅速泛发而扩大。皮疹呈多形性，可有红斑、丘疹、水疱、糜烂、渗液、结痂等数种皮损并存。初起皮肤潮红，肿胀瘙痒，继而在潮红斑或其周围皮肤出现丘疹、丘疱疹、水疱，常因搔抓，水疱破裂而形成糜烂、流津、结痂，最后痂皮脱落而愈。皮损弥漫，边界不清。自觉瘙痒，轻者微痒，重者剧痒，呈间歇性、阵发性发作，夜间加剧，常影响睡眠。皮疹好发于面部、耳后、手背、乳房、阴囊、肘窝、膝弯、小腿等处，也可泛发全身。

②亚急性湿疹：常因急性湿疹未及时治疗或处理不当，导致病情迁延而成。其主要临床特点是急性期的红斑、水疱减轻，渗出减少，皮损以丘疹、结痂和鳞屑为主，仅有少数水疱及轻度糜烂，自觉瘙痒剧烈，无明显全身不适症状。

③慢性湿疹：多由急性湿疹或亚急性湿疹长期不愈或反复发作而成，亦有病程开始即呈慢性者。临床表现为皮损部皮肤增厚，表面粗糙，色素沉着呈暗红或暗褐色，皮纹显著或呈苔藓样变，部分皮损可出现新的丘疹和水疱，抓破后可有少量渗液。皮损常局限于某一部位。阵发性瘙痒，以夜间或情绪紧张时尤甚。病程长，可迁延数月至数年，常反复发作。

（2）中医辨证分型

①湿热浸淫：发病急，皮损潮红灼热，瘙痒剧烈，渗液流津，浸淫成片。伴身热，心烦，口干口渴，大便干燥，小便短赤。舌质红，苔薄黄或黄腻，脉滑或数。

②脾虚湿蕴：发病缓，皮损潮红，瘙痒，抓后有渗出、脱屑。伴神疲乏力，纳呆，腹胀便溏，舌质淡，苔白腻，脉濡缓。

③血虚风燥：病程长，皮损色暗或色素沉着，皮损肥厚粗糙，脱屑，剧烈瘙痒。伴头昏乏力，面白无华，腰膝酸软。舌质淡，苔白，脉细弦。

【治疗】

1.留罐法、留针拔罐法、刺络拔罐法

主穴：曲池、三阴交、阴陵泉、膈俞、皮损局部。

配穴：湿热浸淫加大椎、委中、水分；脾虚湿蕴加脾俞、足三里；血虚风燥加脾俞、血海。

操作：湿热浸淫者采用单纯留罐法，或留针拔罐法、刺络拔罐法；脾虚湿蕴、血虚风燥者采用单纯留罐法，或留针拔罐法。皮损局部采用三棱针散刺或皮肤针叩刺后拔罐。留罐10～20分钟，每日或隔日治疗1次，10次为1个疗程。

2.灸罐法

主穴：脾俞、肺俞、大椎、三阴交、阴陵泉、曲池。

操作：先采用拔罐法留罐10～15分钟，起罐后加用灸法。每日治疗1次，10次为1个疗程。

【按语】

1.拔罐疗法治疗湿疹效果较好，尤其是刺血拔罐对湿疹瘙痒剧烈者，止痒效果明显。

2.患处忌用热水烫洗和肥皂清洗，尽量避免搔抓。若搔破患处导致感染者，应配合药物外治。

3.注意生活调摄，避免劳累，调畅情志，饮食清淡，忌食辛辣食物，以及鱼、虾、鸡、牛、羊肉等发物。

4.湿疹急性发作期间，不宜预防注射和接种疫苗。

第五节　疮疡

疮疡是中医对热毒炽盛、肿毒、溃烂类皮肤病的统称，泛指多种外科疾患。疮疡多由于毒邪内侵，邪热灼血，以致气血凝滞而成，包括体表的肿疡和溃疡、痈、疽、疔疮、疖肿、丹毒、流痰、瘰疬及有关皮肤病的内容，是中医外科疾病中最常见的一大类病症。

中医对疮疡的认识较早，马王堆汉墓帛书《五十二病方》已有痈的分类，并根据发病部位和证候特点分为若干病名。《内经》对疮疡的病因、病机、证候特点及治疗原则作了专篇论述，如《灵枢》中的《痈疽》，其他论述还散见于《寒热病》《玉版》《邪气脏腑病形》，以及《素问》中的《病能论》《厥论》《生气通天论》等。对于疮疡的发生，《素问·生气通天论》认为："营气不从，逆于肉里，乃生痈肿。"《灵枢·痈疽》中说："夫血脉营卫，周流不休……寒邪客于经络之中则血泣，血泣则不通，不通则卫气归之，不得复反，故痈肿。寒气化为热，热胜则腐肉，肉腐则为脓……"

总体来说，疮疡具有发病迅速、部分病情较重等特点，在面部可引起疔疮走黄（西医称为败血症或脓毒败血症），在手、足易引起伤筋损骨的严重后果。

【病因病机】

创伤出现感染以后，就形成了疮疡。一般"伤"在皮肤，出现感染后，伤口比较浅，感染也就比较轻，故称为"疡"。"创"在肌肉深处，感染以后脓血瘀积较深，同时伴有红肿热痛，故称为"疮"。因为疮疡一般都由外来创伤所致，所以在古代"疡医"也被泛指从事外科、皮科的中医。

【诊断与辩证】

1.痈

痈指患部红肿高大，根盘紧束，焮热疼痛，并能形成脓疡的疾病，属阳证。其多为湿热火毒蕴结，气血壅滞所致。

2.疽

疽指患部漫肿无头，皮色不变，疼痛不已的疾病，属阴证。其多为气血亏虚，阴寒凝滞而发。

3.疔

疔指患部形小如粟，根深如钉，漫肿灼热，麻木疼痛的疾病。其多发于颜面和手足，为感受疫毒、疠毒、火毒等邪所致。

【治疗】

拔罐疗法的吸拔力可以有效地排出脓血和热毒，在疮疡的治疗中发挥重要作用。

【按语】

1.治疗疮疡时所用的火罐必须为玻璃罐，这样便于观察患处流脓情况，以制订下一步处置措施。

2.采用拔罐法治疗疮疡，拔罐形成的负压作用于脓腔，因势利导，助邪外出，可使脓液充分引流，减少全身中毒性反应，使热毒之邪直接从病位而出，促进创口愈合。

3.拔罐法适用于肌肉、脂肪较丰厚，易于拔罐的部位，颜面部不宜使用。所用玻璃罐罐口要略大于患处硬结面积。

4.患病期间要忌食肥甘厚味、辛辣刺激食物，以及鱼、虾等发物。

第六节　痈

痈是集聚在一起相邻近的毛囊发生深部急性化脓性感染，或由数个疖肿融合形成的聚集型的疖肿。痈常常发生于容易受摩擦的皮肤上。根据发生部位不同，发于颈后的中医称为"对口疽"；生于背部的称"背疽"，又名"搭背"。上唇、乳房、腹部、大腿等处亦可发生。

古医籍中对痈的认识较为全面。最早的相关论述见于《素问·生气通天论》中，如"膏粱之变，足生大丁……营气不从，逆于肉理，乃生痈肿"，认为嗜食油腻和精细食物可致气机不畅，瘀于肌肉筋脉则发痈。相同的认识也见于《家藏心典》，说："嗜膏粱厚味之人，久服丹石燥热之药，虚邪热毒煎熬气血，热毒结深而发痈疽也。"《灵枢·痈疽》载："寒邪客于经络之中则血泣，血泣则不通，不通则卫气归之，不得复反，故痈肿。寒气化为热，热胜则腐肉，肉腐则为脓，脓不泻则烂筋，筋烂则伤骨，骨伤则髓消。"认为痈与寒邪入侵、血液凝滞不通而化热相关。这其中包括火毒一说，如《医宗金鉴·外科心法要诀》载："痈疽原是火毒生，经络阻隔气血凝。"《疡科心得集》对本病病因病机的认识："疡科之证，在上部者俱属风温、风热……在下部者俱属湿火、湿热……在中部者多属气郁、火郁。"在诊法上，《金匮要略》云："诸浮数脉，应当发热，而反洒淅恶寒，若有痛处，当发其痈。师曰：诸痈肿，欲知有脓无脓，以手掩肿上，热者为有脓，不热者为无脓。"《外科精要》对总结了本病的治法，如"初觉宜清热拔毒，已溃则排脓止痛……导之以针石，灼之以艾炷，破毒溃坚，各遵成法，以平为期"，"脓尽则长肌敷痂"，同时还明确提出"大凡痈疽，当调脾胃……须进饮食，以生气血"的饮食调补意见。在治法上，《外科正宗》强调"开户逐贼，使毒外出"。

痈是中医外科的常见病和多发病，相当于西医学的皮肤毛囊和皮脂腺感染葡萄球菌所致的化脓性炎症。

【病因病机】

首先，毒是痈发病过程中的重要因素，可导致机体阴阳平衡失调，经络阻隔而发痈；饮食不均衡，嗜食油腻和精细食物可致气机不畅，阻于肌肉筋脉则瘀而发热生痈。其次，感受外邪，血液凝滞不通将化热成毒腐肉，导致痈疽。

【诊断与辨证】

1.诊断

本病病变局部光软无头，红肿热痛（少数初起皮色不变），结块范围多在5～10cm，发病迅速，易肿，易脓，易溃，易敛，或伴有恶寒发热、口渴等全身症状。根据病势辨证如下。

2.辨证分型

（1）初期　患处肿胀，表皮焮红，或少数初起皮色不红至酿脓时才转为红色，光软无头，结块逐渐扩大，高肿发硬。轻者无全身不适，重者有恶寒发热、头痛口渴之症。舌苔黄腻，脉弦滑或洪数。

（2）溃脓期　创面逐渐腐烂，形似蜂窝，伴有壮热、口渴、面红目赤、溲赤、便秘。苔黄腻，脉滑数。

（3）收口期　腐肉脓汁已净，创面清洁，新肉始生，热退或仅有低热。

（4）阴虚毒盛　创面平塌，颜色紫暗不鲜，溃脓缓慢，脓水稀少或带血水，伴有发热烦躁、口渴多饮、大便燥结、小便短赤，舌红，苔黄燥，脉细弦数。

（5）邪毒内陷　创面颜色晦暗，根盘散漫不聚，灼痛剧烈或不知疼痛，壮热烦渴，精神萎靡，舌质红绛，脉洪数或细数。

【治疗】

1.火罐法

（1）方法一

主穴：病变局部。

操作：痈处成脓后，在波动感最明显处切开排脓，切口充分。让患者取舒适、耐久的体位，选用比病变部位略大口径的玻璃罐，用拔罐法吸取脓液，吸取15分钟左右，透过玻璃罐可见创口内脓液流出。待脓水流尽，开始流出新鲜血液时，将罐取下。清洁患处，肿块处外敷金黄散，并置药线引流，敷料包扎。若一次脓血未拔净者，可隔日再拔，直至脓尽流出新鲜血液，并注意患处恢复情况。

（2）方法二

主穴：病变局部。

操作：痈处成脓后，在波动感最明显处切开排脓，切口充分，用拔罐法吸取脓液，选用与病变部位大小相宜口径的玻璃罐，吸取15分钟左右，透过玻璃罐可见创口内脓液流出。起罐后，创口内可以3%过氧化氢溶液、0.9%氯化钠溶液或0.01%新洁尔灭溶液清洗。最后置药线引流，敷料包扎。此后根据敷料渗出情况判断脓液量，脓液多时当一天拔罐并换药一次。创口无分泌物，呈收口状态时停用拔罐法治疗。创口用0.01%新洁尔灭溶液纱条湿敷，直至创口干燥、结痂。

2.火罐加药物油纱条法

操作：制备药物油纱条。将浙贝母60g，蒲公英30g，金银花40g，连翘40g，黄连30g，乳香30g，没药30g，浸没于1000mL麻油内，一昼夜后用文火煎至药枯，去渣、滤清后浓缩，隔水去火毒，然后将若干消毒纱条浸泡于药油内，即成药油纱条。

选用与病变部位大小相宜口径的玻璃罐，用闪火法拔吸在创面上，当创孔过小脓出不畅时，用三棱针或手术刀在创顶刺透或扩大创口，拔罐应留置5～10分钟。拔罐后将药油纱条外敷创面。根据脓液多少，每天拔罐敷药1～2次。若1次脓血未拔净者，可隔日再拔，直至脓尽流出新鲜血液之后，再行常规处置。

【按语】

1.采用拔罐法治疗痈症，可因势利导，助邪外出，使热毒之邪直接从病位而出，有助于减少患者切开引流治疗的痛苦和麻烦，且愈后无明显瘢痕。

2.拔罐法所用火罐必须为玻璃罐，这样便于观察患处流脓情况，以制订下一步处置措施。

3.拔罐法适用于肌肉、脂肪较丰厚，易于拔罐的部位，颜面部不宜使用。所用玻璃罐罐口要略大于患处硬结面积。

4.痈常有多个头或多个脓腔，检查时一定要注意不要漏掉，要细致检查，分别处理。

5.患病期间要忌食肥甘厚味、辛辣刺激食物，以及鱼、虾等发物。

第七节　丹毒

丹毒起病突然，恶寒发热，局部皮肤掀红肿胀，迅速扩大，发无定处，数日内可自止而渐愈。本病生于头部的叫抱头火丹，生于胁下腰胯的叫内发丹毒，生于腿胫部的叫流火，游走全身的叫赤游丹。

丹毒病名首见于《素问·至真要大论》。在《千金要方》中又称丹熛。《诸病源候论》中有丹毒发病的描述："丹者，人身体忽然掀赤，如丹涂之状，故谓之丹。"关于丹毒的发病原因，《圣济总录》提出了热毒的观点："热毒之气，暴发于皮肤间，不得外泄，则蓄热为丹毒。"丹毒因发生部位不同，而有多种名称：如发于头面者，《疡科心得集》称为"抱头火丹"；发于腰胯者，《外科大成》称"内发丹毒"；发于小腿、足部者，《疡医大全》称"流火"；初生儿发者，《医宗金鉴》称为"赤游丹毒"。

本病西医也称丹毒，主要致病菌为溶血性链球菌。多发于手术伤口或鼻孔、外耳道、耳垂下方、肛门、阴茎和趾间的裂隙。皮肤的任何炎症，尤其是有皲裂或溃疡的炎症为致病菌提供了侵入的途径。轻度擦伤或搔抓、头部以外损伤、不清洁的脐带结扎、预防接种和慢性小腿溃疡均可能导致此病。致病菌可潜伏于淋巴管内，引起复发。本病严重者，宜中西医结合治疗。

【病因病机】

本病多由于皮肤黏膜破损，邪毒乘隙侵入而发。发于头面者，多兼有风热；发于胁下腰胯者，多兼肝火；发于下肢者，多兼夹湿热。发于新生儿者，多由内热所致。

【诊断与辨证】

1.诊断

丹毒是皮肤及其网状淋巴管的急性炎症，好发于下肢和面部。其临床表现为起病急，局部出现界限清楚的片状红疹，颜色鲜红，并稍隆起，压之褪色。皮肤表面紧张炽热，迅速向四周蔓延，有烧灼样痛，伴高热畏寒及头痛等。

2. 辨证分型

根据病位及病势，辨证如下。

（1）风热火炽　见于头面、耳项、臂膊等处，灼红，重则双目合缝，不能睁开，伴见口渴引饮、大便干结，舌红，苔薄黄，脉滑数。

（2）肝经郁火　发于胸腹、腰背、胁肋、脐周等处，红肿，向四周扩展，舌红，苔薄黄，脉弦数。

（3）湿热火盛　常发于下肢腿股、足背等处，红肿灼热，向上蔓延，腹股沟淋巴结肿大，行走困难，且伴见纳少、渴不欲饮，舌红，苔黄腻，脉滑数。

（4）毒热入营　重症者病变范围较大，可见神昏谵语、躁动不安、恶心呕吐等逆证。

【治疗】

刺络拔罐法

主穴：病变局部。

成人的下肢丹毒可以应用刺络拔罐法。备好消毒的三棱针及28号2cm毫针，清洗患处后，局部消毒。在患处选取红、热、肿、硬较重及最早出现病变的部位。以三棱针点刺放血；以毫针沿患部周边分散向中央斜刺，摇大针孔，慢出针，使暗红色血自然流出；取玻璃罐在点刺处和其他出血处吸拔以排出剩余恶血，吸拔时间大约5分钟。每次治疗均选取局部瘀血较重的部位。伴高热者取大椎穴点刺放血，以毫针泻法刺曲池穴、合谷穴；伴淋巴管发炎者，在红线上每隔3cm逆向斜刺一针。还可以配合中药口服，如重用金银花、蒲公英、紫花地丁、大青叶、板蓝根、赤芍、生地黄、栀子、大黄等。治疗每日1次或隔日1次，10次为1个疗程。

【按语】

丹毒虽然只是皮肤病，却严重影响患者的工作、生活，造成诸多不便。丹毒的发生常伴随皮肤黏膜的擦伤及其他细微不易发现的皮肤破损，如足癣、虫咬等皮肤疾病诱因，尤其是不清洁的伤口更易感染，故平时应积极预防和治疗足癣，对皮肤黏膜的小伤口及时消毒处理，注意保持皮肤清洁卫生。尤其是婴幼儿皮肤柔嫩，很容易造成损伤，故要精心照护。糖尿病患者皮肤最易发生细菌感染，一旦出现小的感染源应积极处理，防止病灶扩散而引发丹毒。

刺络拔罐法能排出恶血，祛瘀生新，对丹毒的治疗有重要价值。但是，本法在应用时需要注意，已经形成溃疡或出现败血症、脓毒血症等严重情况时，要及时进行中西医综合治疗并密切观察。丹毒发生于面部眼区不宜用本法。如果治疗前发现有皮肤破损，应及时行外科处理。

第八节　神经性皮炎

神经性皮炎是一种皮肤神经功能障碍性疾病，具有明显的皮肤损害。多发生在颈后部或其两侧、肘窝、腘窝、前臂、大腿、小腿及腰骶部等。常成片出现，呈三角形或多角形的平顶丘疹，皮肤增厚，皮脊突起，皮沟加深，形似苔藓。常呈淡红或淡褐色，剧烈瘙痒是其主要症状。如全身皮肤有较明显损害者，又称为弥漫性神经性皮炎。根据皮损范围大小，临床分为局限性神经性皮炎和播散性神经性皮炎两种。西医学认为，本病与大脑皮层兴奋和抑制过程平衡失调有关，精神因素被认为是主要诱因，情绪紧张、神经衰弱、焦虑等都可使皮损发生和复发。本病为常见多发性皮肤病，多见于青年和成年人，儿童一般不发病。夏季多发或季节性不明显。常多年不愈，易反复发作。

中医称本病为"牛皮癣""顽癣"或"摄领疮"等。《外科正宗》"顽癣"中记述：

"牛皮癣如牛项之皮，顽硬且坚，抓之如朽木。"《诸病源候论》"摄领疮候"记载："摄领疮……生于颈上，痒痛，衣领拂着即剧，云是衣领揩所作，故名摄领疮也。"

【病因病机】

本病初起为风湿热之邪阻滞肌肤，或衣着硬领等外来刺激引起，病久耗伤阴液，营血不足，血虚生风生燥，皮肤失于濡养。情志不遂，郁闷不舒，致血虚肝旺，或紧张劳累而心火上炎，以致气血运行失职，凝滞肌肤，每易成为诱发的重要因素，且致病情反复发作。

【诊断与辨证】

1.诊断

本病以中青年多见，先有剧烈瘙痒，后有皮损；皮疹为扁平丘疹，苔藓样变，无渗出。皮疹多发于颈部、四肢伸侧、腰骶部、腘窝、外阴。病程慢性，常反复发作。

2.分型

（1）临床分型

①局限性神经性皮炎：也称慢性单纯苔藓或韦达苔藓。开始常先感局部阵发性瘙痒，经搔抓或摩擦后出现成群粟粒至米粒大的扁平丘疹，干燥而结实，皮色正常或淡褐色，表面有光泽，或有糠秕状菲薄鳞屑。之后逐渐融合扩大，浸润肥厚，脊沟明显，呈苔藓样变。皮损境界清楚，局部伴有抓痕和血痂。90%以上好发于颈部，其次为肘、骶、眼睑、腘窝、腋窝等处，亦可见于腰背、两髋、外阴、肛门、腹股沟、四肢等处。

②播散性神经性皮炎：皮损与局限性神经性皮炎相似，但分布广泛而弥散，既有扁平丘疹，亦有大小不一的苔藓样斑片。皮损多先发于颈部，向上蔓延至眼睑及头部，向下蔓延至肩背、腰及四肢，泛发全身各处。有的皮损可沿抓痕呈条状排列。自觉阵发性剧痒，夜间尤甚。

本病呈慢性进展，常经年不愈，有时虽减轻或消退，但易复发。因剧痒抓破表皮，可致湿疹样皮炎或继发感染，或因处理不当而产生接触性皮炎。

（2）中医辨证分型

①肝郁化火：皮损色红，伴心烦易怒或精神抑郁，失眠多梦，眩晕，口苦咽干，舌红，脉弦数。

②风热蕴阻：皮疹呈淡褐色，皮损成片，粗糙肥厚，阵发性剧痒，夜间尤甚，舌苔薄黄，脉浮数。

③血虚风燥：丘疹融合成片成块，表面干燥，色淡或灰白，皮纹加深，上覆鳞屑，剧烈瘙痒，夜间尤甚，女性或兼有月经不调，舌淡，苔薄，脉濡细。

④阴虚血燥：皮损日久不退，呈淡红或灰白色，局部干燥肥厚，甚则泛发全身，剧烈瘙痒，夜间尤甚，舌红，少苔，脉弦数。

【治疗】

针罐法、刺络拔罐法（刺络闪罐法）

（1）方法一

主穴：皮损局部、大椎、膈俞、委中。

操作：患者选取适合体位，暴露皮损局部，医者采用梅花针叩刺皮损局部，手法由轻到重，至皮肤出血为度，用闪火法将罐吸拔于皮损局部，吸出少量血液，拔罐少则1个，多则4～5个，留罐3～5分钟，拔出黑血5～10mL。患者再取俯卧位，取大椎、膈俞、委中，医者用三棱针点刺出血后，每穴拔玻璃罐1个，留罐10～15分钟。可以配合耳背经脉点刺放血。隔日治疗1次，7次为1个疗程。

（2）方法二

主穴：皮损局部、相应节段夹脊穴［头、面、颈部及上肢皮炎选取颈夹脊穴及胸夹脊穴（T1～T12），下肢及腹部皮炎选取腰夹脊穴（L1～L5）］。

操作：局部及夹脊穴常规消毒。皮肤针垂直叩打皮损局部，强刺激，以局部出血为度。夹脊穴行中等刺激，以皮肤潮红、无渗出，出现皮肤疼痛为度。每次叩刺15～20分钟，然后在皮损叩刺局部闪火拔罐3～5分钟，拔出黑血5～10mL。可以配合毫针针刺治疗，取穴风池、曲池、足三里、血海、内关、三阴交等。隔日治疗1次，10次为1个疗程。

（3）方法三

主穴：皮损局部、肺俞、肝俞、脾俞。

操作：首先用火针点刺。患者取舒适位，充分暴露患处，常规消毒后，医者选择细火针，酒精灯上烧针至白亮，迅速垂直点刺至皮下1～2mm深，每针相距1～2cm，由皮损外缘向中心点刺，皮损增厚明显处可稍密集点刺，针数多少视皮损大小而定。火针点刺后，用闪火法闪罐3～4次后留罐5～10分钟，吸出少量瘀血，取罐后擦净消毒。其次，用梅花针叩刺肺俞、肝俞、脾俞，以皮肤潮红、微渗血为度，再选用大号或中号玻璃罐用闪火法拔罐，留罐5～10分钟，取罐后擦净消毒。

【按语】

1.积极寻找发病原因并进行相应治疗，是预防本病的关键。嘱患者解除思想负担，生活力求规律，避免过度紧张和精神刺激，保持情绪稳定。

2.忌食辛辣、酒类等刺激之物；限制浓茶、咖啡等。局部避免挠抓，避免外界各种刺激。洗浴时，不要使用碱性过强的香皂及热水烫洗，衬衣衣领宜为柔软的棉织品。

3.有胃肠道功能失调者应及时治疗；有传染性病灶应适当处理。

4.神经性皮炎是慢性炎症性皮肤病，拔罐疗法中刺络拔罐法治疗本病具有一定优势，尤其对局限性神经性皮炎临床疗效较好，在治疗过程中可以配合外用中药、刮痧、艾灸等方法，以提高疗效。

第九节　银屑病

银屑病是一种常见的慢性复发性炎症性皮肤病，特征性损害为红色丘疹或斑块上覆有多层银白色鳞屑，好发于四肢伸侧、头皮和背部，严重皮损可泛发全身，并可出现高热、脓疱、红皮病样改变以及全身大小关节病变。本病的发病率在世界各地差异较大，与种族、地理位置、环境等因素有关，自然人群的患病率为0.1%～0.3%，我国发病率为0.123%。初发年龄以15～45岁居多，男女患病率差别不大。临床上一般分为寻常型、脓疱型、关节病型及红皮病型，但寻常型占99%以上。

本病相当于中医学的"白疕"，古籍有白壳疮、干癣、松皮癣、风癣、白疕、疕风、蛇风等记载。《诸病源候论》说："干癣，但有匡郭，皮枯索，痒，搔之白屑出是也。皆是风湿邪气，客于腠理，复值寒湿，与血气相搏所生。若其风毒气多，湿气少，故风沉入深，故无汗，为干癣也。其中亦生虫。"宋代医家继承了隋唐时期对本病病因的认识，但在病机上明确提出"气血否涩"的观点，如《圣济总录》说："其病得之风湿客于腠理，搏于气血，气血否涩，久则因风湿而变化生虫，故风多于湿，则为干癣，但有周郭，皮枯瘙痒，搔之白屑起者是也。"明清时期部分医家认为本病外由"风邪客于皮肤"，内由"血燥不能荣养"所致。如《外科大成》曰："白疕，肤如疹疥，色白而痒，搔起白疕，俗呼蛇风。由风邪客于皮肤，血燥不能荣养所致。"《医宗金鉴·外科心法要诀》曰："白疕之形如疹疥，色白而痒多不快，固由风邪客皮肤，亦由血燥难荣外。……生于皮肤，形如疹疥，色白而痒，搔起白皮。由风邪客于皮肤，血燥不能荣养所致。"陈实功在《外科正宗》说："顽癣，乃风、热、湿、虫四者为患……风癣如云朵，皮肤娇嫩，抓之则起白屑……总皆血燥风毒克于脾、肺二经。"另外，还有医家认为本病的发生与秋燥也有关系，《外科证治全书》曰："白疕，一名疕风。皮肤燥痒，起如疹疥而色白，搔之屑起，渐至肢体枯燥坼裂，血出痛楚，十指间皮厚……"

【病因病机】

银屑病的确切病因尚未阐明。目前认为，银屑病是遗传与环境等多种因素相互作用的多基因遗传病。其发病机制，多数医家认为本病是一种免疫介导性疾病。各种原因引起的机体代谢障碍、免疫功能紊乱，导致血液、组织生化的异常改变，造成角质形成及细胞膜异常、cAMP（环磷酸腺苷）和前列腺素失去平衡，使表皮增生而发病。组织病理为角质增厚，主要为角化不全。在角质层内或其下方可见Munro微脓肿（芒罗微脓肿），系中性粒细胞由真皮乳头层上端毛细血管向表皮游走所致，多见于早期损害。颗粒层变薄或消失，棘细胞层增厚，表皮突向下延展，深入真皮。脓疱型银屑病渗出较重，于棘层上部出现海绵状脓疱（Kogoj海绵状脓疱）；红皮病型银屑病炎症较剧烈。

中医学认为，本病由营血亏损，生风生燥，肌肤失养而成。初起多夹有风寒或风热之邪的侵袭，以致营卫失和，气血不畅，阻于肌表而成本病；也有兼因湿热蕴积，外不能宣泄，内不能利导，阻于肌表而发白疕。病久气血耗伤，血虚风燥，肌肤失养更为显露；或因营血不足，气血循行受阻，以致瘀阻肌表而成；或因肝肾不足，冲任失调，更使营血亏损。少数可因调治不当，兼感毒邪，风寒化热，湿邪化燥，以致燥热成毒，热毒流窜，入于营血，内侵脏腑，造成气血两燔的证候。

【诊断与辨证】

1.诊断

初发为针头至扁豆大的炎性扁平丘疹，逐渐增大为钱币或更大的淡红色浸润斑，边界清楚，上覆多层银白色鳞屑。轻轻刮除表面鳞屑，则露出一层淡红色发亮的半透明薄膜，称薄膜现象。再刮除薄膜，则出现小出血点，称点状出血现象（Auspitz现象）。

发展过程中，皮损形态可表现为多种形式。急性期皮损多呈点滴状，鲜红色，瘙痒较著。静止期皮损常为斑块状或地图状等。消退期皮损常呈环状、半环状。少数皮疹上的鳞屑较厚，有时堆积如蛎壳状。皮损可在身体任何部位对称性发生。好发于肘、膝关节伸侧和头部。少数患者指（趾）甲和黏膜亦可被侵。

银屑病患者继发红皮病者称红皮病型银屑病；皮疹有少量渗液，附有湿性鳞屑，或初起为小脓疱，伴有发热等症状者称为脓疱型银屑病；合并关节病变者称为关节型银屑病。

本病急性发作，慢性进展，倾向复发。发病常与季节有关，有夏季增剧、秋冬自愈者，也有冬春复发、入夏减轻者。

2.辨证分型

（1）风热血燥　皮损鲜红，皮疹不断出现，红斑增多，刮去鳞屑可见发亮薄膜、点状出血，有同形反应，伴瘙痒；心烦，口渴，大便干，尿黄，苔黄或腻，脉弦滑或数。

（2）血虚风燥　皮损色淡，部分消退，鳞屑较多，皮肤干燥，伴头晕眼花、面色㿠白、口干、便干，舌淡红，苔薄白，脉细缓。

（3）瘀滞肌肤　一般病程较长，反复发作，多年不愈，皮损肥厚浸润，颜色暗红，鳞屑较厚，有的呈蛎壳状，或伴关节活动不利，舌紫暗或有瘀斑、瘀点，脉涩或细缓。

（4）湿热蕴阻　患部除有皮损外，常伴有浅在性、无菌性脓疱，好发于掌跖部，也可泛发全身。重者有发热，口渴，尿黄，便结或溏而不爽，舌质红，苔黄腻，脉滑数。

（5）火毒炽盛　多属红皮病型或脓疱病型。全身皮肤发红，或呈暗红色，甚则稍有肿胀，鳞屑不多，皮肤灼热，或弥布散在小脓疱，常伴有壮热口渴、便干溲赤，舌质红绛，苔薄，脉弦滑数。

【治疗】

针罐法、刺络拔罐法（刺络闪罐法）

（1）方法一

主穴：背部反应点。

操作：患者充分暴露背部，在背部（督脉及膀胱经）寻找红色粟粒状或结节状反应点，用三棱针在反应点上点刺放血，而后用闪火法或投火法拔罐，以促其出血，留罐5～10分钟。每处出血量为2～3mL。每次点刺4～5个反应点，隔2日治疗1次，10次为1个疗程。

（2）方法二

主穴：大椎、肺俞（双）。

配穴：大肠俞（双）、膈俞（双）、肝俞（双）、曲池（双）、血海（双）。

操作：常规消毒大椎、肺俞，用三棱针点刺1～2针，见血拔罐，出血量可达3～5mL，取罐。然后嘱患者俯卧，取上述背俞穴用2寸毫针斜向脊柱方向刺入1.5寸，用强刺激泻法，得气后通电，选择断续波。得气后均留针1小时，每15分钟行针1次。每日治疗1次，15次为1个疗程，隔10～15天再进行下一个疗程。一般针灸3～5个疗程。本法适合于血热型患者。

（3）方法三

主穴：大椎、肺俞（双）。

配穴：夹脊穴、曲池、足三里、三阴交。

操作：常规消毒大椎、肺俞，用三棱针轻点刺后拔罐，微量出血即取罐。电针用弱刺激补法，针1～2个疗程后改为埋线治疗，埋线取患侧夹脊穴外开1.5寸处，从第1穴至第17穴每隔2穴为1个埋线点，两侧共12个埋线点，四肢选曲池、足三里、三阴交，常规埋线。疗程视埋入肠线的吸收情况而定，一般15～20天治疗1次，3次为1个疗程。本法适合于血虚风燥型患者。

（4）方法四

主穴：皮损局部。

操作：局部常规消毒后，左手持点燃的酒精灯，右手持简易火针，即将5支1寸普通针灸针如梅花针状排列，用酒精灯外焰将针身烧红发亮，以稳、准、快的手法，迅速点刺皮损处；因皮损处皮肤增生变厚，故针刺应略深刺至基底部，然后出针，重复上述操作，直至皮损处被均匀点刺到位后，迅速拔罐，可见罐口吸出血性和淡黄色液体少许，10分钟后取罐，用碘伏棉球擦拭干净。10天后针处痂皮脱落。

（5）方法五

主穴：病变局部。

配穴：合谷、曲池、血海、委中、膈俞。

操作：病变局部常规消毒，用梅花针叩打，使皮损部位出现出血点，即在该处拔玻璃罐，10分钟后起罐，以拔出紫红色血液为好。然后擦净局部，勿污染。以上治疗每7

天1次，最多施术3次。针刺取穴合谷、曲池、血海、委中、膈俞，常规消毒后，针刺入穴位后行泻法，留针15分钟，每隔5分钟行针1次。

（6）方法六

穴位　大椎、陶道。

配穴：肺俞、肝俞、脾俞、足三里、三阴交、曲池。

操作：取大椎、陶道两穴，常规消毒后，用三棱针于上两穴快速浅刺，出血少许，立即于该处拔玻璃罐。5分钟后起罐，局部以红紫为度。针刺取双侧肺俞、肝俞、脾俞、足三里、三阴交、曲池穴，行平补平泻法，留针30分钟，中间行针2～3次，每次2分钟。

【按语】

1.银屑病治疗期间应忌食辛辣、鱼虾、羊肉、狗肉等发物及酒类；急性期或红皮病型不宜用刺激性强的药物。

2.平时使用外用药应从低浓度开始，用药前用热肥皂水或中药煎液洗涤病灶，去除鳞屑。

3.银屑病是临床上难治性皮肤病，刺络拔罐疗法是中医治疗本病的常用方法，为提高疗效，可以与中药、毫针、电针、埋线等治疗方法结合使用。

第十节　窦道

窦道指深部组织通向体表的病理性盲管，一般只有1个外口，在外口部有脓水经久淋漓不止。其特点是管道由深部组织通向体表，外口与内脏不相通连。多数窦道细而狭长，或直或弯。某些窦道由于伤口周围有大量的瘢痕组织，使窦道引流不畅，或内有异物或无效腔存在。如果不去除上述原因，窦道往往不易愈合。本病属中医瘘管的范畴。

【病因病机】

窦道形成的主要原因是细菌侵犯了骨与软组织，引起骨与软组织几乎都出现在局部持续性慢性炎症的表现形式中。这些细菌或由其所引起的各种致炎介质和持续刺激周围软组织而引起的应激反应（病患部软组织为骨组织的贴合围缩作用），使大量脓性分泌物引流不畅，被迫在深部软组织内迂回破坏，形成窦道。

【诊断与辨证】

1.诊断

窦道患者常有外科手术史或外科感染史。患处局部有一小创口，常有脓性分泌物流出。创周皮肤可呈潮红、丘疹、糜烂、瘙痒不适等表现。一般无全身症状。若外口暂时闭合，脓液引流不畅，可发生局部红肿疼痛，或伴有发热等症状。部分患者因反复溃破，数年不愈，则创周皮色紫暗，创口胬肉突起。

探查窦道，其形态多样，多为细而狭长，也有外端狭窄、内腔较大者，甚至呈哑铃状；所在部位不同，窦道的深浅也不一，可有数厘米到数十厘米不等，管道数目也可多少不一。有时创口中可有手术丝线、死骨片等异物排出。

临床上常借助辅助检查探查窦道的走向和深浅，即用球头银丝，缓慢顺势探入窦道。用40%碘油注入窦道做X线窦道造影，可了解窦道长度、有无残腔及其和邻近器官的关系。

2. 辨证分型

（1）气血不足　先天禀赋不足，或年老气血虚弱，或痈疽溃后，脓水淋漓，耗伤气血，气血两虚，不能托毒外出或无力生肌敛口，久则成漏。

（2）余毒未尽　痈肿切口过小，脓毒引流、排泄不畅，或外来的异物长期刺激，或手术中残留异物等，使毒邪留滞局部，气血运行受阻，脓腐不脱，新肉不生，溃口久不愈合，致使气血亏耗，无力托毒生肌，日久成漏。

【治疗】

闪罐法

（1）方法一

主穴：窦道口。

操作：在常规治疗基础上，选用适当的玻璃罐，用闪火法，将罐口对准窦道口拔吸，留罐5～10分钟。若吸出脓液较多，可清洗灌后再拔，有新鲜血液流出则可起罐。2～3天治疗1次。

（2）方法二

主穴：窦道口。

操作：患者取卧位，患部朝向侧方，局部消毒，敷巾后进行窦道搔刮。同时了解窦道的深浅和方向，再将干纱条放入窦道内进行适当压迫。准备好玻璃罐，将窦道内纱条取出，行常规拔罐法迅速将玻璃罐置于患处。此时可见到窦道口流出紫黑色血性污物，一般10分钟左右将罐取下。除非窦道过深时，可松松地置放一块引流条外（注意不要放过深，限于窦道的外端），只敷盖敷料包扎即可。待2～3天局部皮肤充血颜色消退后，可再行第2次治疗，这样周而复始，3～5次多可痊愈。本法对于慢性窦道患者、较深窦道者同样适合。

（3）方法三

主穴：窦道局部。

操作：周围皮肤常规消毒，创面渗液用消毒干棉球轻拭即可。刀扎：用三棱针垂直扎刺窦道皮肤，呈稀疏点状，深度约1mm，以皮肤渗血为度。拔罐：先将环形中空生面饼覆于针刺周围皮肤上，然后将相当口径的玻璃罐点燃闪火后急盖在面饼上，吸力以较大为宜，以便拔出脓液与血，一般维持负压吸引约5分钟，即可除去玻璃罐及面饼。最后清洁创口周围，创面上撒布拔脓净，外敷创灼膏（或蓉浮膏），包扎固定。每隔3～6天做一次治疗，直至伤口愈合。间隔期间一般可不换药，渗出液较多者，可更换外敷料。

【按语】

1.探查窦道时宜耐心细致，动作轻柔，切忌使用暴力。治疗期间要保持引流通畅，创面卫生，患者应加强营养，促进创面愈合。

2.玻璃罐使用前应经1/1000新洁尔灭溶液浸泡消毒5分钟。拔罐前，窦道及走行区域一定要包括在负压范围内，特别是窦道顶部，以便使整个窦道创面均匀地受到负压作用。拔玻璃罐时间每次持续10分钟左右，每隔2～3天进行1次，避免形成皮肤炎，窦道内的血凝块不必清除。治疗期间，适当限制局部过多活动。

3.闪罐法是治疗窦道的较好方法，在临床治疗过程中，为提高疗效，可以在闪罐之后配合特定电磁波谱疗法（TDP疗法）或红光照射、中药外敷等方法。本病治疗以外治法为主。

第十一节　黄褐斑

黄褐斑是面部对称性的色素沉着性皮肤病，主要由色素代谢异常导致，以青中年女性多见。

本病与中医学中的"面尘""肝斑""黧黑斑"等相似，俗称"妊娠斑""蝴蝶斑"。

【病因病机】

中医学认为本病与肝、脾、肾三脏密切相关。情志不遂，肝气郁结，气血不能上荣于面；偏食肥甘厚味，损伤脾胃，脾失健运，水湿内阻，气血不畅，颜面失养；年老精亏，房劳过度，肾阴亏损，肌肤失养，肾之本色泛于颜面，均可致黄褐斑。

西医学认为本病与雌激素代谢失调有关，另外还与日晒、长期使用化妆品和长期服用某些药物有关。故多见于怀孕、人工流产及分娩后的女性。

【诊断与辨证】

1.诊断

本病多见面部色斑呈黄褐色、淡褐色或咖啡色，最初为多发性，渐渐融合成片，对称分布于面部，以颧部、前额、两颊最突出，有时呈蝶翼状，边缘清楚或呈弥漫性，面部无炎症及鳞屑。

2.辨证分型

（1）气滞血瘀　面色晦暗，斑色较深，口唇暗红，伴经前少腹痛、胸胁胀痛、急躁易怒、喜叹息，舌质暗红、有瘀点或瘀斑，脉弦涩。

（2）肝肾阴虚　斑呈咖啡色，伴手足心热、失眠多梦、腰膝酸软，舌质嫩红、少苔，脉细数。

（3）脾虚湿困　面色㿠白，斑色暗淡，体胖，疲倦乏力，舌胖而淡、边有齿印，脉濡细。

【治疗】

1.火罐法

主穴：大椎、风门、肺俞。

配穴：肝俞、膈俞。

操作：患者取俯卧位或俯伏坐位，选择大小适宜的玻璃罐，用闪火法、贴棉法等方法，将罐拔于穴位上，留罐10～15分钟。如头痛重可加太阳、印堂刺血拔罐；如咽痛重可加天突刺血拔罐或少商刺血。每日或隔日治疗1次。

2.排罐法

主穴：取膀胱经两条侧线排罐。

操作：将上述腧穴消毒，用毫针常规针刺穴位，采用平补平泻手法取得针感后，选择大小适宜的玻璃罐，用闪火法将罐吸拔于针刺穴位处，留罐10～15分钟。每日或隔日治疗1次。

3.刺络拔罐法

主穴：大椎、肺俞、心俞。

配穴：肝俞、膈俞。

操作：患者取合适体位，局部常规消毒，用皮肤针或三棱针、粗毫针等点刺出血，或三棱针挑治，以微出血为度，然后在该部位再行拔罐、留罐，留罐10～15分钟。起罐后用消毒棉球擦净血迹。

4.出针拔罐法

主穴：大椎、肺俞、心俞。

配穴：大肠俞、肾俞、肝俞。

操作：患者取合适体位，局部常规消毒，以毫针在以上穴位针刺，行平补平泻法。起针之后以针孔为中心拔罐，留罐5～10分钟。

【按语】

1.黄褐斑的发生可受多种因素影响，要积极治疗原发病。因服用某些药物或使用某些化妆品引起者，要停用药物及化妆品。

2.治疗期间应尽量避免日光照射。

第十二节　斑秃

斑秃是一种以头部毛发突然发生局限性斑状脱落为主要特征，头皮正常，无自觉症状的脱发病症，中医称"油风"，俗称"鬼舔头""鬼剃头"。

中医学认为本病因脏腑虚损，气血亏虚，发失所养，致毛发脱落，《外科正宗》载：

"油风乃血虚不能随气荣养肌肤，故毛发根空，脱落成片。"若脾胃虚弱，气血生化乏源，血虚不能上荣，风邪乘虚而入，风盛而血燥，发失所养而成本病。《诸病源候论》载："人有风邪在于头，有偏虚处，则发秃落，肌肉枯死，或如钱大，或如指大，发不生亦不痒，故谓之鬼舐头。"《外科大成》记载："油风则毛发成片脱落，皮肤光亮，痒如虫行者是也，由风热乘虚攻注，血不能养荣所致。"

西医学认为本病病因尚不完全清楚，可能与神经、精神、遗传、内分泌失调、自身免疫等因素有关。

【病因病机】

发为血之余，脾胃为后天之本、气血生化之源，脾胃虚弱，气血生化乏源，血虚不能上荣；肾为先天之本，肾藏精，其华在发，肝肾同源，肝肾不足，精血难以充养，血不养发；风邪侵袭，风盛血燥，发失所养：均致发失濡养而脱落。

【诊断与辨证】

1.诊断

本病见患者头部突然出现圆形或不规则形状的脱发，数目不等，大小不一，边界清楚，皮肤光滑，无自觉症状。部分患者可出现头发全部脱光，甚至身体其他部位毛发全部脱落，脱发处皮肤光滑。

2.辨证分型

（1）气血两虚　多见于病后或产后头发斑块状脱发，呈渐进性加重，范围由小变大，数目由少增多，毛发稀疏枯槁，轻轻触摸容易脱落，伴有唇白、气短懒言、倦怠乏力、嗜睡，舌淡，苔白，脉细弱。

（2）肝肾不足　患者病程日久，平素头发焦黄或发白，发病时常常呈大片且均匀的脱落，严重时出现全身毛发脱落，伴有头昏耳鸣、腰膝酸软、肢体畏寒，舌淡苔少或无苔，脉细无力。

（3）血热生风　患者突然脱发成片，发展较快，偶有头皮瘙痒，伴有头部烘热、性情急躁、心烦易怒、急躁不安，舌红，苔少，脉弦数。

（4）气滞血瘀　患者病程较长，脱发前先有头痛或头皮刺痛等症，伴有多梦、烦热难眠，舌质暗红或有瘀点、瘀斑，苔少，脉沉涩。

【治疗】

1.火罐法

主穴：膈俞、脾俞、胃俞。

配穴：气血两虚可加气海、关元、足三里；肝肾不足可加肝俞、肾俞；血热生风可加大椎、肺俞；气滞血瘀可加肝俞、心俞。

操作：患者取俯卧位或俯伏坐位，选择大小适宜的玻璃罐，用闪火法、贴棉法等方法，将罐拔于穴位上，留罐10～15分钟。如气血两虚可艾灸气海、关元；肝肾不足可艾灸命门、肾俞；血热生风可于大椎、肺俞刺络放血；气滞血瘀可于委中、血海刺络放血。每日或隔日治疗1次。

2.排罐法

主穴：大椎、心俞、肺俞、膈俞、脾俞、肝俞、肾俞。

操作：沿足太阳膀胱经经脉的体表位置顺序成行排列吸拔多个罐具，选择大小适宜的玻璃罐，用闪火法将罐吸拔于皮肤上，留罐10～15分钟。每日或隔日治疗1次。

3.刺络拔罐法

主穴：大椎、心俞、肺俞、膈俞、肝俞、委中。

操作：取上述穴位，用皮肤针或三棱针、粗毫针等点刺出血，或三棱针挑治后，再行拔罐、留罐。起罐后用消毒棉球擦净血迹。挑刺部位用消毒敷料或创可贴贴护。

【按语】

1.患者应注意头皮卫生，不使用强碱性的洗发水，以免加重病情。

2.拔罐后注意保暖，避免空调冷环境或冲冷水浴。

3.畅情志，不宜过度焦躁和忧虑；养成良好的生活习惯，作息有规律，保证良好的睡眠。

第十三节　白癜风

白癜风是一种后天性色素脱失性皮肤黏膜疾病，病因不明，一般认为可能与遗传、神经精神、免疫及内分泌代谢有关。这些因素使自身黑色素细胞被破坏，从而导致皮肤色素局限性脱失。本病中医学称为"白驳风"。

本病在隋代《诸病源候论》中有记载："白癜者，面及颈项身体皮肉色变白，与肉色不同，亦不痒痛，谓之白癜。"《太平圣惠方》云："夫白驳者……多生于项面，点点斑白……及不瘙痒。"对于病因病机，在清代《疡医大全》有记载："脾经积热……肺虚受风……气血不和，营运失节，风邪所壅之处，渐变为白矣。然四肢为脾之本，皮毛乃肺之合，故起于手足者居多。"本病的治疗在《外科心法要诀》中记载："白驳风……施治宜早，若因循日久，甚者延及遍身，初服浮萍丸，次服苍耳膏。"《证治准绳》记载："治面上白驳方，每服一钱……更用此散醋调涂之甚妙。"

【病因病机】

中医学认为，本病由气血失和、脉络瘀阻所致。情志内伤，肝气郁结，气机不畅，复感风邪，搏于肌肤；素体肝肾虚弱，或亡精失血，外邪侵入，郁于肌肤，跌打损伤，络脉瘀阻，毛窍闭阻，肌肤失养，产生白斑。

【诊断与辨证】

1.诊断

本病见皮肤出现颜色大小不一、形态不定的色素脱失性白斑。反复迁延，逐渐扩大、增多。有时可自行好转或消退。

2.辨证分型

（1）气滞血瘀　皮肤白斑，或有气郁不舒及心烦不安。舌淡或有瘀斑，苔薄白，脉缓。

（2）肝肾阴虚　白斑，伴倦怠乏力，腰膝酸软，或五心烦热。舌质红，苔少，脉沉细。

【治疗】

1.留罐法

主穴：大椎、肺俞、肝俞、膈俞、风门。

配穴：心俞、脾俞、大肠俞。

操作：患者取俯卧位，选择大小适宜的玻璃罐，用闪火法将罐拔在穴位上，留罐10～15分钟。

2.刺络拔罐法

主穴：大椎、肺俞、肝俞、膈俞。

配穴：风门、心俞、脾俞、大肠俞。

操作：患者取合适体位，对皮损区常规消毒，用皮肤针或三棱针、粗毫针等点刺出血，或三棱针挑治，以微出血为度，然后在该部位再行拔罐，留罐10～15分钟。起罐后用消毒棉球擦净血迹。

3.灸罐法

主穴：大椎、肺俞、肝俞、膈俞。

配穴：风门、心俞、脾俞、肾俞、命门、大肠俞。

操作：可选择艾灸后拔罐或拔罐后艾灸。患者取俯卧位，选择大小适宜的玻璃罐，用闪火法，将罐拔在穴位上，留罐10～15分钟。艾灸以有透热、扩热、传热的灸感为宜，灸至灸感消失为度。

【按语】

1.畅情志，保持情绪稳定，忌生气恼怒，以免使本病加重。

2.不宜在日光下暴晒。

3.不宜使用化妆品。

4.避免摩擦，避免压迫皮损区。

第六章 骨、外科疾病 ▷▷▷

第一节 颈椎病

颈椎病是指颈椎及其周围软组织退行性改变刺激或压迫颈部肌肉、血管、神经和脊髓等产生的一系列症状和体征的综合征，又称为颈椎骨性关节病。本病发病缓慢，颈椎关节突骨质增生、椎间盘突出、椎间孔狭窄、黄韧带肥厚、椎管相对狭窄、颈段脊柱失稳等改变都可引发，以头枕、颈项、肩背、上肢、胸部疼痛及进行性肢体感觉和运动功能障碍为主症。颈椎病属于中医学"痹证""项痹""颈痹""眩晕""头痛"等范畴。

【病因病机】

颈椎病多由伏案久坐、跌仆损伤、急慢性劳损、风寒侵袭、肝肾亏虚等内外因素使局部经筋脉络失和，气血运行不畅，不通则痛所致。本病病位在颈项部筋骨，与督脉及手足太阳、少阳经关系密切。其基本病机是筋骨受损，经络气血阻滞不通。

【诊断与辨证】

1.诊断

颈椎病作为一种综合征，症状比较繁杂，以头枕、颈项、肩背、上肢等部位疼痛及进行性肢体感觉和运动功能障碍为主症。

2.辨证分型

后项部疼痛者属太阳经；颈项侧后方疼痛者属少阳经；颈项侧部疼痛者属阳明经；后项正中疼痛者属督脉。

患者有明显的受寒史，遇寒痛甚者为风寒痹阻型；有颈部外伤或劳作过度史，劳累后加重，痛如针刺者为劳伤血瘀型；颈肩部疼痛，四肢麻木乏力，兼头晕耳鸣者为肝肾不足型。

根据症状、体征和X线检查常将颈椎病分为6型。

（1）颈型　以颈项部症状为主，多见颈项强直疼痛，有僵硬感，伴肩背部疼痛。颈部活动受限明显，严重者表现为斜颈姿势。病变局部肌肉痉挛，有压痛。X线检查显示颈椎生理弧度改变或椎间关节不稳。

（2）神经根型　可见颈痛伴肩臂部痛，手指疼痛麻木或有触电感，可因颈部屈伸或向患侧侧屈时加重，尤以夜间卧姿不宁为主，可因咳嗽、深呼吸而诱发或加重。患肢沉重乏力，握力减退，甚至肌肉萎缩，出现持物坠落现象。部分患者还可出现皮肤感觉异常。患者颈部活动受限、颈部肌肉僵硬、痉挛，受累颈脊神经根所对应的棘突间、棘突旁压痛伴上肢放射痛。肱二、肱三头肌腱反射减弱或消失。椎间孔挤压试验阳性，臂丛牵拉试验阳性。X线检查显示颈椎生理弧度改变、椎体骨赘形成、颈椎失稳、椎间隙狭窄和椎间孔缩小等。

（3）椎动脉型　可有眩晕、耳鸣耳聋、视物模糊、恶心呕吐、上腹不适等症状，且常因颈项过伸或转动到某一方位而诱发，当脱离该方位时症状消失或减退。猝倒发作是椎-基底动脉急性缺血的特殊表现。颈椎棘突或有偏歪伴压痛。X线检查显示椎间关节失稳或钩椎关节骨质增生，脑血流图检查显示椎-基底动脉区有缺血性改变，椎动脉造影有异常改变。

（4）脊髓型　早期出现上肢麻木酸痛或下肢软弱无力、跛行、持物坠落、四肢触电样感觉等，后期可有共济失调、四肢瘫痪、尿急、排尿不尽与大便无力等症状。四肢腱反射早期亢进，后期减弱或消失，病理反射阳性。X线检查显示椎体后缘骨质增生，CT与MRI检查显示椎管狭窄。

（5）交感神经型　以交感神经功能紊乱为主要症状。常见颈枕痛、顽固性头痛或偏头痛，头晕，视物模糊、眼窝胀痛、眼睑无力，听力下降，心悸、胸闷胸痛，多汗或少汗，血压欠稳定等症状。X线检查显示椎体有失稳迹象，钩椎关节、椎体前缘骨质增生，椎间孔狭窄。心电图检查示T波低平或倒置，窦性心动过缓或过速或有早搏。

（6）混合型　含上述两型以上者，称为混合型颈椎病。

【治疗】

1.出针拔罐法

主穴：颈夹脊、百劳、肩中俞、肩井、阿是穴。

配穴：风寒痹阻型配风门、大椎；劳伤血瘀型配膈俞；肝肾不足型配肝俞、肾俞；手指疼痛麻木、上肢乏力者，加肩髃、肩髎、曲池。

操作：采用出针拔罐法。上述穴位针刺出针后，留罐10～15分钟，或留罐至皮肤局部出痧发暗。隔日治疗1次，10次为1个疗程。

2.留罐法

主穴：颈夹脊、百劳、肩中俞、肩井、阿是穴。

配穴：风寒痹阻型配风门、大椎；劳伤血瘀型配膈俞；肝肾不足型配肝俞、肾俞；手指疼痛麻木、上肢乏力者，加肩髃、肩髎、曲池。

操作：采用单纯留罐法。留罐10～15分钟，或留罐至皮肤局部出痧发暗。隔日治疗1次，10次为1个疗程。

3.刺络拔罐法

主穴：大椎、阿是穴。

操作：采用刺络拔罐法。皮肤常规消毒后，用三棱针点刺或皮肤针叩刺，以微出血为度，再拔玻璃罐，使少量出血。3～5天治疗1次，5次为1个疗程。

4.闪罐法

主穴：颈夹脊、肩中俞、肩井、阿是穴。

操作：采用闪罐法，至穴位处轻微出痧即可。每日治疗1次，10次为1个疗程。

5.走罐法

主穴：颈夹脊、天柱至肩髃、天柱至风门。

操作：皮肤常规消毒后，先于施罐部位涂上润滑剂，然后行走罐法，至穴位处出痧即可。3～5天治疗1次，5次为1个疗程。

【按语】

1.拔罐法对颈椎病有较好的疗效，但对脊髓型颈椎病疗效不明显。个别效果不显著者应及时配合其他疗法治疗。

2.避免过久低头工作或体位不正，睡觉时不宜用高枕。

3.注意局部保暖。

第二节　落枕

落枕是指突发性颈项部酸胀疼痛、活动不利的病症，又称"失枕""失颈"。对该病的记载首见于《素问·骨空论》。本病属于中医学"伤筋"范畴。患者一般无外伤史，多见于成年人，若中老年患者反复发作落枕，往往是颈椎病变的反应，应做进一步检查。

西医学认为落枕由各种原因导致的颈部肌肉痉挛所致，如颈项部肌肉劳损、颈项纤维组织炎、颈肌风湿病、枕后神经痛、颈椎退行性变等均可出现类似症状。

【病因病机】

落枕多因睡眠姿势不良，或枕头高低不适，或负重颈部过度扭转，或颈背感受风寒，导致颈项部气血运行不畅，引起局部经筋拘急而发作。本病病位在颈项部经筋，与督脉、手足太阳经和足少阳经关系密切。基本病机是经筋受损，筋络拘急，气血瘀滞不畅。

【诊断与辨证】

1.诊断

一般多在早晨起床后，突感一侧颈项强痛，不能俯仰转侧。疼痛可向同侧肩背及上肢扩散。检查时，局部肌肉痉挛，压痛明显，但无红肿。

2.辨证分型

本病以颈项部酸胀疼痛，活动不利，项背部或颈肩部压痛明显为主症，临床主要根据疼痛的部位、性质以及发病原因进行诊断与辨证。主要分为以下几型。

（1）风寒外袭　颈项强痛、拘急麻木，常因颈项部活动不当所致，可兼有渐渐恶风、微发热、头痛等症，舌淡，苔薄白，脉弦紧。

（2）气血瘀滞　晨起颈项疼痛，或负重扭伤后颈项疼痛，活动时患侧疼痛加剧，头部歪向病侧，局部有明显压痛点，有时可见筋结，伴颈项部运动受限，舌紫暗，脉弦紧。

【治疗】

1.留罐法

主穴：颈夹脊、阿是穴。

配穴：风寒外袭者，加大椎、风门；气血瘀滞者加膈俞。

操作：采用单纯留罐法，留罐10～25分钟，或摇罐法、揉罐法至皮肤局部出痧发暗。隔日治疗1次，5次为1个疗程。

2.闪罐法

主穴：阿是穴。

操作：采用闪罐法，至穴位处轻微出痧即可。每日治疗1次，5次为1个疗程。

3.刺络拔罐法

主穴：阿是穴。

操作：采用刺络拔罐法，皮肤常规消毒后，用皮肤针叩刺，力度适中，以微出血为度，再拔玻璃罐，使少量出血。3～5天治疗1次，3次为1个疗程。

【按语】

1.拔罐法治疗本病临床疗效肯定。

2.注意颈项部保暖，枕头高低宜适中。

3.若短期内反复发作落枕，应注意与颈椎病鉴别诊断。

第三节　肩关节周围炎

肩关节周围炎是以肩部疼痛、活动受限为主症的疾病，多见于50岁左右的成人，故俗称"五十肩"。本病是肩关节周围软组织发生弥漫性、退行性、炎症性病变，早期以疼痛为主，后期出现肩关节粘连，以功能障碍为主。本病好发于体力劳动者，女性发病率高于男性。

肩关节周围炎属于中医学"痹证"范畴，又称"漏肩风"。因患肩局部常畏寒怕冷，尤其后期出现肩关节粘连和肌肉萎缩，肩部呈现固结状，活动明显受限，故又称"肩凝症""冻结肩"等。

【病因病机】

肩关节周围炎与体虚、劳损、风寒湿邪侵袭肩部等有关。肩部感受风寒，阻痹气血；或劳作过度、外伤损及筋脉，导致气滞血瘀；或年老气血不足，筋骨失养，皆可使局部脉络气血不畅，不通则痛。本病病位在肩部经筋，与手三阳经关系密切。基本病机是肩部经络痹阻，不通而痛或不荣而痛。

【诊断与辨证】

1.诊断

主症以肩部疼痛、酸重为主，夜间为甚，常因天气变化及劳累而诱发或加重；肩关节外展、上举及后伸活动受限；后期肩部肌肉出现萎缩。

2.辨证分型

临床主要根据疼痛的部位、性质，以及发病原因、病期等进行辨证。

（1）辨病期　早期单侧肩部酸痛，偶见两侧肩部同时受累，其痛可向颈部或上臂放射，日轻夜重，晚间常可痛醒，晨起活动后减轻。患者肩部前、后及外侧压痛广泛。肩部外展、上举及后伸活动可出现不同程度的障碍。后期疼痛程度减轻，活动明显受限，肩部肌肉出现萎缩。

（2）辨经络　疼痛以肩外侧为主者属手少阳经证；以肩后部为主者属手太阳经证；以肩前外部为主者属手阳明经证；以肩前部为主者属手太阴经证。

（3）辨兼症　患者有明显感受风寒史，遇寒痛增、得温痛减者为外邪内侵；有劳伤史或劳作过度史，疼痛拒按者为气滞血瘀；肩部酸痛，劳累后加重，或伴眩晕、气短乏力者为气血虚弱。

【治疗】

1.留罐法

主穴：肩髃、肩髎、肩贞、肩内陵、臂臑、阿是穴。

配穴：风寒外袭者加大椎、风门；气血瘀滞者加膈俞；气血虚弱者加气海。

操作：采用单纯留罐法，留罐10～15分钟，或留罐至皮肤局部出痧发暗。隔日治疗1次，10次为1个疗程。

2.闪罐法

主穴：肩髃、肩髎、肩贞、臂臑、阿是穴。

操作：采用闪罐法，至穴位处轻微出痧即可。每日治疗1次，10次为1个疗程。

3.走罐法

主穴：肩髃、肩髎、肩贞、阿是穴。

操作：采用循经走罐法，皮肤常规消毒后，先于施罐部位涂上润滑剂后进行走罐，至穴位处出痧即可。3～5天治疗1次，5次为1个疗程。

4.刺络拔罐法

主穴：阿是穴。

操作：三棱针点刺肩部压痛点，用重叩法使少量出血，再加拔玻璃罐10分钟。3～5天治疗1次，5次为1个疗程。

【按语】

1. 本病早期采用拔罐法治疗效果很好。

2. 患者必须配合适当的肩部功能锻炼以提高疗效，肩部活动以不引起剧痛为度。

3. 注意肩部保暖。

第四节　网球肘

网球肘因网球运动员易患此病而得名，医学上又称为肱骨外上髁炎。该病以肘外侧部局限性的慢性疼痛为主要表现，好发于前臂活动度较大、长期反复用力做肘部活动者，如木工、水电工、砖瓦工等，是常见的肘部慢性劳损性疾病。本病多因前臂反复旋转及用力做伸腕动作，致使前臂伸肌群长期反复强烈地收缩、牵拉，导致肱骨外上髁的附着点发生不同程度的急性或慢性积累性损伤，肌纤维产生撕裂、出血、机化、粘连，从而发生局部慢性无菌性炎症。

【病因病机】

本病属于中医学"肘劳""伤筋"范畴，因活动不当，造成局部肌肉筋膜损伤，加之局部皮下组织薄弱，易受寒湿侵袭，使经络瘀阻，气血凝滞不通，筋脉挛急而发病。因肘外部主要为手三阳经所主，故手三阳经筋受损是本病的主要病机。

【诊断与辨证】

1.诊断

肱骨外上髁炎在临床上十分常见，多见因慢性劳损发病者，也可因急性损伤所致，但本病主要表现为肘关节外上方疼痛，向前臂和上臂放射，持物无力，抗阻力伸腕时疼痛加剧，而休息时症状减轻。临床检查时，桡侧腕短伸肌起点，即肘关节的外上压痛，肱骨外上髁处局限性压痛，局部皮肤无明显红肿、无炎症，肘关节屈伸活动一般不受影响。轻者不敢拧毛巾，重者提物时有突然"失力"现象。前臂伸肌腱牵拉试验（Mills试验）阳性。X线检查早期多无明显异常，中期可出现肱骨外上髁密度增高，后期可见骨质吸收，甚至破坏。

2.辨证分型

因肱骨外上髁炎主要表现为肘关节外上方疼痛，但可向前臂和上臂放射，所以按照疼痛部位可分为以下几种。

（1）手阳明经筋证　在肘关节外上方，即肱骨外上髁指伸肌腱起点处及周围有局限性压痛。

（2）手太阳经筋证　在肘关节外下方，即肱骨内上髁周围有明显压痛点。

（3）手少阳经筋证　在肘关节外部，即尺骨鹰嘴处有明显压痛点。

【治疗】

本病治以舒筋活络、活血止痛，以局部选穴为主，配合远端循经取穴。限制腕关节的活动，尤其是限制用力握拳伸腕动作是治疗和预防复发的基本原则，急性期制动1～2周。

1.留针拔罐法

主穴：阿是穴。

配穴：曲池、肘髎、手三里、外关。

操作：患者取卧位或端坐位，针刺主穴及配穴，针刺主穴时一般选用泻法，针刺配穴一般选用平补平泻法，拔罐后留针15～20分钟。留针期间在阿是穴加拔抽气罐，罐随针起，起针后取消痛膏贴敷于患处。每日治疗1次，10次为1个疗程，疗程间休息3天。

2.刺络拔罐法

主穴：阿是穴。

操作：患者取卧位或端坐位，屈肘置于治疗床上或治疗桌上。在患侧肱骨外上髁周围寻找明显压痛点后，皮肤常规消毒，用梅花针轻轻叩刺使其微出血，然后用抽气罐拔罐，使其瘀血外溢，10～15分钟起罐。每周叩刺1～2次，5次为1个疗程。

【按语】

1.拔罐的同时可结合推拿、中药外敷，以及熏洗疗法、臭氧疗法、微波理疗等外治法综合治疗，加速病程恢复。

2.大部分患者预后良好，对于久治不愈、症状顽固者可以实施手术。

3.治疗期间避免使用患臂做用力旋转及腕关节屈伸运动。

第五节　强直性脊柱炎

强直性脊柱炎是以中轴关节慢性炎症为主、原因不明的全身性结缔组织疾病，好发于10～45岁青壮年，主要侵犯骶髂关节、脊柱和髋关节。该病起病隐匿，病程漫长，反复发作，且受累脊柱有迅速发生弯曲、畸形、骨性强直的趋势，致残率较高。

强直性脊柱炎属于中医学"痹证""督脉病"范畴，特别与痹证中的"骨痹""肾痹"相类似。目前，西医对于本病尚未形成特效的针对性疗法及药物，但中医在治疗方面有一定优势。

【病因病机】

强直性脊柱炎的发病主要责之于肾与督脉，与先天禀赋不足、肝肾亏虚有关，尤其以肾虚为本。肾虚则督脉失充，督脉为"阳脉之海"，一身之阳经气血的运行布化有赖于督脉，督脉亏虚，阳气失于布化，则人体易感外邪。风、寒、湿等外邪侵袭，饮食劳倦，情志不遂，外伤等是强直性脊柱炎发病的诱因。强直性脊柱炎的致病因素往往虚实夹杂，错综复杂。基本病机是肾虚督寒。

【诊断与辨证】

1. 诊断

临床标准包括：①下腰痛至少持续 3 个月，疼痛随活动改善但休息后不减轻。②腰椎在前后和侧区方向活动受限。③扩胸度范围小于同年龄和性别的正常值。

放射学标准包括单侧骶髂关节炎三到四级，或双侧骶髂关节炎二到四级。满足放射学标准加上临床标准三条中的任何一条即可诊断为强直性脊柱炎。强直性脊柱炎具有高致残率的特点，因此早期诊断、综合治疗是改善预后的必要条件。

2. 辨证分型

根据本病临床症状、体征的不同，中医将其分为以下几种证型：

（1）风寒湿痹　腰骶部冷痛或重着，疼痛剧烈，身重转侧不利，晨起尤甚，晨僵，屈伸不利，重着，遇寒湿疼痛加剧，得温或活动后减轻，纳少，口淡不渴，舌质淡，苔薄白或白腻，脉沉细或沉紧。多见于强直性脊柱炎早、中期。

（2）风湿热痹　腰部疼痛剧烈、拒按、僵硬、屈伸不利，夜间尤甚，活动后减轻，或伴膝、踝关节肿痛灼热，身重，发热，口干口苦，胃纳差，小便黄赤，大便干结，舌红或暗红、苔黄腻，脉弦数或滑数。多见于强直性脊柱炎早、中期的急性活动期。

（3）痰瘀凝滞　腰骶疼痛，日久不愈，腰背强直，活动受限，肢体沉重或麻木，舌暗红、有瘀斑，苔白或微黄，脉弦涩。多见于强直性脊柱炎中、晚期。

（4）肝肾亏损　腰背强直，屈伸不利，腰酸腿软，肌肉萎缩。偏于阴虚者，见潮热盗汗，咽干，小便黄，大便干少，舌红少苔，脉弦细数。偏于阳虚者，见畏寒肢冷，夜尿频，舌淡胖，苔薄或腻，脉沉细。多见于强直性脊柱炎中、晚期。

（5）肾虚督寒　颈项前倾，胸椎后突，严重佝偻，目难平视，腰膝酸软，晨僵，夜间疼痛，髋关节强直或半强直，舌体胖嫩，舌苔薄白，脉沉细数。多见于强直性脊柱炎后期。

（6）阴虚血热　骶髂关节疼痛剧烈，脊柱僵硬不适、转侧困难，伴低热盗汗、五心烦热、便干溲黄，舌质红，舌苔薄少，脉细数。多见于强直性脊柱炎活动期。

（7）阳虚寒凝血瘀　腰脊部疼痛，脊背僵硬，转侧、俯仰受限，畏寒怕冷，遇寒痛剧，得温痛减，舌质暗淡，舌苔薄白，脉沉弦涩。多见于强直性脊柱炎中、晚期。

【治疗】

1. 留针拔罐法

主穴：华佗夹脊穴、秩边、环跳、悬钟、照海。

配穴：风寒湿痹型加大椎、阴陵泉；风湿热痹型加曲池；痰瘀凝滞型加中脘、三阴交；肝肾亏损型加肝俞、肾俞；肾虚督寒型加肾俞、关元；阴虚血热型加太溪；阳虚寒凝血瘀型加膈俞、关元、合谷。

操作：针刺前先从华佗夹脊穴的起点（即第 1 胸椎棘突下旁开 0.5 寸），用拇指向下按压滑动，找出反应点（压痛甚或有酸、麻、胀感处），然后用1.5～2寸毫针向脊柱方向斜刺，待针下出现得气感，再施手法加强针感，按上法在脊柱对侧同样针刺，然后在两针刺处分别拔抽气罐，留针（罐）20分钟。以上穴位用补法，隔日治疗1次，10次为1个疗程。

2.刮痧拔罐法

主穴：大杼、肝俞、脾俞、肾俞、小肠俞。

配穴：腰痛重者加刮双侧委中、阳陵泉、承山。

操作：将润滑油涂抹在患者背上，刮痧板涂上油脂，从大杼开始，沿肝俞、脾俞、肾俞、小肠俞的路线进行刮拭，用力要求均匀，尽量拉长刮拭范围。在刮拭中根据患者的体质、病情用泻法或平补平泻法，5天刮拭1次，6次为1个疗程。刮痧完成后，在刮拭过的背部两侧行拔罐法，留罐10分钟，以加强刺激体表组织充血、瘀斑等变化，充分起到刮痧、拔罐的活血化瘀作用，疗程同前法。

3.刺络拔罐法

主穴：大椎、至阳、肺俞、膈俞、肾俞、秩边、命门、腰阳关、腰眼、阿是穴。

操作：皮肤常规消毒后，选用三棱针点刺（每穴点刺3针，深3～5mm）后用闪火法速将玻璃罐吸拔在局部，待吸拔出较多瘀血后起罐，以无菌纱布按压针孔并清洁局部皮肤。一般先取阿是穴与膀胱经穴，然后取夹脊穴，最后取督脉穴。3～5天治疗1次，3次为1个疗程。

4.走罐法

主穴：大杼、背部足太阳膀胱经第一侧线、督脉。

配穴：腰痛重者加双侧委中、阳陵泉、承山。

操作：患者背部皮肤常规消毒，先于施罐部位涂上润滑剂，然后进行走罐，至穴位处出痧即可。3～5天治疗1次，5次为1个疗程。

5.药罐法

主穴：阿是穴、督脉大椎至腰俞。

操作：嘱患者暴露治疗部位，俯卧于治疗床，用闪火法拔药罐数个，留罐10分钟，擦干局部。若有水疱，小疱可不做处理，水疱较大者，可局部消毒后，用针刺破，放出疱液，贴上纱布以防感染。

【按语】

1.强直性脊柱炎目前仍是常见的、难治性的自身免疫疾病，可以采用针罐结合、药浴、服用中药或西药等联合治疗的方法，以期达到最佳疗效。

2.早期诊断、早期治疗对疾病的转归有重要意义。青、壮年，特别是男性，若经常腰痛或脊背痛、休息后症状加重而活动后症状减轻，怀疑为本病，应尽早做相关检查。

3.药物治疗的同时，注重功能锻炼，及早进行活动锻炼，是保持患者良好功能的重要手段之一。

4.重视心理治疗。由于强直性脊柱炎是慢性进展性风湿性疾病，病情常渐渐加重，给患者心理带来沉重负担，因此给患者心理安慰，认真解释病情，对其生活给予指导，教会患者功能锻炼的方法，增加患者战胜疾病的信心，也是非常重要的。

第六节　腰椎间盘突出症

腰椎间盘突出症，又称腰椎间盘纤维环破裂髓核突出症。它是腰椎间盘发生退行性变之后，在外力作用下，纤维环破裂，髓核突出刺激或压迫神经根而引起腰痛，并伴有坐骨神经放射性疼痛等症状的一种疾病。

中医学并没有"腰椎间盘突出症"这一病名的相关记载，根据症状可将其归于"腰痛""痹证""闪腰"等范畴。相关统计资料表明，腰痛在轻劳动者中占53%，在重劳动者中占64%，腰痛人群中有35%最终发展为腰椎间盘突出症。

【病因病机】

本病的发生有内因和外因两个方面：内因是椎间盘本身的退行性改变，或椎间盘发育上的缺陷；外因有损伤、劳损及风寒侵袭等。椎间盘容易发生萎缩、弹性减弱等退行性改变，使纤维环部分或全层破裂，髓核向外膨出或突出，压迫神经根，或刺激脊髓，从而引起腰腿痛等一系列症状，这是本病发生的主要原因。

中医学认为，本病病因病机与气血、经络及脏腑功能失调密切相关。其是在正虚的基础上，遇劳倦内伤、当受风寒、久卧湿地、遭雨涉水，或负重闪挫、跌仆撞击，或肾气虚损、久病肾亏等诱因，进而引起脏腑阴阳失调，气机逆乱，风、寒、湿等邪气聚积，导致腰脉痹阻，临床以腰痛、下肢放射痛，或有膀胱直肠功能障碍，劳累时加重为主症，具有起病急或缓、病程长、反复迁延的特点。

【诊断与辨证】

1.诊断

腰椎间盘突出症患者，多有不同程度的腰部外伤史。主要症状是腰痛和下肢放射痛。临床表现为腰部畸形、腰椎活动受限、腰部压痛及叩击痛、感觉障碍、肌力减退和肌萎缩、反射减弱或消失，直腿抬高试验、直腿抬高加强试验阳性。X线、CT、MRI等影像学检查，可见患者腰椎侧弯，或椎间隙变窄，或腰椎生理前凸消失，椎体可见施莫尔结节，椎体缘有唇样骨质增生，椎管内脊髓、马尾或神经受压，结合患者的病史及临床查体，可明确诊断。

2.辨证分型

中医对腰椎间盘突出症辨证分型的研究较多，一般分以下四型：

（1）寒湿腰痛　腰部冷痛重着，转侧不利，逐渐加重，每遇阴雨天或腰部感寒后加剧，痛处喜温，得热则减，苔白腻而润，脉沉紧或沉迟。

（2）湿热腰痛　腰部弛痛，牵掣拘急，痛处伴有热感，每于夏季或腰部着热后痛剧、遇冷痛减，口渴不欲饮，尿色黄赤，或午后身热，微汗出，舌红苔黄腻，脉濡数或弦。

（3）瘀血腰痛　痛处固定，或胀痛不适，或痛如锥刺，日轻夜重，或持续不解，活动不利，甚则不能转侧，痛处拒按，面晦唇暗，舌质隐青或有瘀斑，脉多弦涩或细数。病程迁延，常有外伤、劳损史。

（4）肾虚腰痛　腰痛以酸软为主，喜按喜揉，腿膝无力，遇劳则甚，卧则减轻，常反复发作。偏阳虚者，则少腹拘急，面色㿠白，手足不温，少气乏力，舌淡脉沉细；偏阴虚者，则心烦失眠，口燥咽干，面色潮红，手足心热，舌红少苔，脉弦细数。

【治疗】

1.留针拔罐法

主穴：肾俞、腰阳关、大肠俞、腰夹脊、阿是穴。

配穴：根据下肢疼痛部位，循经选用足太阳经的委中、承山，足少阳经的环跳、阳陵泉等穴位，以行滞散瘀止痛。

操作：取肾俞、腰阳关、大肠俞、腰夹脊等穴，用平补平泻法，针刺得气后留针拔罐，留罐15～20分钟或至皮肤局部出痧发暗。隔日治疗1次，10次为1个疗程，可疏通局部气机，理筋通络，活血化瘀。

2.刺络拔罐法

主穴：以足太阳膀胱经和足少阳胆经穴为主，多选用大肠俞（双）、关元俞（双）、次髎（双）、委中、阿是穴。

配穴：腿部疼痛主要在下肢外侧者，取足少阳经环跳、风市、阳陵泉；腿部疼痛主要在下肢后侧者，取足太阳膀胱经秩边、殷门、委阳、承山、昆仑；后侧、外侧皆痛者，两经穴位轮换使用。

操作：选用2～3寸毫针，局部常规消毒，腰部穴位用3寸毫针直刺，针感最好达到足底，环跳、委阳针感也应达到足底，施提插捻转平补平泻法。20～30分钟后起针，局部皮肤常规消毒，根据椎间盘突出部位，腰部取大肠俞或关元俞或附近曲张的小静脉为放血点，腿部取环跳、承扶、承山、委中、委阳穴或附近曲张的小静脉为放血点，每次选2个，用梅花针叩刺或三棱针点刺所选的穴位或曲张的小静脉点，用5号大罐采用闪罐法拔罐，留罐10分钟，出血5～10mL，起罐后用酒精消毒棉球擦拭干净创面血迹。针刺每天1次，每周连续治疗5天，每周进行2次刺络拔罐，每次间隔3天，共治疗4周。

【按语】

1.对于腰椎间盘突出引起的腰痛，临床上常常辅助以推拿、牵引、热敷、中西医药及神经阻滞疗法，其中神经阻滞疗法包括神经根阻滞、椎管内阻滞等方法。确诊为腰椎间盘突出引起的腰痛治疗效果较好。

2.急性期以平卧休息为主，不宜从事重体力劳动或剧烈运动，注意腰部保暖，必要时以腰围支撑腰部。症状缓解后，逐步进行腰背肌功能锻炼。

3.拔罐配合针灸治疗本病疗效较好，尤其是初次发病者，但对反复发病或有马尾神经受压症状者，疗效欠佳。如有手术指征，应及早进行手术治疗。

第七节　第3腰椎横突综合征

第3腰椎横突综合征是由于急慢性劳损引起局部组织发炎肿胀、渗出、充血等病理变化，导致附着于横突周围的软组织出现粘连、筋膜增厚、肌肉挛缩，使穿过肌筋膜的神经血管受挤压而出现以第3腰椎横突处明显压痛为主要特征的疾病。

第3腰椎横突综合征属于中医学"腰痛"的范畴。中医学认为该病主要是由于腰部受损，气血运行失调，脉络绌急，或肾虚腰府失养所引起的以腰部一侧或两侧或正中发生疼痛为主要症状的一类病证。本病多见于从事体力劳动的青壮年，男性多发，常诉有轻重不等的腰部外伤史。

【病因病机】

第3腰椎横突综合征多由先天禀赋不足、感受外邪及劳损等所致。由于劳损、负重、闪挫或外伤等直接导致局部气血瘀滞，脉络不通，筋脉损伤，不通则痛；或因风寒湿邪侵袭腰部，痹阻筋脉；或因素体禀赋不足，或年老精血亏衰、房劳过度，损伤肾气而致肝肾亏虚，腰部脉络失于温煦、濡养，发为本病。

腰痛的病位在腰，与肾及足太阳、足少阴、任、督、冲、带等经脉密切相关。初发多属实证，可因外感风寒湿热之邪以及跌仆外伤等引起；病久多见虚证，多由肾虚造成。本病主要病因病机包括以下三方面：

1.气滞血瘀

跌仆外伤，损伤经脉气血，或因久病，气血运行不畅，或体位不正，腰部用力不当，屏气闪挫，导致气血经络阻滞不通，均可致瘀血留着腰部而发生疼痛。

2.感受外邪

外感寒湿、湿热之邪，均可引起腰部疼痛。久居寒湿之地，易导致寒湿入侵，留着腰部，寒邪凝滞而致腰部经脉阻滞，气血运行不畅，因而腰痛；或因湿热时令，湿热蕴结，阻遏经脉，伤及腰府，亦可引起腰痛。

3.肾亏体虚

先天禀赋不足，或后天失养，久病体虚，年老体衰，或劳欲过度，以致肾经亏损，无以濡养经脉而发生腰痛。

【诊断与辨证】

1.诊断

第3腰椎横突综合征临床多表现为腰臀部酸胀疼痛、活动受限及第3腰椎横突处压痛明显。X线检查可能发现患侧第3腰椎横突肥大、横突过长，其尖部毛糙增生或左右不对称；腰椎可无异常表现，有时可见脊柱腰部生理弯曲变直或侧弯。

2.辨证分型

（1）寒湿腰痛　腰部有受寒史，天气变化或阴雨风冷时加重，腰部冷痛重着、酸麻，或拘挛不可俯仰，或痛连及臀腿，舌苔白腻，脉沉。

（2）瘀血腰痛　腰部有扭挫或旧伤史，晨起、劳累、久坐时加重，腰部肌肉触之有僵硬感，痛处固定不移，舌暗，脉细涩。

（3）肾虚腰痛　起病缓慢，腰部隐隐作痛，以酸痛为主，乏力易倦，脉细。

【治疗】

留罐法

常用的方法有留针拔罐法、药罐法、拔罐法、刺络拔罐法等。

主穴：阿是穴（第3腰椎横突压痛点）、肾俞、大肠俞、委中。

配穴：寒湿腰痛配腰阳关；瘀血腰痛配膈俞；肾虚腰痛者配志室；伴下肢痛者加秩边、环跳、殷门。

操作：寒湿腰痛、肾虚腰痛可采用单纯留罐法、留针拔罐法、药罐法或灸罐法，留罐10～15分钟。隔日治疗1次，10次为1个疗程。瘀血腰痛可采用拔罐法或刺络拔罐法，留罐5～15分钟。隔日治疗1次，10次为1个疗程。

【按语】

1.本病需与腰椎间盘突出症相鉴别，排除腰椎骨折、脱位、肿瘤或腰椎结核。

2. X线、CT、MRI等相关检查结果不支持本病的诊断或确诊为其他疾病的患者不宜使用拔罐疗法。

3.对于腰部急性损伤要及时医治。注意纠正不良姿势，宜睡硬板床。注意保暖，避免疲劳。增强背腰部肌肉功能锻炼，以增加腰部的稳定性。

第八节　膝骨关节炎

膝骨关节炎又称为膝关节增生性关节炎、退行性关节炎及膝退行性骨关节病等。临床上以膝关节疼痛僵硬、活动受限、活动时可有摩擦响声为特征，病理变化以膝关节软骨退变、软骨下骨硬化与骨赘形成等为特点。它是最常见的一种慢性、进展性膝关节疾病，是引起中老年膝关节疼痛的主要原因之一，严重影响中老年人群的生活质量。随着社会人口的老龄化发展，其发病率有显著升高的趋势。

膝骨关节炎属中医学"痹证""骨痹"范畴。

【病因病机】

本病与外感风、寒、湿、热等邪及人体正气不足有关。由于风、寒、湿邪浸于膝部筋骨、关节，痹阻经络，气血运行不畅，或因素体亏虚，肝肾亏损，肝虚无以养筋，肾虚无以主骨，筋脉失养，或因饮食不节，脾失健运，湿热痰浊内生，或生化乏源，推动无力，气血瘀滞；或跌仆外伤，损及肢体筋脉，气血筋脉痹阻，以致膝骨关节失养退变，骨刺形成，周围软组织挛缩、粘连、钙化致功能活动障碍，甚则关节生理解剖结构改变、畸形，终成"骨痹"。

总之，本病由于正气不足，外邪侵入机体，痹阻关节、肌肉、筋脉，导致气血痹阻不通而产生。

【诊断与辨证】

1.诊断

本病发病缓慢，多见于中老年肥胖女性，往往有劳累史，临床以膝关节疼痛为主症，伴关节僵硬，活动受限，活动时疼痛加重，活动时可有摩擦响声，上下楼梯疼痛明显等特点，严重者可引起关节肿胀、畸形，肌肉萎缩。

2.辨证分型

（1）行痹　关节肌肉疼痛、酸楚，游走无定处，舌淡，苔薄白，脉浮。

（2）痛痹　关节疼痛较剧，痛有定处，遇寒痛增，得热痛减，兼见关节屈伸不利，苔薄白，脉弦紧。

（3）着痹　关节酸痛，重着不移，或肿胀，肌肤麻木不仁，阴雨天发作或加重，苔白腻，脉濡缓。

（4）热痹　关节疼痛，关节活动不利，局部灼热红肿，痛不可触，伴有发热、恶风、口渴烦闷，苔黄或黄腻，脉滑数或浮数。

（5）尪痹　痹证日久不愈，关节疼痛时轻时重，关节肌肉刺痛，固定不移，或关节肌肤紫暗、肿胀，肢体顽麻或重着，甚则关节僵硬变形、屈伸不利，舌质紫暗或有瘀斑，苔白腻，脉沉细或弦涩。

【治疗】

1.灸罐法、药罐法、刺络拔罐法

主穴：阿是穴、局部经穴。

配穴：行痹配膈俞、血海；痛痹配肾俞、腰阳关；着痹配阴陵泉、足三里；热痹配大椎、曲池；肾虚加绝骨、太溪；瘀血阻络加膈俞、血海。

操作：行痹采用单纯留罐法或刺血拔罐法；痛痹、着痹采用灸罐法或药罐法；热痹、尪痹采用刺络拔罐法。留罐10～20分钟，隔日治疗1次，10次为1个疗程。

2.出针拔罐法

主穴：阿是穴、委中穴。

配穴：膝五针（鹤顶、内膝眼、外膝眼、阴谷、委阳）。

操作：采用针刺后拔罐，留罐10～20分钟。隔日治疗1次，1个月为1个疗程。

【按语】

1.排除骨结核、骨肿瘤等，以免延误病情。

2.合理饮食，适量补充钙质，将体重控制在合理范围内。

第九节　痛风性关节炎

痛风是由于嘌呤代谢紊乱和（或）尿酸排泄障碍，导致血尿酸升高而引起的一组异质性疾病。痛风性关节炎以高尿酸血症为主要特征，表现为反复发作的关节炎、痛风石形成和关节畸形。临床上患者多因急性发作的剧烈关节疼痛而就医。近年来，随着人们物质生活水平的提高、饮食结构和生活习惯的改变、平均寿命的延长，高尿酸血症与痛风的发病率呈逐年上升趋势，发病年龄呈现低龄化。

痛风在中医学中属于"痹证""痛风""历节风"等范畴。中医学的痛风包括了西医学的痛风性关节炎及其他一些疼痛性疾病。嘌呤为其病理产物，属于中医学"浊邪""浊毒"范畴。浊毒入络，血阻成瘀，浊瘀互结，络脉不通而发病，临床以浊瘀互结多见。急性痛风性关节炎的发生，与饮食、劳倦密切相关，常因感受风、寒、湿、热等外邪，致使肌肉、筋骨、关节、经络痹阻，气血运行不畅而发病。该病常反复发作，经久不愈。

【病因病机】

中医学认为痛风发病以内因为主，由于先天禀赋不足，或素体阳盛，复因饮食不节，嗜食膏粱厚味，损伤脾胃，脾胃失调，湿热内蕴，日久伤及肾；或年老脾肾功能失调，致脾失健运，脾胃升清降浊失司，肾气不化，分清泌浊无权；或劳倦过度，情志过极，脾失健运，肝失疏泄，聚湿生痰，致湿浊内生，蕴久化热生痰，瘀滞经脉，久蕴不解，酿生浊毒。湿浊痰瘀外则流注经络骨节，闭阻经络，致肢体关节疼痛，甚则痰瘀浊毒附骨，痰瘀胶固，变生痛风结节，或致关节僵肿畸形，久之痰浊瘀腐则溃流脂浊；内则流注脏腑，加重脾运失司，升降失常；穷则及肾，脾肾阳虚，浊毒内蕴，发为石淋、关格。急性发作期大多属湿热瘀阻证。

【诊断与辨证】

1. 诊断

参照国家中医药管理局1995年1月1日制定实施的《中医病证诊断疗效标准》：①多以单个趾指关节猝然红肿疼痛，逐渐痛剧如虎咬。昼轻夜重，反复发作。可伴有发热、头痛等症。②多见于中老年男性，可有痛风家族史，常因劳累、暴饮暴食、吃高嘌呤食物、饮酒及外感风寒诱发。③初起可单关节发病，以第1跖趾关节为多见，继则足踝、跟、手指和其他小关节出现红肿热痛，甚则关节腔可有渗液，反复发作，可伴有关节周围及耳郭、耳轮及趾、指骨出现"块瘰"（痛风石）。④血尿酸增高，发作期白细胞计数增高。⑤慢性痛风性关节炎X线摄片检查：可见软骨缘邻近关节的骨质有不整齐的穿凿样圆形缺损。

痛风性关节炎以关节红、肿、热、痛反复发作，关节活动受限为主症，可伴有发热、寒战、厌食、倦怠、头痛等症状。

2.辨证分型

（1）湿热蕴结　关节猝然红肿热痛、拒按，触之局部灼热，得凉则舒，伴发热口渴、心烦不安、溲黄，舌红，苔黄腻，脉滑数。

（2）瘀热阻滞　关节红肿刺痛，局部肿胀变形，屈伸不利，肌肤色紫暗，按之稍硬，病灶周围或有块瘰硬结，肌肤干燥，皮色暗黧，舌质紫暗或有瘀斑，苔薄黄，脉细涩或沉弦。

（3）痰浊阻滞　关节肿胀，甚则关节周围漫肿，局部酸麻疼痛，或见块瘰硬结不红，伴有目眩、面浮足肿、胸脘痞闷，舌胖质暗，苔白腻，脉缓或弦滑。

（4）肝肾阴虚　病久屡发，关节痛如被杖，局部关节变形，昼轻夜重，肌肤麻木不仁，步履艰难，筋脉拘急，屈伸不利，头晕耳鸣，颧红口干，舌红少苔，脉弦细或细数。

【治疗】

1.刺络拔罐法

主穴：阿是穴，即局部红肿热痛处。

配穴：患侧曲池、血海、三阴交、阳陵泉、阴陵泉。

操作：急性关节炎采用刺络拔罐法，留罐5～30分钟，每日或隔日治疗1次，5次为1个疗程。如关节肿痛部位较小，无合适大小的玻璃罐，则在点刺出血处以无菌棉签挤压出血，出血量亦以2～5mL为宜，擦净血迹并消毒点刺处皮肤。

2.出针拔罐法

主穴：阿是穴。

配穴：患侧太白、足三里、三阴交、丰隆、太冲、曲池。

操作：急性关节炎针刺用提插捻转泻法，每日1次，每次留针30分钟后起针。10次为1个疗程。针刺后，用抽气式拔罐法，拔出3～5mL血液，留罐10分钟，擦去血迹，消毒针孔，用无菌小纱布块包扎，隔日治疗1次，5次为1个疗程。

【按语】

饮食不节是本病的关键诱因，故嘱患者节饮食，禁食高嘌呤食物（如动物肝、肾等内脏），避免饮酒（特别是啤酒）；调畅情志亦为治疗及防止本病复发的关键。

第十节　急性关节扭挫伤

急性关节扭挫伤是指因直接或间接暴力而造成的关节周围韧带、肌肉、关节囊等软组织受到过度牵拉而发生的损伤，包括撕裂、出血、肌腱断裂，严重者可伴有撕脱性骨折。多见于青壮年的运动损伤及体力劳动者的工作伤。好发于踝、膝、髋、腰、肩、腕、肘等部位。

本病中医学称为"伤筋""筋伤"等，属于"经筋病"范畴。《素问·长刺节论》云："病在筋，筋挛节痛，不可以行，名曰筋痹。"《易筋经》中论述筋在人体中的地位时说："筋，人身之经络也。骨节之外，肌肉之内，四肢百骸，无处非筋，无经非络，联络周身，通行血脉，而为精神之外辅。"急性关节扭挫伤发病率高，中医药施治奏效。

【病因病机】

本病多由剧烈运动或负重持重时姿势不当、跌仆闪挫、牵拉及过度扭转等因素引起某一部位的皮肉筋脉受损，以致经络不通，经气运行受阻，气滞血瘀，瘀血壅滞局部而成。因关节的稳定性主要依靠韧带和关节囊约束，故韧带及关节囊损伤后可引起局部渗水渗血，出现局部肿胀，刺激末梢神经而引起疼痛和功能障碍。

【诊断与辨证】

1.诊断

本病以扭伤后局部疼痛，肌肉痉挛，关节活动不利，继而关节肿胀，伤处肌肤发红或青紫为主症。本病有关节扭伤史，损伤部位局部疼痛明显，伤处肿胀，皮下瘀血、瘀斑，排除骨折或脱位等即可诊断本病。关节扭挫伤患者一般需做X线或CT检查，以明确诊断。

2.辨证分型

临床应根据扭伤部位经络所在，辨清扭伤属于何经。扭伤后见皮色发红，多为皮肉伤；皮色发青，多为筋伤；皮色发紫，多为瘀血留滞；疼痛肿胀，活动不利，多为气血阻滞。

【治疗】

1.刺络拔罐法

主穴：阿是穴。

配穴：根据损伤部位的经络所在，配合循经远取，在其上下邻近取穴。踝部取照海、申脉、悬钟、丘墟等；膝部取膝眼、梁丘等；髋部取环跳、秩边等；腰部取肾俞、关元俞、腰痛点等；肩部取肩髃、肩贞、肩髎等；腕部取阳溪、阳池、阳谷等；肘部取曲池、小海等。

操作：充分暴露施术部位，皮肤针叩刺肿胀疼痛部，以微出血为度，然后加拔抽气罐，以出血为度。留罐10～15分钟，隔日治疗1次，10次为1个疗程。本法适用于伤后局部血肿明显者。

2.闪罐法、留针拔罐法

主穴：阿是穴。

配穴：根据损伤部位的经络所在，在其邻近取穴。踝部内踝取照海、商丘，外踝取申脉、悬钟、丘墟等；膝部取膝眼、梁丘；髋部取环跳、秩边等；腰部取肾俞、关元、腰痛点等；肩部取肩髃、肩贞、肩髎等；腕部取阳溪、阳池、阳谷等；肘部取曲池、小海等。

操作：充分暴露施术部位，采用留针拔罐15分钟，或闪罐法，至穴位处轻微出痧发暗即可。每日治疗1次，10次为1个疗程。

【按语】

1.罐疗法治疗急性关节扭挫伤有较好疗效，但必须排除骨折、脱位、韧带断裂等情况。

2.急性期应制动，对有局部血管破裂出血者应先冷敷，持续冷敷时间每次20～30分钟，48小时后热敷，以利于瘀血吸收。

3.可配合推拿、药物熏蒸等疗法综合治疗。

第十一节　肌纤维组织炎（腰背肌筋膜炎）

肌纤维组织炎是指因寒冷、潮湿以及慢性劳损等引起的肌筋膜或肌肉组织水肿、渗出及纤维性变而出现的一系列临床症状及体征，主要表现为疼痛、肿胀、肌紧张、姿势异常和功能障碍等，是身体富含白色纤维组织（如筋膜、肌膜、韧带等）及皮下组织出现的一种非特异性病理变化。该病为骨科常见病，发病率较高，且多见于青壮年，好发于腰背、骶髂、颈肩等部位。

肌纤维组织炎是临床常见病，难治症，属中医学"痹证"范畴。中医多责之于外感风寒湿邪或外伤、劳损等所致经络痹阻不通、气血凝滞不畅，不通则痛，日久则肌筋挛缩，僵硬成结。

【病因病机】

肌纤维组织炎的病因尚不明确。常由于各种损伤尤其是慢性劳损，治疗不彻底，遗留局部组织粘连，进而形成激痛点。常见的诱因是寒冷与潮湿。目前多认为与寒冷、潮湿、慢性劳损及病毒感染等因素关系密切。

【诊断与辨证】

1.诊断

本病可有外伤后治理不当、劳损或外感风寒等病史，表现为局部酸痛，肌肉僵硬发板，有沉重感；局部有固定压痛点或压痛较为广泛。沿骶棘肌走行方向常可触及条索状改变，腰背功能活动大多正常。X线摄片检查无阳性征。实验室检查抗"O"或血沉正常或稍高；MRI检查，皮下可见渗出的液体信号影。

2.辨证分型

（1）寒湿痹阻　有受风寒湿史。局部酸痛，肌肉僵硬发板，有沉重感，疼痛常与天气变化有关，阴雨天及劳累后可使症状加重。舌淡，苔白，脉弦紧。

（2）瘀血阻滞　慢性损伤引起颈项及腰背等部位的筋膜、肌肉等纤维化改变。肌肉僵硬发板，有沉重感。舌暗，苔白，脉涩。

（3）风热瘀滞　多为病毒感染肌肉、筋膜等，可因病毒影响出现非特异性炎性改变，形成肌纤维组织炎。有灼热疼痛感，病变部位常有游动性，按压后可加重。舌红，苔黄腻，脉滑数。

【治疗】

1.留罐法

主穴：在病变部位寻找压痛点，若压痛点不明显者，则可在患病部位拔罐。

配穴：肩背部疼痛者加肩髃、大椎、天宗、肩井、秉风及膀胱经腧穴等；腰部疼痛者加肾俞、腰阳关、膀胱俞、气海俞、委中、三阴交等。

操作：充分暴露施术部位，用闪罐法反复吸拔5~6次后留罐10~15分钟，或留罐至局部皮肤出痧为止。每日治疗1次，10次为1个疗程。

2.出针拔罐法

主穴：阿是穴。

配穴：肩背部疼痛者加肩髃、大椎、秉风、肩井等；腰部疼痛者加肾俞、腰阳关、膀胱俞、气海俞、委中、三阴交等。

操作：充分暴露施术部位，用毫针按常规方法刺入穴位，得气后取长约0.5寸艾条套入针柄上灸之，灸2~3壮，每次取2~3个穴位交替施灸，留针25分钟，待起针后在病痛部位探寻压痛点，加拔玻璃罐10分钟。每日治疗1次，10次为1个疗程。

3.刺络拔罐法

主穴：阿是穴、华佗夹脊穴。

配穴：肩背部疼痛者加大杼、大椎、肩井、天宗等；腰骶部疼痛者加肾俞、腰阳关、膀胱俞、气海俞、委中等。

操作：充分暴露施术部位，梅花针叩刺局部至皮肤潮红渗血为止，然后选择大小适合的玻璃罐闪火拔罐，时间约10分钟。隔日治疗1次，5次为1个疗程。

【按语】

1.保持心情愉快，调整日常生活与工作，有规律地进行活动和锻炼，避免劳累。

2.避免感染，注意保暖，局部热敷，防止受凉，急性期注意休息。

3.对有明确压痛点、疑有末梢神经卡压者，可行局部松解术。

4.临床中注意与风湿性疾病进行鉴别，排除结核、肿瘤等疾病。

附：腰背肌筋膜炎

腰背肌筋膜炎又称"功能性腰痛""腰背肌纤维组织炎"，是指腰背部筋膜、肌肉等软组织因寒冷、潮湿、慢性劳损等刺激，发生水肿、渗出及纤维性变等，从而引起的一种慢性病症，是慢性腰腿痛中常见的疾病之一。本病多与职业、气候和工作环境有关。

中医认为筋膜炎属于"慢性伤筋"范围。《灵枢·经筋》认为本病的主要病因为"经筋之病，寒则反折筋急"。

【病因病机】

本病多与劳损、感受风寒及肝肾亏虚关系密切。腰背肌劳损则气滞血瘀，经络痹阻；感受风寒则寒凝血瘀，气血运行不畅而致痛；肝肾亏虚则气血不足，筋失濡养，久则发病。

湿冷可使腰背部肌肉血管收缩、缺血、水肿，引起局部纤维浆液渗出，最终形成纤维组织炎；慢性劳损为另一重要发病因素，腰背部肌肉、筋膜受损后发生纤维化改变，使软组织处于高张力状态，从而出现微小的撕裂性损伤，最后又使纤维样组织增多、收缩，挤压局部的毛细血管和末梢神经出现疼痛。

【诊断与辨证】

1.诊断

腰背肌筋膜炎主要根据病史、临床症状和影像检查等资料进行诊断。腰背部弥漫性钝痛，伴有腰部发凉、麻木、肌痉挛或运动障碍；晨起及阴雨天加重，喜温、喜按、活动后减轻，剧烈活动后加重；检查可见患部有局限性压痛，触摸可引起疼痛及放射。腰痛患者通常应做X线、CT检查及实验室检查如抗"O"或血沉，以排除其他疾病。

2.辨证分型

本病可分以下几型：

（1）寒湿型　腰部冷痛重着，转侧不利，遇冷加剧，得温则减，舌苔白腻，脉沉。

（2）湿热型　腰痛处伴有热感，热天或雨天疼痛加重，活动后可减轻，尿赤，舌苔黄腻，脉弦数。

（3）气血瘀滞型　疼痛如锥刺，痛有定处，转侧困难，双下肢可受累，舌质紫暗，脉涩。

（4）肾虚型　腰部酸痛，喜按喜揉，足膝酸软，卧则痛减，遇劳更甚，反复发作，舌苔薄白，脉细。

【治疗】

1.留罐法

主穴：阿是穴、腰背部膀胱经腧穴。

操作：充分暴露施术部位，采用单纯留罐法，留罐10~25分钟或至局部皮肤出痧发暗为止。每日治疗1次，10次为1个疗程。

2.刺络拔罐法

主穴：阿是穴、腰背部夹脊穴。

操作：充分暴露施术部位，寻找压痛点、结节等待刺络的穴位，右手持针，快速准确叩刺压痛点、结节处穴位，使局部皮肤红晕出血后加拔玻璃罐，选择适宜的玻璃罐，留罐15分钟。隔日治疗1次，5次为1个疗程。

3.走罐法

主穴：腰背部膀胱经穴、阿是穴。

操作：患者俯卧，充分暴露腰背部，自上而下涂一层润滑油，选择适宜的玻璃罐，用闪火法拔于腰背部，将玻璃罐沿双侧膀胱经走行，自上而下，再自下而上来回推动，至皮肤潮红或出痧为度，然后将玻璃罐在阿是穴处重点做旋转走罐，最后停罐于阿是穴，5分钟后取下。注意走罐时罐口与皮肤平行。隔日治疗1次，5次为1个疗程。

【按语】

拔罐疗法治疗本病疗效明显，治疗重点以脊柱两侧的华佗夹脊穴为主。患者加强功能锻炼能有效缓解症状和减少复发的机会。临床治疗过程中可结合推拿、理疗等方法进行综合治疗，以取得更加理想的疗效。

第十二节　软组织劳损

软组织劳损是指人体的肌肉、筋膜、肌腱、韧带等软组织受到持续机械性的过度牵拉，而使组织局部出现缺血、缺氧、变性等病理改变的慢性损伤，主要表现为疼痛、肌紧张及活动障碍等。该病特点是发病缓慢，病程长，症状时轻时重，患者以中老年人为多。常见于腰骶部及颈背部，尤以腰骶部软组织劳损居多，往往与从事职业和劳动姿势有关，与久坐关系密切，如司机、办公室职员等最常见。

中医将本病归为"虚劳"范畴。《金匮要略·血痹虚劳病脉证并治》首先提出虚劳病名。汪绮石在《理虚元鉴·虚证有六因》云"有先天之因，有后天之因，有外感之因，有境遇之因，有医药之因"，本病多为后天因素所致。

【病因病机】

软组织劳损多为静力性损伤，主因过度疲劳如长期弯腰、负重等导致肌肉、筋膜、韧带等受到持续牵拉，肌内的压力升高，血供减少，软组织处于缺血缺氧状态，进而导致肌纤维在收缩时消耗的能量得不到充分补充，肌糖原不能充分利用，产生大量乳酸，代谢物不能及时排出，积聚过多，引起水肿、粘连等病理改变，长期反复发生，导致组织变性、增生等改变，形成劳损。

【诊断与辨证】

1.诊断

该病无明显外伤史及明显的器质性病变。其诊断主要依据病史、症状及影像学资料，主要包含以下几点：

（1）长期弯腰、负重或固定姿势劳动病史。

（2）慢性疼痛，时轻时重，劳累后加重，休息后减轻。

（3）疼痛因损伤组织不同而异，急性发作时疼痛明显。

（4）多无明显功能障碍，X线或CT检查多无明显异常。

2.辨证分型

（1）寒湿痹阻型　局部冷痛沉重，遇寒加剧，得温则减，活动后可减轻，舌淡，苔白腻，脉沉。

（2）湿热痹阻型　痛处伴有热感，雨湿天气疼痛加重，尿赤，舌苔黄腻，脉弦数。

（3）气滞血瘀型　痛有定处，双下肢可受累，舌质紫暗，苔白或腻，脉涩。

（4）肾虚型　局部酸痛，喜按喜揉，足膝酸软，卧则痛减，遇劳更甚，反复发作，舌苔薄白，脉细。

【治疗】

1.留罐法

主穴：阿是穴、足太阳膀胱经腧穴。

配穴：项背部软组织劳损者加大椎、天宗、肩髃等穴位；腰骶部软组织劳损加腰阳关、命门、环跳等穴位。

操作：患者取俯卧位，选择大小适宜的玻璃罐，用闪火法、贴棉法等方法，将罐拔于穴位上，留罐10～15分钟。每日或隔日治疗1次，10次为1个疗程。

2.走罐法

主穴：足太阳膀胱经腧穴。

操作：患者取俯卧位，充分暴露腰背部，将腰背部涂抹适量的润滑油，根据患者的情况，选择合适的玻璃罐，以闪火法将罐吸附在背部皮肤，然后沿督脉及足太阳膀胱经两侧的循行线上下来回走罐多次，至皮肤出痧为止。隔日治疗1次，10次为1个疗程。本法适用于腰及项背部软组织劳损的治疗。

3.针罐法

主穴：阿是穴、肾俞（双）、大肠俞（双）。

方法　患者取俯卧位，充分暴露治疗部位，腰部阿是穴常规消毒，点燃酒精灯，选用中粗规格火针于酒精灯火焰的外上1/3处加热至通红，然后以极快的速度刺入，随即迅速出针，每穴点刺1次，术后在针刺部位拔玻璃罐，留罐10分钟。隔日治疗1次，10次为1个疗程。本法多用于腰骶部软组织劳损者。

【按语】

1.软组织劳损大多发生于姿势不良或长期从事弯腰和负重劳动者，中医拔罐疗法治疗软组织劳损效果较好，但需排除致病因素以便取得更好的疗效。

2.局部注意保暖，加强腰背肌功能锻炼。

3.拔罐疗法效果不明显者可结合推拿、理疗等方法综合治疗。

第十三节　腱鞘囊肿

腱鞘囊肿是发生于关节部腱鞘内的囊性肿物，一种关节囊周围结缔组织退变所致的病症。囊肿内含有无色透明或橙色、淡黄色的浓稠黏液，好发于关节和腱鞘附近，常见于腕背和足背部。患者多为青壮年，以女性较多。

本病属中医学"筋结""筋瘤"范畴。

【病因病机】

中医学认为本病系外伤筋膜，邪气所居，郁滞运化不畅，水液积聚于骨节经络而成。多因患部关节过度活动、反复持重或经久站立等，劳伤经筋，以致气津运行不畅，凝滞筋脉而成。

【诊断与辨证】

1.诊断

腱鞘囊肿可发生于任何年龄，多见于青年和中年，女性多于男性。囊肿生长缓慢，圆形，直径一般不超过2cm，也有突然发现者。少数可自行消退，也可再长出。部分病例除局部肿物外，无自觉不适，有时有轻度压痛。多数病例有局部酸胀或不适，影响活动。局部检查可摸到一外形光滑、边界清楚的圆形包块，表面皮肤可推动，无粘连。囊肿多数张力较大，肿块坚韧，少数柔软，但都有囊性感。囊肿的根基固定，几乎没有活动。B超检查可帮助确定肿块的性质。

手腕部腱鞘囊肿多发生于腕背侧，少数在掌侧。最好发部位是总伸肌腱桡侧的腕关节背侧关节囊处，其次是桡侧腕屈肌腱和拇长展肌腱之间。腕管内的屈指肌腱鞘亦可发生囊肿，压迫正中神经，诱发腕管综合征。少数腱鞘囊肿可发生在掌指关节以远的手指屈肌腱鞘上，米粒大小，硬如软骨。

足踝部腱鞘囊肿以足背腱鞘囊肿较多见，多起源于足背动脉外侧的趾长伸肌腱鞘。跗管内的腱鞘囊肿可压迫胫神经，是跗管综合征的病因之一。

2.辨证分型

囊肿生长的位置属于何经，就按何经的囊肿对待。另外，可根据囊肿的质地分型。

（1）痰瘀阻滞　囊肿张力较大，肿块坚韧，有囊性感。

（2）痰气阻滞　囊肿柔软，有囊性感。

【治疗】

1.刺络拔罐法

主穴：阿是穴。

操作：用三棱针刺破囊肿后再拔罐。也可采用2号火针，在酒精灯上烧红，左手拇指、食指挤压囊肿，将内容物推至一边，使囊肿突起，避开血管及肌腱，对准囊肿中心迅速刺入2～3针，快刺快出，其深度达囊肿中心即可。对囊肿较大者，可在囊肿四周各刺1～2针，然后用口径稍大于囊肿直径的玻璃玻璃罐以闪火法迅速将罐扣在囊肿上，留罐5～15分钟，待拔出胶状黏液后取罐，用棉签擦净黏液，然后用挤干的酒精棉球压迫创口，胶布固定。治疗局部2日内不要沾水，3日后取下胶布即可。每3日治疗1次，3次为1个疗程，疗程间休息2天，治疗期间嘱患者减少活动量。

2. 留针拔罐法

主穴：阿是穴。

操作：腕关节部位囊肿，患者取正坐位，屈肘平腕；踝关节部位囊肿，取正坐位，屈膝平足或侧卧伸足。局部常规消毒，医者持针沿囊肿边缘，等距离进5针，针尖要相互接触，角度为针斜不超过15°。第6针直刺囊肿中央，针尖须深达囊肿基底部，留针30分钟，每隔5分钟，以轻度手法捻针1次，有针感即可。针刺结束后，以小罐闪火法于针刺部位拔罐，留罐10分钟。隔日治疗1次，10次为1个疗程。

【按语】

1. 针刺加拔罐治疗本病效果较好，可作为首选方法。
2. 操作时注意局部严格消毒，防止感染。如囊肿复发，再予本法治疗，依然有效。
3. 治疗期间注意局部保暖。

第十四节　梨状肌综合征

梨状肌综合征是由于梨状肌的变异或损伤感染等因素使其充血、水肿、痉挛、肥厚，从而刺激压迫坐骨神经，或外伤劳损等原因引起梨状肌充血、水肿、痉挛、肥厚，刺激或压迫坐骨神经，引起以一侧或双侧臀部酸胀疼痛，伴大腿后侧或小腿后外侧放射性疼痛，甚至活动受限等为主的临床综合征。本病又称梨状肌损伤或梨状肌孔狭窄综合征，为常见病、多发病。多见于青壮年，男性多于女性。

中医学认为本病临床表现为筋肉拘急，属"痹证"范畴。近年来，中医在治疗梨状肌综合征方面取得了长足的进展，获得了较好的疗效。

【病因病机】

中医认为本病多因斗殴、扭挫等引起。症见伤后局部肿胀疼痛，色呈青紫，甚则关节功能障碍，屈伸不利。本病包括古文献之"筋断""筋走""筋翻""筋转""筋强"等症。

1. 损伤

梨状肌损伤多由间接外力所致，如闪扭、跨越、下蹲等，尤其在负重时，髋关节过度外展、外旋或下蹲猛然直立用力，梨状肌突然过度收缩或牵拉而致撕裂损伤，造成局部渗血、水肿，引起无菌性炎症，肌肉产生保护性痉挛，从而刺激或压迫周围的神经、血管而产生症状。

2.变异

变异是指坐骨神经和梨状肌的解剖位置发生改变，有两种类型：一类是坐骨神经从梨状肌肌腹中穿出；另一类是指坐骨神经高位分支，即坐骨神经在梨状肌处就分为腓总神经和胫神经，腓总神经从梨状肌肌腹中穿出，胫神经在梨状肌下穿出。一旦梨状肌因损伤或受风寒湿邪，则发生痉挛收缩，梨状肌营养障碍，出现弥漫性水肿、炎症，导致梨状肌上、下孔变狭窄，从而刺激或压迫坐骨神经、血管等而出现一系列临床症状。

【诊断与辨证】

1.诊断

本病常发生于中老年人。患者多有外伤或受凉史。症见臀部疼痛，严重者患侧臀部呈持续性"刀割样"或"烧灼样"剧痛，多数伴有下肢放射痛、跛行或不能行走。臀部梨状肌部位压痛明显，并可触及条索状硬结，直腿抬高在60°以内疼痛明显，超过60°后疼痛减轻，梨状肌紧张试验阳性。

2.辨证分型

本病呈臀部牵拉样、刀割样或蹦跳样疼痛，且疼痛逐渐沿坐骨神经分布向下肢放射，患侧下肢不能伸直，自觉下肢缩短，髋关节外展、外旋活动受限。

（1）气滞血瘀　臀痛如锥刺、拒按，疼痛可沿大腿后侧向足部放射，痛处固定，动则加重，夜不能眠，舌暗红，苔黄，脉弦。

（2）风寒湿痹　臀、腿疼痛，屈伸受限。偏寒者得寒痛增，肢体发凉，畏冷，舌淡，苔薄腻，脉沉紧；偏湿者肢体麻木，酸痛重着，舌淡，苔白腻，脉濡缓。

（3）湿热痹阻　臀腿灼痛，腿软无力，关节重着，口渴不欲饮，尿黄赤，舌质红，苔黄腻，脉滑数。

（4）肝肾亏虚　臀部酸痛，腿膝乏力，遇劳更甚，卧则减轻。偏阳虚者面色无华，手足不温，舌质淡，脉沉细；偏阴虚者面色潮红，手足心热，舌质红，脉弦细数。

【治疗】

1.留罐法

主穴：阿是穴、环跳、承扶、风市、阳陵泉、委中、承山。

配穴：气滞血瘀加天枢、曲池、内庭、三阴交；风寒湿痹加中脘、气海、肾俞、足三里；湿热痹阻加曲池、阴陵泉；肝肾亏虚加肾俞、命门、三阴交。

操作：取臀点、腘窝点及坐骨神经循经典型压痛穴位4～5处，患者侧卧，充分暴露治疗部位，选取相应痛点，碘伏消毒后，采用1.5寸细火针，在酒精灯上烧至针体通红至白亮时，对准穴位，快速刺入，迅速出针，整个过程要求动作准确、快捷。出针后用大小合适的抽气罐吸拔，留罐5～10分钟起罐，再用碘伏消毒火针部位，嘱患者火针治疗的穴位2天内不能浴水搓揉。隔日治疗1次，5次为1个疗程。

2.刺络拔罐法

主穴：阿是穴。

配穴：腰阳关、环跳、秩边、委中、风市。

操作：各穴常规消毒后，用毫针腰阳关直刺2寸深，环跳、秩边直刺3.5寸，委中、风市直刺2～3寸，昆仑直刺5～8分，以针刺后均达酸困胀感为度，留针30分钟，每日1次，10次为1个疗程，需治疗1～3个疗程。委中、环跳用三棱针深刺1寸并在其周围点刺数针放血、拔罐5分钟，吸出5～10mL血性分泌物或血液。第1个疗程隔日治疗1次，以后每隔3天1次。

【按语】

1.针刺加拔罐治疗本病有较好疗效。

2.治疗期间注意局部保暖，避免寒湿。

第十五节　乳痈

乳痈又称为急性乳腺炎，是乳房红肿疼痛，乳汁排出不畅，以致结脓成痈的急性化脓性病证。其临床特点为乳房部结块、肿胀疼痛，伴有全身发热，溃后脓出稠厚。常发生于哺乳期妇女，尤以尚未满月的初产妇多见。

乳痈俗称奶疮，分内吹乳痈（怀孕期）、外吹乳痈（哺乳期）和非哺乳期乳痈（干乳子）。临证中内吹乳痈较少见，非哺乳期乳痈更少见，而外吹乳痈最多。

【病因病机】

中医学认为本病多因肝气郁滞，胃热壅塞，乳汁淤积，兼感风寒之邪结聚而发。

乳头属足厥阴肝经，肝主疏泄，能调节乳汁的分泌。若情志内伤，肝气不舒，厥阴之气失于疏泄，使乳汁发生壅滞而结块；郁久化热，热胜肉腐则成脓。乳头破损或凹陷，影响哺乳，致乳汁排出不畅，或乳汁多而婴儿不能吸空，造成余乳积存，致使乳络闭阻，乳汁淤滞，日久败乳蓄积，化热而成痈肿。

乳房属足阳明胃经，乳汁为气血所生化，产后恣食肥甘厚味而致阳明积热，胃热壅盛，导致气血凝滞、乳络阻塞而发生痈肿。

【诊断与辨证】

1.诊断

本病多发于产后尚未满月的哺乳期妇女，尤以乳头破损或乳汁淤积者多见。其病程大致可以分为三个阶段：

（1）郁乳期　患者感觉患侧乳房肿胀疼痛，并出现硬块（或无硬块），多在乳房外下象限，乳汁排出不畅；同时伴有发热、寒战、头痛骨楚、食欲不振等全身症状。

（2）成脓期　上述症状加重，硬块逐渐增大，继而皮肤发红灼热，疼痛呈搏动性，有压痛，患侧腋窝淋巴结肿大，并有高热不退，此为化脓的征象。若硬块中央渐软，按之有波动感者，表明脓肿已熟。但深部脓肿波动感不明显，需进行穿刺才能确定。

（3）溃脓期 自然破溃或切开排脓后，一般肿消痛减，寒热渐退。若脓流不畅，肿热不消，疼痛不减，身热不退，可能形成袋脓，或脓液波及其他腺叶，形成"传囊乳痈"，亦可形成败血症。若有乳汁从创口溢出，久治不愈，则可形成乳漏。

2.辨证分型

本病以乳房部结块、肿胀疼痛，伴有全身发热，溃后脓出稠厚为主症。

（1）气滞热蕴 乳房部肿胀疼痛，肿块或有或无，皮色不变或微红，乳汁排泄不畅，伴恶寒发热、头痛骨楚、口渴、便秘，舌淡红或红，苔薄黄，脉浮数或弦数。

（2）热毒炽盛 乳房部肿块逐渐增大，皮肤焮红、灼热，疼痛如鸡啄，肿块中央渐软，有应指感，可伴壮热、口渴饮冷、面红目赤、烦躁不宁、大便秘结、小便短赤，舌红，苔黄干，脉数或滑数。

【治疗】

1.刺络拔罐法

主穴：乳根、膻中、期门、肩井、第4胸椎夹脊穴。

配穴：气滞热蕴加合谷、曲池；热毒炽盛加大椎、梁丘、足三里。

操作：乳痈早期在大椎、第4胸椎夹脊穴、乳根（患侧）、膻中、期门、肩井处用三棱针点刺出血后拔玻璃罐，每日治疗1次，10次为1个疗程。溃脓期于患处局部取穴，同时选用膻中、期门、肩井等穴，用三棱针点刺出血后拔抽气罐，隔日治疗1次，10次为1个疗程。

2.留罐法或闪罐法

主穴：膻中、期门、梁丘、足三里。

配穴：气滞热蕴加合谷、曲池、外关；热毒炽盛加大椎、第4胸椎夹脊穴。

操作：采用闪火法留罐15分钟。或采用闪罐法，至穴位处出痧即可。每日治疗1次，10次为1个疗程。

【按语】

1.拔罐治疗乳痈效果良好，若配合针刺、按摩、热敷，疗效更佳。

2.妊娠后期要注意乳头保健，经常用温水或75%酒精棉球擦洗乳头，保持乳头清洁。

3.哺乳时避免露乳当风，注意胸部保暖，哺乳后轻揉乳房，吸尽乳汁。

4.定时哺乳，防止乳汁潴留。

第十六节 痔疮

痔是直肠末端黏膜下和肛管皮肤下的直肠静脉丛发生扩大、曲张所形成的柔软静脉团，或肛缘皮肤结缔组织增生或肛管皮下静脉曲张破裂形成的隆起物。男女老幼皆可为患，故有"十人九痔"之说，其中以青壮年占大多数。根据发病部位不同，痔分为内痔、外痔及混合痔。内痔是指生于肛内，有突出小肉的病症。外痔是生于肛外的突出小肉。混合痔是指内、外痔静脉丛曲张，相互沟通吻合，使内痔部分和外痔部分形成一个整体，其兼有内外痔的双重表现。痔疮发病广泛，而内痔在痔疮中发病居多。

痔是中医学最早记载的疾病之一，认为"痔者，皆由脏腑本虚，外伤风湿，内蕴热毒……以故气血下坠，结聚肛门，宿滞不散，冲突为痔"，属中医外科学"疮疡"范畴。《医学入门》提出"痔乃筋脉病"，认为痔是血管经脉的病变。《医学纲目》曾指出"人于九窍中，凡有小肉突出，皆曰痔，不将于生肛门也"，这是广义论述痔的含义。本节所讨论的则属于狭义的痔。

【病因病机】

痔的发生多是由于先天性经脉壁薄弱，兼饮食不节，过食辛辣，醇酒厚味，燥热内生，下迫大肠所致；或因久坐久蹲、负重远行、便秘努责、妇女妊娠引起阴阳不和，关络壅塞，经脉流溢，渗漏肠间，血瘀下阻引发为痔；或因外感风、湿、燥、热之邪下注肛门所致；或因内伤七情，郁结化火，热毒瘀积，血壅滞下坠，致成血瘀内阻，经络不通而瘀滞结聚于肛门，冲突为痔；或因气血亏虚，摄纳无力，气虚下陷，则痔核脱出。

【诊断与辨证】

1.诊断

痔是直肠末端黏膜下和肛管皮肤下静脉丛扩张形成的静脉团，或痔外静脉破裂或肛缘皮肤因炎症增生所形成的肿物。临床多伴有便血、痔核脱出、肛门不适等症。治疗则有虚、实之分。临床可分以下三类：

（1）内痔　内痔多发于成年人。初发常以无痛性便血为主要症状，血液与大便不相混，多在排便时滴血或射血。出血呈间歇性，每因饮酒、过劳、便秘或腹泻时使便血复发和加重。出血严重时可引起贫血。肛查时见齿线上黏膜呈半球状隆起，色鲜红、暗红或灰白。随着痔核增大，在排便时或咳嗽时可脱出肛外，若不及时回纳，可形成内痔嵌顿，并有分泌物溢出，肛门坠胀。

（2）外痔　肛门边缘生皮赘，逐渐增大，质地柔软，一般不痛，无出血，仅觉肛门异物感，当染毒肿胀时才觉疼痛。发生于截石位6、12点处的外痔常由肛裂引起；发生于3、7、11点处的外痔，多伴内痔。

（3）混合痔　大便时滴血或射血，出血量较多，便时肛门有肿物脱出，如果合并染毒则嵌顿肿痛，不能还纳，肛门有异物感，肛查可见混合痔多生于肛门截石位3、7、11点处。内、外痔在同一时位跨越齿线连成一个整体，内痔部分如成人拇指头或更大，色紫暗或灰白。

2.辨证分型

（1）湿热蕴结　痔面鲜红或青紫色，肛门重坠，时有肿胀、疼痛，常因便秘摩擦出血，兼见口渴，苔腻而黄，脉数。

（2）气虚下陷　痔病日久，肛区重坠不适日甚，时发出血，量多，伴乏力、纳呆、面萎黄、便不爽，舌淡，脉沉弱。

【治疗】

1.刺络拔罐法（湿热蕴结）

主穴：大肠俞、次髎、长强、承山、二白、曲池、会阳。

操作：选取相应腧穴，碘伏消毒后，采用三棱针，对准穴位，快速刺入，迅速出针，出针后用闪火拔罐法在穴位处用大小合适的玻璃罐吸拔，留罐5～10分钟，起罐后再用碘伏消毒放血部位，嘱患者24小时内不能搓揉及沐浴。隔日治疗1次，5次为1个疗程。

2.留罐法（气虚下陷）

主穴：百会、神阙、足三里、膈俞、关元俞、次髎、二白。

操作：百会采用雀啄灸灸15分钟，神阙采用隔盐灸灸15分钟，其余诸穴行闪火法拔罐，留罐15分钟。隔日治疗1次，5次为1个疗程。

【按语】

1.拔罐法治疗本病有满意效果。治疗期间注意避免过劳、过久站立，及时治疗肠道急、慢性炎症，可提高效果。

2.保持大便通畅、肛门部清洁，减少腹压，定时排便，大便时不要久蹲努责，坚持便后用冷开水坐浴。

3.少食辛辣刺激之品，饮食宜清淡，多食水果、蔬菜。

4.有出血性疾病、严重高血压、心脏病及晕针的患者应慎用本法。

第十七节 静脉曲张

静脉曲张为静脉血管受到非正常血流的长期压迫，造成管内瓣膜正常功能受损，使得血管内积压过量血液，导致血管壁变薄及血管凸出。外部表现通常为凸出的静脉、水肿和溃烂，内部表现为血栓形成。本病与生活习惯有相当大的关系，女性多于男性，发病年龄有年轻化的趋势。

中医学认为，以筋脉色紫、盘曲凸起如蚯蚓状、形成团块为主要表现的浅表静脉病变，称之为筋瘤。《外科正宗》云："筋瘤者，坚而色紫，垒垒青筋，盘曲甚者结若蚯蚓。"筋瘤好发于长久站立工作者或怀孕的妇女，多见于下肢的两小腿，相当于西医下肢静脉曲张交错所形成的静脉团块。

【病因病机】

中医学认为，由于先天禀赋不足，筋脉正气不固，脉壁薄弱，加上长期从事站立负重工作，劳倦伤气，或多次妊娠，气滞血瘀，筋脉纵横，血壅于下，结成筋瘤；或骤受风寒或涉水淋雨，寒湿侵袭，凝结筋脉，痉挛血瘀，结成筋瘤；或因外伤筋脉，瘀血凝滞，阻滞筋脉络道而成。

【诊断与辨证】

1.诊断

早期感觉患肢酸胀不适和疼痛，站立时明显，行走或平卧时消失。患肢静脉逐渐怒张，小腿静脉盘曲如条索状，色带青紫，甚则状如蚯蚓，瘤体质地柔软，抬高患肢或向远心方向挤压可缩小，但患肢下垂或放手顷刻充盈恢复。有的在肿胀处发生红肿、灼热、压痛等症状，经治疗后则条索状肿胀较为坚韧。瘤体如被碰破，流出大量瘀血，经压迫或结扎后方能止血。病程久者，皮肤萎缩，颜色褐黑，易伴发湿疮和臁疮（慢性溃疡）。

2.辨证分型

筋脉色紫，盘曲凸起如蚯蚓状，形成团块，伴有患肢酸胀不适，病久可伴发湿疮、臁疮。临床辨证常分为三种。

（1）劳倦伤气　久站、久行或劳累时瘤体增大，下坠不适感加重，常伴气短乏力、脘腹坠胀、腰酸，舌淡，苔薄白，脉细缓无力。

（2）寒湿凝筋　瘤色紫暗，喜暖，下肢轻度肿胀，伴形寒肢冷、口淡不渴、小便清长，舌淡暗，苔白腻，脉弦细。

（3）外伤瘀滞　青筋盘曲，状如蚯蚓，表面色青紫，患肢肿胀疼痛，舌有瘀点，脉细涩。

【治疗】

刺络拔罐法

主穴：阿是穴（凸起畸形较细的静脉处）。

配穴：劳倦内伤加足三里、三阴交；寒湿凝筋加阴陵泉、承山；外伤瘀滞加血海、三阴交。

操作：可选三棱针或火针。患者取坐位或卧位，医者选择患肢较大的曲张隆起的血管和皮损部位，常规消毒后，对准瘀曲的血管或皮损中央及周围垂直快速进针，随即出针，针刺十针至数十针不等，针刺深度1～3分，然后迅速用闪火法于针刺处拔罐，令其出血，其余腧穴用闪火法拔罐，留罐15分钟。4次为1个疗程，轻者每周治疗1次，重者每周治疗2次。

【按语】

1.长期站立工作或分娩后，适当加强下肢锻炼，配合按摩等以促进气血流通，改善症状。

2.患筋瘤者应经常用弹力护套或绷带外裹，防止外伤；并发湿疮者，应积极治疗，避免搔抓感染。

第七章　男科及妇科疾病 ▷▷▷▷

第一节　前列腺增生症

前列腺增生症，旧称前列腺肥大，是老年男子常见疾病之一，为前列腺的一种良性病变。其发病原因与人体内雄激素与雌激素的平衡失调有关。病变起源于后尿道黏膜下的中叶或侧叶的腺组织、结缔组织及平滑肌组织，形成混合性圆球状结节。以两侧叶和中叶增生为明显，突入膀胱或尿道内，压迫膀胱颈部或尿道，引起下尿路梗阻。前列腺增生引起梗阻时，膀胱逼尿肌增厚，黏膜出现小梁、小室和憩室。长期排尿困难使膀胱高度扩张，膀胱壁变薄，膀胱内压增高，输尿管末端丧失其活瓣作用，产生膀胱输尿管反流。

临床特点以尿频、夜尿次数增多、排尿困难为主，严重者可发生尿潴留或尿失禁，甚至出现肾功能受损。本病属于中医学"癃闭"范畴，现称之为"精癃"。

西医学关于前列腺增生症发病机理的学说较多，如雌-雄激素协同致病学说、前列腺生长因子学说、胚胎再唤醒学说等，但这些学说均未有定论。不过，正常功能睾丸的存在和高龄是前列腺增生的两个必备条件。

【病因病机】

本病的病因病机是年老肾气虚衰，气化不利，血行不畅，与肾和膀胱的功能失调有关。

【诊断与辨证】

1.诊断

本病多见于55岁以上的老年男性。患者逐渐出现进行性尿频，以夜间明显，并伴排尿困难，尿线变细。部分患者由于尿液长期不能排尽，致膀胱残余尿增多而出现假性尿失禁。在发病过程中，常因受寒、劳累、憋尿、便秘等而发生急性尿潴留。严重者可引起肾功能不全的一系列症状。有些患者可并发尿路感染、膀胱结石、疝气或脱肛等。

2.辨证分型

（1）脾肾两虚　年老脾肾气虚，推动乏力，不能运化水湿，终致痰湿凝聚，阻于尿道而发生本病。

（2）气滞血瘀　前列腺的部位是肝经循行之处，肝气郁结，疏泄失常，可致气血瘀滞，阻塞尿道；或年老之人，气虚阳衰，不能运行气血，久之气血不畅，聚而为痰，痰血凝聚于水道；或憋尿过久，败精瘀浊停滞不散，凝滞于尿窍，致膀胱气化失司而发为本病。

（3）湿热蕴阻　若水湿内停，郁而化热，或饮食不节酿生湿热，或外感湿热，或恣饮醇酒聚湿生热等，均可致湿热下注，蕴结不散，瘀阻于下焦，诱发本病。

【治疗】

1.留罐法、留针拔罐法

主穴：关元、肾俞、命门。

配穴：肾阳不足加气海、腰阳关；肾阴亏虚加膏肓；气滞血瘀加血海、膈俞；脾肾两虚加足三里；湿热蕴阻加阴陵泉。

操作：肾阳不足采用单纯留罐法；肾阴亏虚采用留针拔罐或配合艾灸法；气滞血瘀采用单纯留罐法，或刺络拔罐法。留罐10～25分钟，隔日治疗1次，10次为1个疗程。

2.药罐法

主穴：关元、志室、三阴交。

配穴：肾精亏虚加肾俞。

操作：丹参、桃仁、泽兰、红花、赤芍、乳香、没药、王不留行、青皮、川楝子、小茴香、白芷、败酱草、蒲公英各25g，将上药用纱布包好，放入锅内，加水2000mL，熬30分钟左右至药性煎出。然后将竹罐放入药中，煮5～10分钟，用镊子夹出竹罐，甩去药液，迅速用干毛巾捂住罐口，以便吸去罐口的药液，降低罐口的温度，保持罐内的热气，然后趁热将竹罐扣于以上穴位，手持竹罐稍加按压约1分钟，待竹罐吸牢于皮肤即可。留罐10～20分钟，至皮肤出现温热为止，每日治疗1次。

【按语】

1.拔罐法治疗本病临床有一定疗效。个别效果不显著者应及时配合其他疗法治疗，以免延误病情。

2.拔罐后注意保暖，避免空调冷环境或冲冷水浴。

3.体虚者不适宜频繁拔罐或较长时间拔罐。

第二节　男性不育症

男性不育症是指由于男性因素引起的不育，一般婚后同居2年以上未采取任何避孕措施而女方未怀孕，称为不育症。发生率为10%左右，其中单属女方因素约为60%，单纯男方因素约为40%，男女共有因素约为10%。男性不育症根据临床表现，可分为绝对不育和相对不育两种。

夫妇同居2年以上，未采用任何避孕措施，由于男方因素造成女方不孕者，称为男性不育。生育与不育是一对矛盾的统一体，任何疾病或因素干扰了男性生殖的环节，均可造成男性不育。男性生殖环节很多，主要有男性生殖系统的神经内分泌调节，睾丸的精子发生，精子在附睾中成熟，精子排出过程中与精囊、前列腺分泌的精浆混合而成精液，精子从男性生殖道排出体外并输入女性生殖道内，精子在女性输卵管内与卵子受精等。在这些环节中任意一环受到疾病或某种因素的干扰和影响，都可发生生育障碍，因此，男性不育症不是一种独立的疾病，而是由某一种或多种疾病与因素造成的结果。根据不育症的发病过程，又可分为原发不育和继发不育：前者指夫妇双方婚后从未受孕者；后者是指男方或女方有过生育史（包括怀孕和流产史），但以后由于疾病或某种因素干扰了生殖的某环节而致连续3年以上未用避孕措施而不孕者。

【病因病机】

中医学认为，不育症与肾、心、肝、脾等有关，而其中与肾脏关系最为密切。大多由于精少、精弱、死精、无精、精稠、阳痿及不射精等引起。

1.肾气虚弱

若禀赋不足，肾气虚弱，命门火衰，可致阳痿不举，甚至阳气内虚，无力射出精液而致不育；病久伤阴，精血耗散，则精少精弱；元阴不足，阴虚火旺，相火偏亢，精热黏稠不化而导致不育。

2.肝郁气滞

情志不舒，郁怒伤肝，肝气郁结，疏泄无权，可致宗筋痿而不举，或气郁化火，肝火亢盛，灼伤肾水，肝木失养，宗筋拘急，精窍之道被阻，亦可影响生育。

3.湿热下注

素嗜肥甘滋腻、辛辣炙煿之品，损伤脾胃，脾失健运，痰湿内生，郁久化热，阻遏命门之火，可致阳痿、死精等而造成不育。

4.气血两虚

思虑过度、劳倦伤心而致心气不足，心血亏耗；大病久病之后，元气大伤，气血两虚，血虚不能化生精液而致精少精弱，甚或无精，亦可引起不育。

【诊断与辨证】

1.诊断

对不育症的诊断，应从以下几方面进行：

（1）了解病史 详细了解患者的职业、既往史、个人生活史、婚姻史、性生活情况、过去精液检查结果及配偶健康状况等，还应了解有无与放射线、有毒物品接触史，高温作业史，有无腮腺炎并发睾丸炎病史，有无其他慢性病及长期服药情况，是否经常食用棉籽油，有无酗酒、嗜烟习惯等。

（2）体格检查 检查的重点是全身情况和外生殖器情况。如体型，发育营养状况，胡须、腋毛、阴毛分布，乳房发育，阴茎的发育，睾丸位置及其大小、质地、有无肿物或压痛，附睾、输精管有无结节、压痛或缺如，精索静脉有无曲张等。

（3）实验室检查及其他辅助检查 检查内容主要包括精液常规分析、精液生化测定、精子穿透宫颈黏液试验、精子凝聚试验、睾丸活组织检查、输精管道的X线检查、生殖内分泌测定、遗传学检查等。

2. 辨证分型

古方多从肾论治，《石室秘录》提出治不育六法，即"精寒者温其火，气衰者补其气，痰多者消其痰，火盛者补其水，精少者添其精，气郁者舒其气，则男子无子者可以有子，不可徒补其相火也"。

（1）肾阳虚衰证　性欲减退，阳痿早泄，精子数少、成活率低、活动力弱，或射精无力，伴腰酸腿软、疲乏无力、小便清长，舌质淡，苔薄白，脉沉细。

（2）肾阴不足证　遗精滑泄，精液量少，精子数少，精子活动力弱或精液黏稠不化，畸形精子较多，伴头晕耳鸣、手足心热，舌质红，少苔，脉沉细。

（3）肝郁气滞证　性欲低下，阳痿不举，或性交时不能射精，精子稀少、活力下降，伴精神抑郁、两胁胀痛、嗳气泛酸，舌质暗，苔薄，脉弦细。

（4）湿热下注证　阳事不兴或勃起不坚，精子数少或死精子较多，伴小腹急满、小便短赤，舌苔薄黄，脉弦滑。

（5）气血两虚证　性欲减退，阳事不兴，或精子数少、成活率低、活动力弱，伴神疲倦怠、面色无华，舌质淡，苔薄白，脉沉细无力。

【治疗】

1. 留罐法、留针拔罐法

主穴：关元、肾俞、三阴交。

配穴：肾阳不足加命门、腰阳关；肾阴亏虚加膏肓；气血两虚加心俞、脾俞、足三里。

操作：肾阳不足采用单纯留罐法；肾阴亏虚采用留针拔罐或配合艾灸法；气血两虚采用单纯留罐法，或留针拔罐法。留罐10～25分钟，或留罐至出痧发暗。隔日治疗1次，10次为1个疗程。

2. 药罐法

主穴：关元、志室、三阴交。

配穴：肾精亏虚加太溪、肾俞；头晕、耳鸣加百会、风池。

操作：枸杞、菟丝子、五味子、覆盆子、车前子各25g，将上药用纱布包好，放入锅内，加水2000mL，熬30分钟左右至药性煎出。然后将竹罐放入药中，煮5～10分钟，用镊子夹出竹罐，甩去药液，迅速用干毛巾捂住罐口，以便吸去罐口的药液，降低罐口的温度，保持罐内的热气，然后趁热将竹罐扣于以上穴位，手持竹罐稍加按压约1分钟，待竹罐吸牢于皮肤即可。留罐10～20分钟，至皮肤出现温热为止，每日治疗1次。

【按语】

1. 拔罐法治疗男性不育症，临床有一定疗效。个别效果不显著者应及时配合其他疗法治疗，以免延误病情。

2.拔罐后注意保暖，避免空调冷环境或冲冷水浴。

3.体虚不育者不适宜频繁拔罐或较长时间拔罐。

第三节　不孕症

不孕症是指婚后夫妇有正常的性生活、未避孕、同居2年而未受孕的一种病症。近十几年来，关于不孕症在时间诊断标准上尚未统一，国内外关于婚后受孕时间的标准数据悬殊，曾在诊断不孕症的时限上有变动。如我国传统的不孕症诊断是，凡婚后夫妇同居3年，未避孕而未受孕称不孕症。近年来又有人主张，凡婚后夫妇同居1年，未避孕而不能受孕称不孕症。由于我国提倡晚婚，计划生育，故前者所定时间太长，拖延了治疗时机，而后者又因时间过短，不孕症的结论为时过早。因此，不孕症的时限标准定为2年比较符合我国国情。

有关不孕症的文献记载，最早见于《周易》"女子三岁不孕"，而《黄帝内经》则记载了其发病原因为"督脉者……此生病……其女子不孕"（《素问·骨空论》）。在《山海经》《神农本草经》《脉经》等古代文献中将原发性不孕称为"无子"，《备急千金要方》中称"全不产"，继发性不孕则称为"断绪"。《广嗣纪要》将女性不孕归纳为"五不女"，即螺、纹、鼓、角、脉，除脉（闭经和月经不调）外，均属先天性生理缺陷及生殖器官畸形，非药物治疗所能奏效。

西医学认为，夫妇一方有先天或后天生殖器官解剖生理方面的缺陷或损伤，无法纠正而不能妊娠者，称绝对性不孕；夫妇一方，因某些因素阻碍受孕，一旦纠正仍能受孕者，称相对性不孕。

【病因病机】

《女科正宗·广嗣总论》曰："男精壮而女经调，有子之道也。"说明受孕的基本条件是男女双方肾气盛，天癸至，任通冲盛，女子月事以时下，男子精盛而溢泻，两性适时相合，则可摄精成孕。因此，不孕症的主要病因病机是肾气不足，冲任气血失调，导致冲任胞宫阻滞，两精不能相合。

1.肾虚

先天禀赋不足，或房事不节，久病及肾，损伤肾气，伤于冲任，不能摄精成孕。若肾阳虚弱，或感受寒湿之邪，命门火衰，冲任不足，胞宫失于温煦，则为宫寒不孕。如《圣济总录·妇人无子》云："所以无子者，冲任不足，肾气虚寒也。"若肾阴不足，阴虚火旺，致胞宫伏热，精血枯竭，则为宫热不孕。如《女科经纶·嗣育门》引朱丹溪语："妇人久无子者，冲任脉中伏热也……其原必起于真阴不足，真阴不足则阳胜而内热，内热则荣血枯。"

2.肝郁

素多抑郁，情志不畅，肝失疏泄，气血不和，冲任不能相资；或盼子心切，焦虑不安，肝郁气滞，冲任失调，以致不孕。《景岳全书·妇人规·子嗣类》云："产育由于血气，血气由于情怀，情怀不畅，则冲任不充，冲任不充则胎孕不受。"

3.痰湿

素体肥胖或脾肾不足，或嗜食甘肥厚腻影响脾气运化，湿聚成痰，痰阻气机，冲任胞脉阻滞，不能摄精成孕。如《女科经纶·嗣育门》引朱丹溪语："肥盛妇人，禀受甚厚，恣于酒食，经水不调，不能成孕，以躯脂满溢，湿痰闭塞子宫故也。"

4.血瘀

经期产后余血未净之际，感受寒邪，寒凝血瘀，或不禁房事，精血瘀阻冲任胞宫，或气滞血瘀，冲任不通，不能摄精成孕。如《医宗金鉴·妇科心法要诀·调经门》云："不子之故，伤任冲……或因积血胞寒热。"

【诊断与辨证】

1.诊断

（1）病史　可有月经失调史、带下病史、异常胎产史、结核病史等。

（2）症状　夫妇同居2年或曾孕育后2年，配偶生殖功能正常，未避孕但不能受孕。

（3）检查　注意第二性征的发育情况、毛发分布、乳房有无溢乳、甲状腺有无肿大等。妇科检查主要了解内外生殖器官有无畸形、炎症以及肿瘤等，然后根据临床症状，进行有关不孕症的特殊检查。

①卵巢功能检查：B超监测卵泡发育及排卵、基础体温测定、阴道细胞涂片检查、宫颈黏液检查、子宫内膜活组织检查、生殖内分泌激素测定等。

②输卵管通畅试验：输卵管通液或子宫输卵管造影检查。

③宫腔镜检查：了解宫腔和输卵管情况。

④腹腔镜检查：可直接观察子宫、输卵管、卵巢有无病变或粘连，直视下行输卵管通液以确定其是否通畅。可同时进行粘连松解、输卵管造口等治疗。

⑤性交后试验：经上述检查未发现异常时进行此试验。受试者在排卵期性交后2～8小时内取阴道后穹隆液，镜下检查有无活动精子；再取宫颈黏液，宫颈黏液拉丝长，放在玻片干燥后形成典型的羊齿植物状结晶，表明试验时间选择恰当，再行宫颈黏液–精液相合试验。

不孕症原因复杂，应辨证与辨病结合，根据月经、带下及全身证候综合分析，明确病因与病位。治疗原则主要是温养肾气、调理气血，并辅以心理疏导。

2.辨证分型

（1）肾虚证

①肾阳虚证：婚久不孕，月经错后，量少色淡，或月经稀发甚至闭经，腰酸腿软，性欲淡漠，带下量多、质稀，大便溏薄，小便清长，面色晦暗黧黑，舌淡苔白，脉沉细或沉迟。

②肾阴虚证：婚久不孕，月经先期量少，色红质稠，或闭经，形体消瘦，腰酸腿软，头晕目眩，心悸失眠，口干烦热，午后低热，舌质红，少苔，脉细数。

（2）肝郁证　婚久不孕，经行先后不定期，量或多或少，色暗有血块，经前乳房胀痛，经行腹痛，情志抑郁，烦躁易怒，舌暗红苔薄白，脉细弦。

（3）痰湿证　婚久不孕，形体肥胖，月经稀发或闭经，带下量多，质黏稠，性欲淡漠，头晕心悸，胸闷泛恶，舌胖淡，苔白腻，脉滑。

（4）血瘀证　婚久不孕，月经后期，经行不畅，色紫黑有血块，痛经，或经间期出血，或经行淋漓不净，平日或肛门坠胀不适，或小腹隐隐作痛，痛有定处，舌质紫暗，舌边有瘀点，脉细弦。

【治疗】

1.留罐法、留针拔罐法

主穴：肝俞、归来、子宫、丰隆、三阴交。

配穴：肝气郁结加曲泉、期门；痰瘀互结加阴陵泉、膈俞；经行涩滞加血海、合谷。

操作：肝气郁结采用单纯留罐法；痰瘀互结采用留针拔罐或刺络拔罐法；经行涩滞采用单纯留罐法，或留针拔罐法。留罐10～25分钟，或留罐至出痧发暗。隔日治疗1次，10次为1个疗程。

2.药罐法

主穴：关元、气海、归来、子宫、肾俞、三阴交。

配穴：肾虚加命门；腰膝酸软加腰眼。

操作：巴戟天、补骨脂、菟丝子、肉桂、附子、杜仲、白术、山药、芡实、人参各20g，将上药用纱布包好，放入锅内，加水3000mL，熬30分钟左右至药性煎出。然后将竹罐放入药中，煮5～10分钟，用镊子夹出竹罐，甩去药液，迅速用干毛巾捂住罐口，以便吸去罐口的药液，降低罐口的温度，保持罐内的热气，然后趁热将竹罐扣于以上穴位，手持竹罐稍加按压约1分钟，待竹罐吸牢于皮肤即可。留罐10～20分钟，至皮肤出现温热为止，每日治疗1次。本法适用于肾阳虚证不孕。如为肾阴虚证可用当归、白芍、熟地黄、山茱萸各20g，煎水煮罐拔于以上穴位治疗。

【按语】

1.拔罐法治疗不孕症临床有一定疗效，个别效果不显著者应及时配合其他疗法治疗，以免延误病情。

2.拔罐后注意保暖，避免空调冷环境或冲冷水浴。

3.体虚不孕者不适宜频繁拔罐或较长时间拔罐。

第四节　月经不调

月经不调是以月经周期异常为主症的月经病，以月经先期或月经后期或月经先后无定期，常伴有经量、经质、经色的异常为特征，是妇科常见病证之一。月经先期指月经周期提前一周以上者，又称经早；月经后期指月经周期推迟1周以上者，又称经迟；连续两次及以上月经周期或先或后者，为月经先后无定期，又称经乱。

西医学认为月经不调是由于神经、内分泌系统功能失调引起的，可起因于生殖器官器质性病变，也可能是功能性的。其中因内分泌功能失调引起者又可分为无排卵型月经失调与有排卵型月经失调。无排卵型月经失调多因精神过度紧张、恐惧、环境和气候骤变及其他全身性疾病，通过大脑皮层和中枢神经系统影响丘脑-垂体-卵巢轴的相互调节所致。另外，营养不良、贫血及代谢紊乱也可以影响激素的合成、运转和作用而导致月经不调。有排卵型月经失调主要因黄体功能异常，包括黄体功能不全和子宫内膜脱落不全。前者的月经周期有卵泡发育，也有排卵，但黄体期孕激素的分泌不足而致本病；后者是黄体发育良好，但是萎缩过程延长。

【病因病机】

中医认为月经与肝、脾、肾关系密切，肾气旺盛，肝脾调和，冲任脉盛，则月经按时而下。月经先期，或因素体阳盛，过食辛辣，助热生火；或性情急躁或抑郁，肝郁化火，热扰血海；或久病阴亏，虚热扰动冲任；或饮食不节，劳倦过度，思虑伤脾，脾虚而统摄无权。月经后期，或因外感寒邪，寒凝血脉；或因久病伤阳，运血无力；或因久病体虚，阴血亏虚；或因饮食劳倦伤脾，化源不足。月经先后无定期，或因情志抑郁，疏泄不及则后期，气郁化火，扰动冲任则先期；或因禀赋素弱，重病久病，使肾气不足，行血无力，或精血不足，血海空虚则后期，若肾阴亏虚，虚火内扰则先期。

【诊断与辨证】

1.诊断

本病以月经周期异常改变为主症，包括月经先期、月经后期、月经先后无定期，常伴有经量、经色、经质的异常。诊断时应做妇科检查、卵巢功能测定、超声检查等，以明确是功能性病变还是生殖系统器质性病变。

月经过少者应从色、质及有无腹痛辨虚实。一般以色淡、质清、腹无胀痛者为虚；色紫暗夹血块，腹痛拒按者为血瘀；色淡红、质黏腻如痰者为痰湿。经量逐渐减少者多属虚；骤然减少者多属实。临床应结合全身证候进行辨证。

2.辨证分型

（1）气虚　经期提前，色淡质稀，神疲肢倦，小腹空坠，纳少便溏，舌质淡、苔薄白，脉细弱。

（2）血虚　经期错后，量少，色淡质稀，小腹隐痛，头晕眼花，心悸少寐，面色苍白或萎黄，舌质淡红、苔薄少，脉细弱。

（3）肾虚　经期或前或后，量少，色淡质稀，头晕耳鸣，腰骶酸痛，舌质淡，苔薄，脉沉细。

（4）气郁　经期或前或后，量或多或少，色紫红，有血块，经行不畅，或胸胁、乳房及少腹胀痛，喜太息，苔薄白或薄黄，脉弦。

（5）血热　经期提前，量多，色深红或紫红，经质黏稠，心胸烦热，面赤口干，大便干，舌质红，苔黄，脉滑数，为实热证；经期提前，月经量少，色红质黏，潮热盗汗，手足心热，腰膝酸软，舌质淡红、苔薄少，脉细弱，为虚热证。

（6）血寒　经期错后，量少，色暗红，有血块，小腹冷痛，得热痛减，畏寒肢冷，苔白，脉沉紧。

【治疗】

1.留罐法、针罐法

主穴：关元、气海、三阴交、天枢。

配穴：月经先期实热证配太冲或行间，虚热证配太溪，气虚证配足三里、脾俞；月经后期寒实证配归来、血海，虚寒证配命门、归来；月经先后无定期属肝郁证加肝俞、期门、太冲，属肾虚者加肾俞、太溪；月经过多配隐白，胸胁胀痛加支沟、阳陵泉，腰骶疼痛加肾俞、次髎。

操作：诸证型均可采用单纯留罐法，或留针拔罐法，腹部穴位采用出针拔罐法。留罐10～25分钟，或留罐至出痧发暗。隔日1次，连续治疗3个月经周期为1个疗程。

2.灸罐法

主穴：①气海、关元、归来、水道、血海、三阴交；②肾俞、肝俞、脾俞、三焦俞、次髎、足三里。

操作：灸后拔罐，以上两组穴位，每次选择一组，两组穴交替使用。隔日1次或每日1次，连续治疗3个月经周期为1个疗程。

3.走罐法

主穴：命门至腰俞、肾俞至下髎。

操作：此法适用于实证，在月经来潮前两周开始进行，在上述穴位区域来回走罐3～5分钟，至皮肤出痧为止，待上次痧完全退尽方可进行下次走罐。连续治疗3个月经周期为1个疗程。

4.排罐法

主穴：①小腹部任脉、足阳明胃经；②足阳明胃经、足三阴经大腿部循行线；③背部至阳至腰俞、膈俞至次髎。

操作：留罐10～25分钟，或留罐至出痧发暗。隔日1次，连续治疗3个月经周期为1个疗程。

5.闪罐法

主穴：①气海、关元、归来、中极、天枢、带脉；②肝俞、脾俞、命门、肾俞、气海俞、关元俞、次髎、腰俞；③血海、足三里、三阴交。

操作：在月经来潮前两周开始进行，每穴闪罐30～50次，至局部潮红或穴位处轻微出痧即可。以上三组穴位，每次选择一组，三组穴交替使用，隔日1次，连续治疗3个月经周期为1个疗程。

【按语】

1.拔罐法治疗月经不调有一定的效果，取效程度与原发病有关，也与治疗恰当与否有关。对功能性月经不调有一定效果，如系生殖系统器质性病变引起的月经不调，应及早做适当处理。

2.一般多在经前5～7天开始治疗，至下次月经来潮前。也有观点认为实证宜在经前7～10天开始治疗，每日1次；虚证于行经后1～2天即开始治疗，隔日1次。行经期间停针。连续治疗3～5个月经周期。

3.嘱患者注意经期卫生，少进生冷及刺激性饮食；调摄情志，避免精神刺激；适当减轻体力劳动强度。

第五节　痛经

痛经是指在经期或经行前后，出现以周期性小腹疼痛，或痛引腰骶，甚则剧痛晕厥为主要表现的月经病，以青年妇女较为多见。西医学将痛经分为原发性和继发性两种：前者指生殖器官无明显异常者；后者多继发于生殖器官的某些器质性病变，如子宫内膜异位症、子宫腺肌病、慢性盆腔炎、子宫肌瘤等。

【病因病机】

中医称本病为"经行腹痛"，痛经的发生与冲任、胞宫的周期生理变化密切相关。病位主要在冲、任二脉，与肝、肾有关。痛经多因情志不调，肝气郁结，血行受阻而致；或感受寒湿之邪，客于胞宫，气血运行不畅所致；也可因气血虚弱或肝肾不足，使胞宫失养而引起。基本病机是邪气内伏或精血素亏，正值经期前后冲任二脉气血的生理变化急骤，导致胞宫的气血运行不畅，"不通则痛"，或胞宫失于濡养，"不荣则痛"。

西医学将本病分为原发性与继发性痛经两类。生殖器官无器质性病变者称为原发性痛经或功能性痛经，常发生于月经初潮后不久的未婚或未孕的年轻妇女，常于婚后或分娩后自行消失。由于生殖器官器质性病变所引起的痛经称为继发性痛经，常见于子宫内膜异位症、急慢性盆腔炎、肿瘤、子宫颈狭窄及阻塞等疾病中。本病常与生殖器官局部病变、精神因素，以及神经、内分泌因素有关。

【诊断与辨证】

1.诊断

经期或经行前后小腹疼痛，随着月经周期而发作。疼痛可放射到腰骶部、股内侧、阴道或肛门等处。多在月经来潮第1～2天出现，一般于经期来潮前数小时即已感到疼痛，成为月经来潮之先兆。严重者疼痛难忍，或伴有面青肢冷，呕吐汗出，周身无力，甚至晕厥。

妇科检查、盆腔B超扫描或腹腔镜检查有助于诊断。原发性痛经者妇科检查多无明显病变，部分患者可有子宫体极度屈曲或宫颈口狭窄。子宫内膜异位症多有痛性结节，子宫粘连、活动受限，或伴有卵巢囊肿；子宫腺肌病患者的子宫多呈均匀性增大，局部有压痛。盆腔B超扫描对子宫内膜异位症、子宫腺肌病、慢性盆腔炎的诊断有帮助，必要时可进行腹腔镜检查。

2.辨证分型

本病以经期或经行前后小腹疼痛，随月经周期而发作为主症。

（1）寒湿凝滞　经前或经期小腹冷痛，得热则舒，经血量少，色紫暗有块，伴形寒肢冷、小便清长，苔白，脉细或沉紧。

（2）气血瘀滞　经前或经期小腹胀痛拒按，胸胁、乳房胀痛，经行不畅，色紫暗，有血块，舌紫暗或有瘀斑，脉沉弦或涩。

（3）气血不足　经期或经后小腹隐痛喜按，且有空坠不适之感，月经量少色淡，质清稀，神疲乏力，头晕眼花，心悸气短，舌质淡，苔薄，脉细弦。

【治疗】

1.留罐法、留针拔罐法

主穴：气海、关元、天枢、水道、阿是穴、地机、三阴交。

配穴：腰酸加十七椎、次髎。

操作：月经来潮时腹痛三种证型均可行单纯留罐法，十七椎可采用单纯留罐法，或留针拔罐法。留罐10～25分钟。不来潮时或在月经来潮前1周开始治疗。

2.闪罐法

主穴：气海、关元、归来、血海。

配穴：寒湿凝滞加肾俞、脾俞、命门、腰阳关；气血瘀滞加肝俞、腰阳关、气海俞、关元俞；气血不足加肾俞、脾俞、肝俞、十七椎。

操作：在月经来潮前两周开始治疗，采用闪罐法，每穴闪罐30～50次，至局部潮红或穴位处轻微出痧即可。两组穴交替使用，隔日1次，连续治疗3个月经周期为1个疗程。

3.灸罐法

主穴：①气海、关元、归来、子宫、中极；②肾俞、脾俞、三焦俞、次髎、腰阳关；③足三里、三阴交、地机。

操作：在月经来潮前两周开始治疗，三组穴交替使用。隔日1次或每日1次，连续治疗3个月经周期为1个疗程。

4.走罐法

主穴：命门至腰俞、肾俞至次髎。

操作：此法适于寒湿凝滞、气血瘀滞型，在月经来潮前两周开始治疗，于上述穴位区域来回走罐3～5分钟，至皮肤出痧为止，待上次痧完全退尽方可进行下次走罐。连续治疗3个月经周期为1个疗程。

【按语】

1. 拔罐法对原发性痛经有较好的疗效，既能镇痛，又能改善全身症状，调整内分泌功能。一般连续治疗2～4个周期可获痊愈。

2. 对继发性痛经，运用拔罐法减轻症状后，应诊断清楚原发病，针对原发病进行治疗。

3. 若配合针刺，一般在月经前1周开始治疗即可，直到月经来潮为止。行经期间疼痛仍可用拔罐法治疗。

第六节　盆腔炎

盆腔炎是一组炎症病变的统称，主要指女性上生殖道及其周围组织的炎症，即女性内生殖器官包括子宫、输卵管和卵巢及其周围结缔组织、盆腔腹膜等部位所发生的炎症。主要有子宫内膜炎、输卵管炎、输卵管卵巢脓肿、盆腔腹膜炎，最常见的是输卵管炎。炎症可局限于一个部位，也可同时累及几个部位。根据病势缓急、病程长短又可分为急性与慢性两种。本病多发生于中年妇女。

西医学认为引起急性盆腔炎的致病菌是葡萄球菌、链球菌、大肠杆菌等，每多杂合感染。多由于分娩、流产、宫腔内手术消毒不严，或经期、产后不注意卫生，或者附近其他部位的感染，使病原体侵入所致。其主要的病理为内生殖器及盆腔组织充血、水肿、炎症渗出、与周围组织粘连。慢性盆腔炎以子宫附件增厚、粘连、变硬为主。若急性盆腔炎未能得到及时正确的治疗，则可由于盆腔粘连，输卵管阻塞，导致不孕、输卵管妊娠、慢性盆腔痛、炎症反复发作等盆腔炎的后遗症，严重影响妇女健康，增加家庭与社会经济负担。

【病因病机】

中医古籍中没有盆腔炎的记载，根据其临床表现，可归于"带下过多""热入血室""癥瘕"等有关病证中，也可见于部分不孕、痛经中。急性盆腔炎多发生于行经期或产后产道损伤或出血等情况，由于胞络空虚，湿热乘虚侵入，蓄积盆腔，客于胞中，与气血相搏，气血运行不畅，冲任受损而成本病。慢性盆腔炎多由急性盆腔炎迁延而成。病变部位主要在肝、脾、肾三脏，涉及冲、任二脉。病变初期以实证为主，多见湿热壅盛、瘀热内结。病时日久，邪气滞留，损伤正气，则出现气滞血瘀、脾肾不足的虚实夹杂证。

【诊断与辨证】

1.诊断

急性盆腔炎可因炎症的轻重及范围大小而有所不同。全身症状较明显，常有恶寒、高热、头痛、下腹疼痛，可伴尿频、排尿困难、大便坠感、阴道分泌物增多，常呈脓性、有臭味。检查见体温达39℃以上，呈急性病容，下腹有压痛、反跳痛、拒按、腹肌痉挛等，可触及肿块或有肠胀气。妇科检查：阴道及宫颈充血，宫颈有举痛，子宫常较软、稍增大、有压痛，宫旁组织增厚，有明显触痛。输卵管可增粗，有时可扪及包块。如有盆腔脓肿形成则子宫直肠窝较饱满、有触痛及波动感。血常规检查可见白细胞总数升高、中性粒细胞增多。盆腔脓液及子宫颈管分泌物培养可发现致病菌。

慢性盆腔炎由于瘢痕粘连及盆腔充血，可引起下腹部坠胀、疼痛，腰骶部酸痛，有时伴有肛门坠胀不适，部分患者可有全身症状，如低热、易于疲劳、周身不适、失眠等。妇科检查：阴道分泌物增多，子宫常呈后倾，活动受限或粘连固定。如为附件炎症，则在子宫的一侧或双侧触到较粗条索状物或片块状物，伴有压痛；当形成输卵管积水或输卵管卵巢囊肿，则可触及囊性包块；当盆腔有结缔组织炎时，子宫一侧或两侧有片状增厚、压痛。

2.辨证分型

本病以下腹疼痛或伴坠胀，或有积块，带下量多，伴色质味变化为主症，可伴有恶寒、高热、头痛、尿频、排尿困难、大便坠感等症。急性盆腔炎多见热毒内盛，慢性盆腔炎多见湿热下注、气滞血瘀。

（1）**热毒内盛** 发热寒战，头痛，食欲不振，或有恶心呕吐、腹胀、腹泻等，下腹疼痛，按之痛甚，小腹或有积块，带下色黄量多质稠，气臭，舌红，苔黄，脉数。

（2）**湿热下注** 身热，胸胁、乳房胀痛，下腹疼痛，按之痛甚，或可按及小腹积块，大便不通，尿频，尿痛，白带量多色黄，舌红，苔黄腻，脉濡数。

（3）**气滞血瘀** 下腹部坠胀、疼痛，可牵及腰骶部酸痛，劳累或经前、经后尤甚，可扪及或软或坚的积块，神疲乏力，失眠，月经量多，白带量多色白，舌淡有瘀斑，脉沉涩。

【治疗】

1.针罐法、留罐法

主穴：气海、带脉、中极、阴陵泉。

配穴：热毒内盛加大椎、曲池、合谷、委中；湿热下注加次髎、白环俞、蠡沟；瘀血内阻加膈俞、肝俞、血海、太冲；热毒伤阴加太溪、复溜、三阴交、肾俞；气血不足加足三里、三阴交、大赫、气穴。

操作：骶部穴可行留针拔罐法，背部、腹部、四肢穴部可针后拔罐。针刺时应避免直接刺在炎症部位或包块上。热毒内盛者在大椎、委中采用刺络拔罐法，留罐10～25分钟，或留罐至出痧发暗。急性盆腔炎每日治疗2次，慢性盆腔炎每日或隔日治疗1次。10次为1个疗程。

2.灸罐法、闪罐法

主穴：①气海、关元、中极、带脉、归来、次髎、白环俞；②足三里、肾俞、脾俞、腰阳关、八髎。

操作：本法适用于气滞血瘀者，艾灸诸穴后拔罐。以上两组穴位，每次选择一组，每日或隔日治疗1次，10次为1个疗程。

3.走罐法、刮痧拔罐法

部位：①骶部督脉、膀胱经；②足三阴经小腿部；③腘窝。

操作：本法适用于热毒内盛、湿热下注者。以上三组穴位，每次选择一组，每日或隔日治疗1次，10次为1个疗程。

【按语】

1.急性盆腔炎病情较急，很少单独用拔罐法治疗，该法只是辅助治疗，可针灸罐药并治，以提高疗效，缩短病程，防止转为慢性。

2.急性盆腔炎患者宜取半卧位，下腹冷敷。慢性盆腔炎除拔罐治疗外，还可配合其他物理疗法，如超短波、红外线、药物离子透入等，或用盐炒热后装入布袋，局部热熨，或温水坐浴等，以促进血液循环，改善组织营养，以利于炎症的吸收和消散。

3.慢性盆腔炎病情顽固，应鼓励患者建立信心，加强锻炼，提高抗邪能力。

第八章　儿科疾病 ▷▷▷

第一节　小儿发热

　　小儿发热是指体温超过正常范围高限，是小儿十分常见的一种症状。正常小儿腋表体温为36～37℃(体表测得的体温比腋表高约0.4℃，肛表测得的体温比体表高约0.3℃)，腋表如超过37.4℃可认为是发热。在多数情况下，发热是身体和入侵病原作战的一种保护性反应，是人体正在发动免疫系统抵抗感染的一个过程。体温的异常升高与疾病的严重程度不一定成正比，但发热体温过高或长期发热可使机体各种调节功能受累，从而影响小儿的身体健康。因此，对确认发热的孩子，应积极查明原因，针对病因进行治疗。

【病因病机】

　　发热乃邪正相争的征象，多由邪气实所致，属于外感病范畴，但内在因素也很重要。中医学认为小儿之体乃是"稚阴稚阳""纯阳之体"。"稚阴稚阳"即小儿之体很柔弱，大部分的生理功能都不健全，特别是抵御能力（这个多属于人体的"阳"）；"纯阳之体"乃是相对于小儿本身体内阴阳二气所说，因为阳气偏盛，故称之为"纯阳之体"。小儿生长发育极快，其五脏六腑、身形智力无不处于一种旺盛的生机之中。然毕竟幼儿体属"稚阴稚阳"，四时邪气、饮食不慎均可致病。

　　《景岳全书·小儿则》中云："小儿发热证，其最要者有四：一则外感发热，二则疮毒发热，三则痘疹发热，四则疳积发热。凡此四者之外，如饮食、惊风、阴虚、变蒸之类，虽亦有之，均当详辨。"《医碥》中云："发热者，热之发现于肌表者也。"论其发病之因云："凡病多发热，热生于火，火本于气。其理不外气乖与气郁二端。"然小儿发热虽有外感发热与内伤发热之别，但外感之热多于内伤之热。在小儿一是自外而感，如温热邪毒、疫毒所侵，或因六淫之邪间接转化而致，小儿脏腑薄弱，体属纯阳，极易为六淫、疫疬之邪毒所侵袭。风、寒、暑、湿、燥、火六气过盛，邪盛化火即为毒。风为百病之长，风偏盛多化火，风火壅盛成毒，寒乃阴邪，寒邪侵袭，蓄积潜藏，化热聚而成毒；暑为火邪，暑热极盛而成毒；湿为阴邪，伏于机体，阻遏阳气而化火成毒；燥盛化火亦为毒。故邪之所凑，其气必虚；毒之所生，阴阳偏盛、阴阳不相济，五脏皆受之。二是素体阳盛或阴亏等因素，致气有余，有余便是火，火自内生，壅而成毒。因此小儿发热，无论是风、寒、暑、湿、燥、火等所致外感发热，还是乳食停留，或劳倦、瘀血、阴虚等所导致的内伤发热，它们的共同之处均为有能引起发热的因素，即"毒"。不同的是外感发热由外毒为患，而内伤发热为内毒所致。无论外毒还是内毒均使机体出现正邪交争、阴阳不相济而热作。

【诊断与辨证】

1.诊断

对小儿发热，尤其是长期发热的病儿，要详细了解病史，注意在发热的同时所伴随的其他症状，根据患儿的年龄、发病季节、有无传染病接触史等情况进行分析，并认真进行体检。除常规的实验室检查外，还要根据临床具体情况，有针对性地进行有关辅助检查。

2.辨证分型

（1）外感风寒　发热恶寒，无汗，蜷缩畏冷，头痛身疼，鼻塞不通，喷嚏，鼻流清涕，咳嗽痰清，口渴不喝，二便正常，苔薄白，脉浮紧，指纹浮露色淡。

（2）外感风温　发热，口鼻气粗，鼻流黄涕，咳嗽痰稠，咽痛口渴，吮乳口热，自汗，舌尖红，苔薄黄，脉浮数，指纹浮露色紫红。

（3）外感暑邪　壮热心烦，无汗或少汗，口渴引饮或渴不欲饮，头昏身热，面赤唇红，或神昏抽搐，或大便秘结，小便短少，舌红苔白，脉浮洪数，指纹青紫。

（4）里热内炽　壮热不休，揭衣去被，渴欲冷饮，大汗出，或日晡潮热，腹满痛，大便不通，或烦躁谵语，斑疹，血症，甚至神昏抽搐，苔焦黄起刺，舌红绛，脉滑数，指纹紫滞或透关射甲。

（5）食滞发热　身热不扬，午后较重，脘腹胀满，嗳腐吞酸，不思饮食，夜卧不安，便秘或泻下酸臭，舌根色青，唇红，苔黄垢腻，脉沉滑，指纹紫滞。

（6）疳积虚热　低热不退，形瘦毛枯，面色萎黄，口馋善饥，泻下酸臭，腹大胀满，或少气懒言，或颧赤盗汗，苔薄白或无，舌质淡或红，脉细弱或数，指纹淡浮细滞。

【治疗】

1.留罐法

主穴：大椎、风门、曲池。

配穴：外感风寒加风池、外关穴；外感风温加风池、尺泽；外感暑邪加大椎、委中、阴陵泉、足三里；里热内炽加合谷、内关、水沟；食滞发热加中脘、内庭、足三里；疳积虚热加脾俞、胃俞、三焦俞、膏肓俞、中脘。

操作：患者取坐位或仰卧位，医者选取中、小口径玻璃罐以闪火法吸拔诸穴10～15分钟，实证可用刺络拔罐法。每日治疗1次。

2.走罐法

主穴：背部督脉及足太阳膀胱经第一侧线。

操作：患者取俯卧位，充分暴露背部，医者先于施罐部位涂上润滑剂或温水，同时将罐口涂上油脂，用罐吸拔大椎穴后，一手握住罐体，略用力将罐沿着督脉及足太阳膀胱经第一侧线反复推拉，至走罐部位皮肤紫红为度，走罐时应用力均匀，以防止玻璃罐漏气脱落。

【按语】

1.提供舒适的降温环境，将患儿置于环境安静、阴凉、空气流通处，衣着要凉爽透气，切忌采用捂被子发汗。

2.及时补充水分和电解质，保持大小便通畅。

3.给患儿吃营养丰富、清淡、易消化的食物。

第二节　小儿肺炎

小儿肺炎是小儿最常见的一种呼吸道疾病，四季均易发生，3岁以内的婴幼儿在冬、春季节患肺炎较多。如治疗不彻底，易反复发作，引起多种重症、并发症，影响小儿发育。本病表现为发热、咳嗽、气促、呼吸困难和肺部细湿啰音，也有不发热而咳喘重者。小儿肺炎有的有典型症状，也有不典型者，新生儿肺炎尤其不典型。由细菌和病毒引起的肺炎最为多见。目前可通过接种疫苗预防小儿肺炎。

【病因病机】

小儿肺炎发生的原因，主要有外因和内因两大类。外因责之于感受风邪，或由其他疾病传变而来；内因责之于小儿形气未充，肺脏娇嫩，卫外不固。

肺为娇脏，肺主气，司呼吸，外合皮毛，开窍于鼻。外感风邪，由口鼻或皮毛而入，侵犯肺卫，致肺气郁闭；肺失宣降，闭郁不宣，化热灼津炼液成痰，阻于气道，肃降无权，从而出现咳嗽、气喘、痰鸣、鼻扇等肺气闭塞的证候，发为肺炎喘嗽。

1.风寒闭肺

风寒之邪外侵，寒邪束肺，肺气郁闭，失于宣降，肺气上逆，则致呛咳气急；卫阳为寒邪所遏，阳气不得敷布全身，则见恶寒发热而无汗；肺气郁闭，水液输化无权，凝而为痰，则见痰涎色白而清稀。

2.风热闭肺

风热之邪外侵，热邪闭肺，肺气郁阻，失于宣肃，则致发热、咳嗽；邪闭肺络，水液输化无权，留滞肺络，凝聚为痰，或温热之邪，灼津炼液为痰，痰阻气道，壅盛于肺，则见咳嗽剧烈，喉间痰鸣，气急鼻扇。本病也可由外感风寒之证转化而来。

3.痰热闭肺

邪热闭阻于肺，导致肺失于宣肃，肺津因之熏灼凝聚，痰热胶结，闭阻于肺，则致发热咳嗽，气急鼻扇，喉间痰鸣；痰堵胸宇，胃失和降，则胸闷胀满，泛吐痰涎；肺热壅盛，则见面赤口渴；肺气郁闭，气滞血瘀，血流不畅，则致口唇紫绀。

4.毒热闭肺

邪气炽盛，毒热内闭肺气，或痰热炽盛化火，熏灼肺金，则致高热持续，咳嗽剧烈，气急喘憋，烦躁口渴，面赤红，小便短黄，大便干结；毒热耗灼阴津，津不上承，清窍不利则见涕泪俱无，鼻孔干燥如煤烟。

5.阴虚肺热

小儿肺脏娇嫩，邪伤于肺，后期正虚邪恋，久热久咳，耗伤肺阴，则见干咳、无痰，舌红乏津；余邪留恋不去，则致低热盗汗，舌苔黄，脉细数。

6.肺脾气虚

体质虚弱儿或伴有其他疾病者，感受外邪后易累及脾，导致病情迁延不愈。若病程中肺气耗伤太过，正虚未复，余邪留恋，则发热起伏不定；肺虚气无所主，则致咳嗽无力；肺气虚弱，营卫失和，卫表失固，则动辄汗出；脾虚运化不健，痰湿内生，则致喉中痰鸣，食欲不振，大便溏；肺脾气虚，气血生化乏源，则见面色无华，神疲乏力，舌淡苔薄，脉细无力。

肺主气而朝百脉。小儿肺脏娇嫩，或素体虚弱，感邪之后，病情进展，由肺而涉及其他脏腑。如肺为邪闭，气机不利，气为血之帅，气滞则血瘀，心血运行不畅，可致心失所养，心气不足，心阳不能运行敷布全身，则致面色苍白，口唇青紫，四肢厥冷；肝为藏血之脏，右胁为肝脏之位，肝血瘀阻，故右胁下出现痞块；脉通于心，心阳虚，运血无力，则脉微弱而数，出现心阳虚衰之变证。小儿感受风温之邪，易化热化火，内陷厥阴，邪热内陷手厥阴心包经，则致壮热，烦躁，神志不清；邪热内陷足厥阴肝经，则热盛动风，致两目窜视，口噤项强。小儿肺失肃降，可引起脾胃升降失司，以致浊气停聚，大肠之气不得下行，出现腹胀、便秘等证候。肺炎喘嗽的病机关键为肺气郁闭，痰热是其主要病理产物，病变部位主要在肺，常累及心肝。

【诊断与辨证】

1.诊断

小儿肺炎主要临床表现为发热、咳嗽、呼吸困难，也有不发热而咳喘重者。根据临床症状及实验室检查可以诊断。

2.辨证分型

（1）风热袭肺　发热，有汗，口渴，咳嗽痰黏或黄，气促鼻扇，面赤唇红，咽红，指纹青紫多在气关，脉浮滑。

（2）风寒闭肺　发热无汗，呛咳气急，痰白而稀或多泡沫，口不渴，舌苔薄白或白腻，舌质淡或淡红，脉浮紧，指纹青红在风关。

（3）痰热阻肺　壮热，咳嗽而喘，呼吸困难，气急鼻扇，口唇紫绀，面红口渴，喉间痰鸣，声如拽锯，胸闷胀满，泛吐痰涎，舌红苔黄，脉弦滑，指纹紫至气关。

（4）阴虚肺热　潮热盗汗，颧红唇赤，干咳无痰或痰黏难吐，舌质嫩红，舌苔光剥少津，脉细数，指纹沉紫。

（5）脾气虚弱　低热起伏，面色㿠白，动则汗出，咳嗽无力，微微气喘，喉中痰鸣，神倦懒言，纳呆便溏，舌质淡苔白，脉细无力，指纹色淡。

【治疗】

1. 留罐法

主穴：大椎、肺俞、大肠俞、脾俞。

配穴：风热袭肺加风池、曲池；风寒闭肺加风池、外关；痰热阻肺加丰隆、中脘；阴虚肺热加三阴交、阴郄；脾气虚弱加气海。

操作：患者取俯卧位，医者选取中、小口径玻璃罐以闪火法吸拔诸穴10～15分钟，实证可用刺络拔罐法。每日治疗1次。

2. 走罐法

主穴：督脉。

操作：患儿取俯卧位，医者站在患儿一侧，在其背部涂一层液状石蜡或凡士林。取中小口径的玻璃罐，检查罐口是否光滑，用闪火法将罐吸附在患儿背部，待玻璃罐吸住皮肤后，拔罐者手扶罐体在患儿背部上下推动。沿着督脉、背俞穴的部位，反复推拉，至走罐部位皮肤紫红为度。

【按语】

1. 室内空气新鲜：要保持室内空气新鲜、安静，让孩子休息好。

2. 注意饮食及排痰：在饮食上要吃易消化、高热量和富有维生素的食物，以软的食物为宜，有利于消化道的吸收。咳嗽时要拍拍孩子的背部，有利于痰液的排出，拍背时从下往上拍。房间内不要太干燥，孩子要适当饮水，以稀释痰液，有利于痰的排出。

3. 加强锻炼，注意适当增加衣服：预防上呼吸道感染，注意加强锻炼，可根据年龄选择适当的锻炼方法。户外活动时，注意适当增加衣服。感冒流行时，不要带孩子到公共场所去。家里有人患感冒时，不要与孩子接触。

4. 增强婴幼儿的抗病能力：坚持锻炼身体，增强抗病能力，同时注意气候的变化，随时给小儿增减衣服，防止伤风感冒。合理喂养，防止营养不良。教育小儿养成良好的卫生习惯，不随地吐痰。让婴幼儿多晒太阳。不断增强婴幼儿的抗病能力是预防本病的关键。

第三节 小儿反复呼吸道感染

反复呼吸道感染是小儿常见病，发病率达20%左右，以2～6岁最常见。患有反复呼吸道感染的小儿简称复感儿，在一年内有7～10次甚至更多次数的上下呼吸道感染。本病的发生多为先天性因素所致，或机体免疫功能低下或微量元素和维生素缺乏，或喂养方式不当，以及遗传、护理、居住环境等多种因素综合作用的结果。若治疗不当会导致哮喘、心肌炎、肾炎、风湿病等病，严重影响小儿生长发育与身体健康。本病属中医学"虚证"范围。

【病因病机】

小儿为脏腑娇嫩、形气未充之体，藩篱疏松，卫外功能较差，对疾病抵抗力不强，易受外邪侵袭，肺司呼吸，又主皮毛，故肺脏病症最为多见。若小儿肺脾虚亏，或先天禀赋不足，体质柔弱，或属人工喂养，饮食长期失于调理，或少见风日，户外活动较少，表气虚弱，卫外不固，则可因正气不足，御外乏力，易为外邪侵袭而发病。总之，本病的病位在肺，但与脾肾两脏有密切关联。病性多为本虚标实，其发病"关键不在邪多，而在正气不足"。

【诊断与辨证】

1.诊断

（1）发病年龄多为6个月至6岁，尤以1～3岁婴幼儿多见。春、秋、冬三季好发，夏季较少见。

（2）以反复患感冒、扁桃体炎、支气管炎为主要征象。旧感初愈，新感复起，上呼吸道感染一年达5～7次，下呼吸道感染一年达2～3次。发病特点为病程长，每次上呼吸道感染可达10天或以上，下呼吸道感染可达3周或以上，或初期是上呼吸道感染，很快发展为下呼吸道感染。

（3）平时血白细胞总数正常或偏低，血清免疫球蛋白IgA偏低，微量元素锌缺乏。或有血红细胞减少，血红蛋白减少，有轻、中度贫血。X线胸片在未感染时可无异常，或有两肺纹理增多、加深现象。

2.辨证分型

（1）营卫不和　反复感冒，面㿠神疲，午后低热，自汗盗汗，恶风怕热，纳呆食少，形体较瘦，舌质淡红，舌苔薄白或有花剥，脉细软稍数。

（2）肺脾两虚　易反复感冒咳嗽，面色萎黄乏华，纳呆食少，大便稀薄，形体瘦弱，神疲乏力，四肢欠温，动则多汗，毛发黄软，时有咳嗽，喉中痰声，心悸气短，舌质淡，舌苔白，脉细弱。

（3）肺肾不足　经常感冒咳嗽，面色㿠白，肌肉松弛，自汗盗汗，夜寐不宁，走路不稳，或有鸡胸龟背，囟门迟闭，立、行、齿、发、语迟，发育迟缓，苔薄白，脉细。

【治疗】

1.留罐法

主穴：大椎、肺俞、脾俞、肾俞。

配穴：营卫不和加风门、气海；肺脾两虚加三阴交；肺肾不足加三焦俞、三阴交、太溪。

操作：患者取俯伏位或俯卧位，医者选取中、小口径玻璃罐以闪火法吸拔诸穴10～15分钟。每日治疗1次。

2.走罐法

主穴：背部督脉及足太阳膀胱经第一侧线。

操作：患者取俯卧位，充分暴露背部，医者先于施罐部位涂上润滑剂或温水，同时将罐口涂上油脂。用罐吸拔大椎穴后，一手握住罐体，略用力将罐沿着督脉及足太阳膀胱经第一侧线反复推拉，走罐时应用力均匀，以防止玻璃罐漏气脱落。

【按语】

1.保持居室空气流通，阳光充足，空气新鲜，要注意环境清洁卫生。

2.适当进行户外活动，直接接触太阳光，提高机体抗病能力。按时预防接种。

3.注意饮食卫生，营养要合理，应富于蛋白质，保证多种维生素的摄入。注意冷暖，穿着不宜过热，也要防止受凉，注意保护颈部及两手臂处不受寒。

4.感冒流行时节，减少出入公共场所。

第四节　泄泻

泄泻是以大便次数增多，粪质稀薄或泻下如水样为主症的一种小儿常见病，亦称消化不良。本病四季皆可发生，尤以夏、秋两季为多见。发病年龄以婴幼儿为主，其中6个月至2岁的小儿发病率最高。本病轻者预后良好，如治疗不及时，迁延日久，影响小儿的营养和生长发育。重症患儿还可产生脱水、酸中毒等一系列严重症状，甚至危及生命，故临诊时须十分注意。

古代医籍对泄泻论述较多，《素问·阴阳应象大论》已有"春伤于风，夏生飧泄""湿胜则濡泄"等记载。历代儿科专著也从各个方面论述小儿泄泻的脉因证治。较为系统的分类证治见于《医宗金鉴·幼科杂病心法要诀》，其概括指出："小儿泄泻认须清，伤乳停食冷热惊，脏寒脾虚飧水泻，分消温补治宜精。"书中采用的分类证治法则至今仍有临床指导意义。

西医学认为，婴儿腹泻除与饮食、气候等因素有关外，尚与致病性大肠杆菌、病毒及其他感染有关。另外，婴幼儿消化系统发育不成熟，功能不完善，神经调节功能较差，胃酸与消化酶分泌较少，酶的活力低等，是发病的内在因素。

【病因病机】

1.感受外邪

小儿脏腑娇嫩，卫外不固，极易被外邪所袭，外感风、热、寒、暑之邪，常与湿邪相合引起腹泻，尤以夏秋之季的暑湿之邪多见。脾恶湿喜燥，湿困脾阳，运化失司，对饮食水谷的消化、吸收发生障碍而致泄泻。

2.内伤乳食

由于喂养不当，饥饱无度，或突然改变食物性质，或食油腻、生冷，或饮食不节，导致脾胃损伤，运化失职，不能腐熟水谷而致泄泻。

3.脾胃虚弱

小儿脾常不足，如后天喂养不当，则可损伤脾胃；或因久病迁延不愈，造成脾胃虚弱；或为早产、难产、低体重儿，脾胃素体不足，脾虚健运失调，水谷不得运化，则水反为湿，谷反为滞，水湿滞留，下注肠道形成泄泻。

【诊断与辨证】

1.诊断

本病见大便次数增多，每日3～5次，多者达10次或更多，大便颜色淡黄、黄绿或褐色，可呈蛋花样或水样，可有黏液、奶瓣或不消化物，或伴呕吐、腹痛、发热等症状。有乳食不节、饮食不洁或感受外邪史。

轻型腹泻无脱水和中毒症状；中型腹泻有轻至中度脱水或中毒症状；重型腹泻及呕吐严重者，可见少尿、皮肤干瘪、囟门凹陷、眼眶下陷、啼哭无泪、烦躁口渴、神疲乏力、体温升高、腹胀等脱水和中毒症状。

2.辨证分型

（1）寒湿泻　大便清稀多沫，色淡不臭，肠鸣腹痛，面色淡白，口不渴，小便清长，苔白腻，脉濡，指纹色红。

（2）湿热泻　大便稀水样，或如蛋花汤样，或有黏液，或黄褐热臭，腹痛即泻，急迫暴注，身有微热，口渴引饮，烦躁，小便短黄，舌红苔黄腻，脉滑数，指纹色紫。

（3）伤食泻　大便稀溏，夹有奶瓣或不消化的食物残渣，腹痛胀满，泻前哭闹，泻后痛减，大便酸臭，量多，嗳气纳呆，矢气频频臭秽，或伴呕吐酸馊，苔厚腻或黄垢，脉滑，指纹色紫。

（4）脾虚泻　久泻不愈，食后即泻，或反复发作，时轻时重，面色萎黄，形体消瘦，食欲不振，大便稀溏夹有奶瓣及不消化的食物残渣，舌淡苔薄，脉濡。

若泄泻日久不愈，进而可损及肾阳，症见面色淡白、大便水样且次数多、四肢厥冷、舌淡苔白、脉弱无力，甚至出现泄泻不止、完谷不化、四肢逆冷、脉微欲绝、昏不识人等津竭阳脱之症。

【治疗】

1.留罐法

（1）方法一

主穴：神阙、天枢、大肠俞、上巨虚、阴陵泉。

配穴：食滞胃肠加中脘、建里；脾胃虚弱加脾俞、胃俞；慢性泄泻加脾俞、足三里；久泻虚陷加百会。

操作：患者取俯卧位，医者选择大小适宜的玻璃罐，用闪火法，将罐在穴位上反复吸拔，直至皮肤潮红。百会须用灸法。

（2）方法二

主穴：天枢、中脘、足三里、龟尾（小儿推拿穴位）。

操作：将上述腧穴消毒，用毫针常规针刺穴位，采用平补平泻手法取得针感后，将针拔出，用闪火法在穴位上闪罐1～2次。每日或隔日治疗1次。

2.药罐法

主穴：天枢、中脘、关元。

操作：丁香2g，吴茱萸、小茴香、干姜、甘草各10g，将上药用纱布包好，放入锅内，加水3000mL，熬30分钟左右至药性煎出。然后将竹罐放入药中，煮5～10分钟，用镊子夹出竹罐，甩去药液，迅速用干毛巾捂住罐口，以便吸去罐口的药液，降低罐口的温度，保持罐内的热气，然后趁热将竹罐扣于以上穴位，手持竹罐稍加按压约1分钟，待竹罐吸牢于皮肤即可。留罐5～15分钟，每日治疗1次。本法适用于风寒泻与脾虚泻。

3.摇罐法、振罐法

主穴：天枢、中脘。

操作：患者取仰卧位，医者选择较大的玻璃罐，用玻璃罐法将罐吸附在穴位上，先将罐留在穴位上约2分钟，然后摇动罐体，行摇罐法1～2分钟，或者以较高频率振动罐体，行振罐法1～3分钟。每日治疗1次。本法适用于伤食泻。

【按语】

1.拔罐治疗小儿泄泻，每日1次，病愈即止，配合针刺治疗效果佳。

2.在治疗期间，应适当控制饮食摄入量，饮食清淡。伴严重呕吐者，暂禁食4～6小时，可饮用淡盐水和糖水。腹泻好转后进食，应由稀到稠，由少到多。

3.注意前后二阴的清洁卫生，大便后宜用温水清洗。婴儿注意勤换尿布。

4.如小儿出现面色苍白、小便极少或无尿、眼眶凹陷、呕吐频繁、饮食难进、精神萎靡等症时，宜抓紧时机，尽早行中西医结合治疗。

第五节　遗尿

遗尿俗称"尿床"，是指5周岁以上小儿在睡眠中小便自遗，醒后方觉的一种疾病。其发生常与禀赋不足、习惯不良等因素有关。3岁以下小儿，肾气未盛，脑髓未充，智力未全，排尿控制能力尚未健全；学龄儿童因白天贪玩过度，精神疲劳，夜间熟睡，偶发尿床，都不属病态。

遗尿多自幼得病，有在儿童期发生者，可以一时性发生，也可持续数月后消失，而后又反复，有的可持续到性成熟时才消失。遗尿若长期不愈，会妨碍儿童的身心健康，影响智力及体格发育。

有关遗尿的文献记载，最早见于《灵枢·九针论》中"膀胱不约为遗溺"。《诸病源候论·小儿杂病诸候》充实了发病机制，指出"膀胱为津液之腑，既冷气衰弱，不能约水，故遗尿也"。明清时期，拓展了肝经郁热与肺脾气虚特点。

西医学认为，遗尿多见于神经发育尚未成熟，大脑皮质或皮质下中枢功能失调者，一般无器质性疾病，如突然受惊、过度疲劳、生活环境骤变、不恰当的教育等均为导致遗尿的常见因素。继发性遗尿可见于泌尿系统异常等疾病。

【病因病机】

尿液的生成、排泄与肺、脾、肾、三焦、膀胱有密切关系。其病因主要为肾气不足，肺脾气虚，肝经郁热。

1.肾气不足

下元虚冷为遗尿的主要病因。肾为先天之本，主水，藏真阴元阳，开窍二阴，职司二便，与膀胱互为表里。肾气不足，不能温养膀胱，膀胱气化功能失调，闭藏失职，不能制约水道而成遗尿。

2.脾肺气虚

肺主一身之气，为水之上源，有通调水道、下输膀胱功能；脾为后天之本，属中焦，主运化，喜燥恶湿而制水。肺脾功能正常，则水液得以正常输布排泄。素体虚弱，或久病肺脾俱虚，上虚不能制下，无权约束水道而成遗尿。以上肺、脾、肾功能失健者，均属虚证。

3.肝经郁热

肝主疏泄，调畅气机，通利三焦。若肝经郁热，郁而化火，或夹湿下注，疏泄失常，影响三焦水道正常通利，迫注膀胱，而成遗尿，其尿臭难闻，此属实证。

【诊断与辨证】

1.诊断

本病多见于5岁以上小儿，睡中小便自遗，醒后方觉，轻则数夜一次，重则每夜一次或数次，且睡眠较深。年长儿童有害羞和紧张心理。尿常规及其他原发性遗尿一般无异常。继发性遗尿，根据病史，可检查尿常规、尿比重、尿糖等。X线检查继发性遗尿，注意有无脊柱裂、尿道造影有无畸形或其他异常。

2.辨证分型

（1）肾气不足　睡中经常遗尿，多则一夜数次，醒后方觉，兼见神疲乏力，面色无华，精神萎靡，记忆力减退，小便清长，舌淡苔少，脉沉细无力。

（2）脾肺气虚　睡中遗尿，尿频量少，神疲乏力，少气懒言，面色萎黄，自汗消瘦，食少便溏，舌淡苔白，脉细弱。

（3）肝经郁热　睡眠中遗尿，尿量不多，小便色黄，气味腥臊，平素性情急躁，面红唇赤，舌红苔黄，脉弦滑数。

此外，有些小儿痰湿素盛，夜间熟睡不醒，呼叫不应，经常遗尿；亦有自幼缺乏教育，没有养成夜间起床排尿的习惯，任其自遗，久而久之，形成习惯性遗尿。

【治疗】

留罐法

（1）方法一

主穴：关元、中极、膀胱俞、三阴交。

配穴：肾气不足加肾俞、命门；脾肺气虚加肺俞、气海、足三里；肝经郁热加蠡沟。

操作：患者取俯卧位，医者选择大小适宜的玻璃罐，用闪火法、贴棉法等方法，将罐拔于穴位上，留罐10～15分钟。

（2）方法二

主穴：关元、中极、膀胱俞、三阴交。

操作：将上述腧穴消毒，用毫针常规针刺穴位，采用平补平泻手法取得针感后，选择大小适宜的玻璃罐，用闪火法将罐吸拔于针上，留罐10分钟。每日或隔日治疗1次。

【按语】

1.勿使患儿过度疲劳或情绪激动，控制睡前饮水量。夜间入睡后，家长要定时叫醒小儿起床排尿，建立合理的生活制度，养成按时排尿习惯。

2.建立良好的医患关系，鼓励患儿树立信心，消除心理负担和紧张情绪，积极配合治疗。

第六节　疳积

疳积是积滞和疳证的总称，因证候轻重虚实不同，分为积滞和疳证。小儿伤于乳食，停聚不化，形成积滞；积久不消，进一步发展形成疳证。两者关系密切，故有"积为疳之母，无积不成疳"之说。本病多见于5岁以下小儿，发病无季节性，呈慢性过程，迁延日久，影响小儿生长发育。古代疳证被列为儿科"四大要证"之一。

《诸病源候论·小儿杂病诸候》记载的"食不消候""伤饱候"，属于积滞，概括本病为脾受寒凉、饱食伤脾而引起的脾胃疾患。《证治准绳·幼科》认为积有虚实之分："小儿宿食不消者，胃纳水谷而脾化之，儿幼不知撙节，胃之所纳，脾气不足以胜之，故不消也。"积滞的治疗，《万氏家藏育婴秘诀·伤食证治》曰："伤之轻者，损谷自愈也。损之不减，则用胃苓丸以调之。调之者，调其脾胃，使乳谷自消化也。调之不减，则用保和丸以导之。"书中指出"损之""调之""导之"为治疗积滞的基本法则。疳证的记载见于《颅囟经》。《小儿药证直诀·脉证治法》指出"疳皆脾胃病，亡津液之所作也"，认识到疳证的病位、病机变化主要在脾胃。《活幼心书·疳证》具体分析了"疳之为病，皆因过餐饮食，与脾家一脏，有积不治，传之余脏"，已能系统地阐明疳证的病因病机和转化因素。

西医学的消化不良、小儿营养不良及多种维生素缺乏症可参考本病。近些年来，疳证的发病率已明显下降，临床症状也有所减轻。

【病因病机】

本病因喂养不当、乳食内积不化或其他疾病影响，致脾胃功能受损而逐渐形成。

1.乳食不节

小儿饥饱失调，过食肥甘生冷之品，或偏食，致脾胃受损，运化失职，升降不调，而成积滞。积滞日久，脾胃更伤，转化为疳。

2.喂养不当

因母乳不足，或过早断乳，未能及时添加辅食，使乳食摄入不足，脾胃生化乏源，而致营养失调，日久便形成疳证。

3.疾病影响

病后失调，反复发热，或久吐久泻，或肠道虫证等，均可耗伤津液，导致脾胃受损，气血生化不足，诸脏失养而成疳证。

4.禀赋不足

先天禀赋不足，加之后天喂养，调护不当，致脾胃虚弱，乳食不化，停滞中州，营养失调，气血两亏，日久形成疳积。

【诊断与辨证】

1.诊断

积滞以不思乳食，食而不化，嗳腐吞酸，脘腹胀满，大便不调，但病程不长为特征，有消化不良史或其他急、慢性疾病史。疳证以长期形体消瘦，体重低于正常值15%～40%，面色不华，毛发稀疏枯黄，饮食异常，肚腹膨胀，大便干稀不调，或精神不振，烦躁易怒，以明显的脾胃和精神症状为特征。合并贫血时，血常规检查显示红细胞、血红蛋白均低于正常值。血浆蛋白正常或稍偏低；血清蛋白显著降低者，常易发生水肿。大便常规检查多有不消化食物残渣或脂肪球。

2.辨证分型

（1）积滞伤脾　形体消瘦，体重不增，肚腹膨胀，纳食不香，精神不振，夜卧不安，大便不调，常有恶臭，或手足心热，舌苔厚腻。

（2）气血两虚　面色萎黄或㿠白，骨瘦如柴，毛发枯黄稀疏，精神萎靡，烦躁不安，睡卧不宁，啼哭无力，四肢不温，发育障碍，腹凹如舟，大便溏泄，舌淡苔薄，指纹色淡。

【治疗】

1.留罐法

（1）方法一

主穴：中脘、天枢、足三里、上巨虚。

配穴：疳积症状较重者配合三棱针点刺四缝。

操作：患者取仰卧位，医者选择大小适宜的玻璃罐，用闪火法、贴棉法等方法，将罐拔于穴位上，留罐10~15分钟。

（2）方法二

主穴：中脘、天枢、足三里、上巨虚。

操作：将上述腧穴消毒，用毫针常规针刺穴位，采用平补平泻手法取得针感后，选择大小适宜的玻璃罐，用闪火法将罐吸拔于针刺处，留罐10~15分钟。每日或隔日治疗1次。

2.走罐法

主穴：背部足太阳膀胱经穴位。

操作：患者取俯卧位或俯伏坐位，充分暴露背部，医者在其背部涂抹适量的润滑油，根据患者的身体情况，选择大小适宜的玻璃罐，用闪火法将罐吸附在背部皮肤上，然后沿足太阳膀胱经两侧的循行线上下来回走罐多次，直到循行线上的皮肤出现明显的瘀血为止，起罐后将背部的润滑油擦拭干净。隔日治疗1次。本法主要适用于积滞伤脾型。

3.摇罐法、振罐法

主穴：天枢、中脘。

操作：患者取仰卧位，医者选择较大的玻璃罐，将其吸附在穴位上，先将罐留在穴位上1~3分钟，然后摇动罐体，行摇罐法1~3分钟，或者以较高频率振动罐体，行振罐法1~3分钟。每日治疗1次。本法适用于积滞伤脾型。

【按语】

1.提倡母乳喂养，乳食须定时定量，不宜过饱，勿过食肥甘油腻、生冷之品。

2.食欲好转时，应逐渐添加食物，防止损伤脾胃。

3.可配合捏脊法或配合针刺四缝治疗，隔日1次或每周2次。病情严重者，配合药物治疗，效果更好。

第九章　五官科疾病 ▷▷▷▷

第一节　鼻窦炎

　　鼻窦炎是鼻和鼻窦黏膜的一种炎症性疾病，主要以鼻塞或流鼻涕为主要特点，可伴有前额和（或）面部疼痛或胀痛，以及嗅觉功能减退或丧失等。其致病相关因素主要有病原微生物、环境污染物、药物等。根据病程的长短，鼻窦炎可分为急性和慢性鼻窦炎两个常见类型。急性鼻窦炎指突发性出现鼻窦炎症状且病程少于12周，主要由病毒或细菌感染引起。急性鼻窦炎病程超出12周则转为慢性鼻窦炎。鼻窦炎反复发作，一年四季都可以发病，但秋冬两季发病率明显升高。本病属于中医学"伤风鼻塞""鼻渊"范畴。

【病因病机】

　　脏腑虚损，正气不足，正虚邪恋，无力驱邪，以致邪毒久留鼻窦，阻塞脉络，瘀滞气血腐败肌膜，化生浓汁而成本病。本病有实虚之分。实证由于肺经风热，肺失肃降，或因情志不畅，肝气郁结，胆失疏泄，郁而化火，或因嗜酒肉甘肥之物，温热内生，邪毒循经上犯，结滞鼻窍，灼伤鼻窦肌膜，化腐为脓而发；虚证则是肺气不足，清肃不利，利毒滞留，或饮食不节，劳倦过度，思虑郁结，脾失健运，气血生化不足，邪毒久困，肌膜破坏而成浊涕。

【诊断与辨证】

1.诊断

本病通过主要症状和持续时间的分析可进行诊断。

　　急性鼻窦炎见由鼻和鼻窦黏膜炎症反应引起的至少以下两个临床症状，如鼻塞、流鼻涕（前或后鼻孔）、前额和（或）面部疼痛或胀痛，以及嗅觉功能减退或丧失等，其中鼻塞或流鼻涕是必不可少的症状之一。鼻腔检查、口腔检查，注意排除牙源性感染。慢性鼻窦炎在以上症状的基础上病程超过12周则可进行诊断。如有病情严重、存在免疫缺陷的患者，或出现可疑的相关并发症和体征时可行CT断层扫描进一步诊断。

2.辨证分型

　　（1）外感风寒　初起鼻流清涕，数日后涕渐浓浊，鼻塞，头胀痛，嗅觉减退，或兼有恶寒发热，食欲不振，舌苔薄白，脉浮紧。

（2）肺经风热　鼻涕量多或黏白或黏黄，鼻塞时作，嗅觉减退，头痛，发热恶寒，咳嗽痰多，舌质红，苔薄白，脉浮数。

（3）胆腑郁热　鼻涕黄浊黏稠如脓、量多、味臭，鼻塞，嗅觉减退，伴头痛、咽干、目眩、耳鸣耳聋等，舌质红，苔黄，脉弦数。

（4）脾经湿热　鼻涕黄浊量多，涕臭，鼻塞较甚，嗅觉减退，伴有头痛、肢体困倦、食欲不振、脘腹胀满、小便黄等，舌红，苔黄腻，脉滑数或濡。

（5）肺气虚寒　鼻涕黏白而量多，无臭味，嗅觉减退，鼻塞或轻或重，每遇风冷则症状加重，可伴有头重头昏、自汗恶风、气短无力、懒言声低、咳嗽稀痰等，舌淡，苔薄白，脉缓弱。

（6）脾气虚弱　鼻涕黏白或黄而量多，无臭味，鼻塞较重，嗅觉减退，伴头重眩晕、肢倦乏力、食少腹胀、面色苍白或萎黄、食少便溏等，舌淡，苔薄白，脉缓弱。

【治疗】

1.留罐法、刺络拔罐法

主穴：印堂、合谷、尺泽、大椎、肺俞。

配穴：外感风寒则加曲池、外关，肺经风热则加尺泽。

操作：适合急性鼻窦炎。主穴留罐15分钟，隔日治疗1次，7次为1个疗程。配穴皮肤常规消毒，三棱针快速浅刺，再行拔罐15分钟。隔日治疗1次，共1～2次。本法适用于急性鼻窦炎。

2.留罐法

主穴：印堂、肺俞。

配穴：胆腑郁热配太冲、阳陵泉、照海；脾经湿热则加中脘、脾俞、阴陵泉、丰隆；脾气虚弱加三阴交。

操作：上述穴位施以留罐法，留罐10～25分钟。隔日治疗1次，10次为1个疗程。本法适用于慢性鼻窦炎。

【按语】

1.拔罐疗法对急性鼻窦炎效果明显，亦可作为慢性鼻窦炎的辅助疗法。

2.平时注意饮食起居，避免风寒湿热侵袭。适当进行户外有氧运动，增强体质，提高免疫力。

第二节　酒渣鼻

酒渣鼻，又名玫瑰痤疮，是一种多发生于颜面鼻部，损害以红斑、毛细血管扩张，伴有丘疹、脓疱为特点的慢性皮肤病。多发于30～50岁的中年人，男女均可发病，就诊群体中女性多于男性。病因尚不明确，可能与毛囊虫及局部感染、日晒、高温高热、肠道功能紊乱、饮食及精神因素有关。病程缓慢，分为红斑期、丘疹期、肥大期等三期，但无明显界限。

中医学称本病为"酒齄鼻"，古称"赤鼻"，俗称"酒糟鼻"。《素问·刺热》记载："脾热病者，鼻先赤。"明代陈实功《外科正宗》说："肺风、粉刺、酒齄鼻三名同种，粉刺属肺，齄鼻属脾，总皆血热郁滞不散。"清代《医宗金鉴》说："肺风粉刺肺经热，面鼻疙瘩赤肿痛……"指出酒渣鼻是由肺脾病变以致湿热之邪郁滞鼻、面部而生。

【病因病机】

本病主因热、风寒、毒、瘀及脏腑功能失调熏蒸或瘀结于面，脾胃热盛上熏于肺所致。脾胃素有积热，或素嗜饮酒、过食辛辣之品，故生热化火，胃火循经熏蒸，则络脉充盈，鼻部出现潮红；肺开窍于鼻，感受外邪，郁而化热，热与血相搏，毒热外发肌肤，蒸于肺窍而发为本病；湿热积于胃、蒸于肺，复遇风寒之邪客于皮肤，或以冷水洗面，寒主收引，以致瘀血凝结，鼻部先红后紫，久则变为暗红。

【诊断与辨证】

1.诊断

本病好发年龄为30～50岁，好发部位为鼻部，亦可发生于两颊、前额、下颌等部位，分布对称，皮损可见红斑、毛细血管扩张，伴有丘疹、脓疱，患者自感灼热、胀痛不适或痒痛。后期可见鼻端部形成紫红色结节，毛细血管扩张明显，皮肤表面凸凹不平，毛囊口明显扩大，可挤出白色黏稠状皮肤分泌物。西医学诊疗时可进行蠕形螨检查，包括挤刮涂片法、透明胶带法和挤粘结合法3种方法。当酒渣鼻久治不愈时，考虑感染幽门螺杆菌的可能，经过胃镜检查、胃黏膜活检、血清HP相关抗体检查等确诊。

2.辨证分型

（1）**肺胃热盛**　鼻尖或两翼红斑，压之褪色，可伴便秘、口干口渴，舌红，苔薄黄，脉弦滑。

（2）**热毒蕴肤**　在红斑基础上出现丘疹、脓疱，毛细血管扩张明显，局部灼热，伴口干、便秘，舌质红绛，苔黄，脉滑数。

（3）**气滞血瘀**　多见晚期鼻赘型或鼻部结缔组织增生，呈结节状，鼻部皮肤肥厚，凹凸不平，鼻色紫褐，舌暗红，苔薄，脉沉缓。

【治疗】

1.留针拔罐法

主穴：颧髎、血海、足三里、三阴交。

配穴：支沟、养老、内庭。

操作：毫针刺入以上穴位，轻捻缓进，待患者局部有针感时，主穴处留针拔罐，10分钟后起罐，再留针15分钟。每日治疗1次，7天为1个疗程。

2.刺络拔罐法

主穴：大椎、肺俞、脾俞、胃俞、肝俞。

操作：穴位处皮肤常规消毒，用无菌三棱针在以上穴位点刺后双手挤出血1～2滴，然后用玻璃罐拔罐保留10～15分钟后起罐。每日治疗1次，10天为1个疗程，疗程间休息7天。

3.留罐法、刺络拔罐法

主穴：大椎、肺俞、身柱、膈俞、胃俞。

配穴：①迎香、印堂；②素髎、迎香。

操作：主穴用闪火法拔罐15分钟；配穴用三棱针点刺出血1～3滴，两组配穴交替使用。每日治疗1次，10天为1个疗程。

【按语】

1.应注意饮食清淡，忌食辛辣、酒类辛热刺激性饮食，保持大便通畅。

2.保持局部皮肤清洁卫生，禁用有刺激性的化妆品。避免长时间日晒和冷热刺激，保持心情舒畅，睡眠充足。

3.酒渣鼻外用药禁忌使用有激素成分者。

4.患有酒渣鼻的患者禁止在鼻子病变处抓、搔、剥及挤压。

第三节　流行性出血性结膜炎

流行性出血性结膜炎又称急性出血性结膜炎，是由肠道病毒70型（RNA病毒）所致的结膜炎，是一种高度传染性疾病。其临床特点是起病急剧，潜伏期短，刺激症状重，可伴有结膜下出血、角膜上皮损及耳前淋巴结肿大。本病传染性强，流行面广，各种年龄均可发病。少数病例结膜发生炎症后2～3周，出现全身发热、倦怠、头痛等症状，继而出现运动麻痹，主要累及下肢，也可累及面神经。本病为接触传染，以手-眼接触为主要的传播途径。

中医称本病为"天行赤眼"，又名"天行赤目""天行赤热""天行气运"。本病病名见于《银海精微·卷之上》，该书强调其传染性，说："天行赤眼者……一人害眼传于一家，不论大小皆传一遍。"

【病因病机】

《银海精微·卷之上》指出"天行赤眼者，谓天地流行毒气，能传染于人"，强调疫疠之气为其外因。本病多因猝感疫疠之气，疫热伤络，或肺胃积热，肺金凌木，侵犯肝经，上攻于目而发。

【诊断与辨证】

1.诊断

本病发病时正处流行季节，或有接触史，起病急，多双眼同时或先后发病。主要表现为白睛红赤，或见白睛溢血呈点片状，耳前或颌下可扪及肿核。

2.辨证分型

（1）*初感疠气*　患眼碜涩灼热，羞明流泪，眼眵稀薄，胞睑微红，白睛红赤，点片状溢血，发热头痛，鼻塞，流清涕，耳前、颌下扪及肿核，舌质红，苔薄黄，脉浮数。

（2）*热毒炽盛*　患眼灼热疼痛，热泪如汤，胞睑红肿，白睛红赤臃肿，弥漫溢血，黑睛呈翳，口渴心烦，便秘溲赤，舌红，苔黄，脉数。

【治疗】

留罐法、刺络拔罐法

主穴：肺俞、大椎、肝俞。

配穴：初感疠气者加曲池；鼻塞流涕者加风门；头痛者加少商，热毒炽盛者加内庭、大肠俞。

操作：患者取俯卧位，医者将上述主穴消毒后，用75%酒精浸泡的三棱针挑刺或梅花针叩刺，留罐5～10分钟，或留罐至出痧发暗。隔日治疗1次，10次为1个疗程。

【按语】

1.发病期间，尽量避免到公共场所活动，饮食以清淡为主。

2.注意个人卫生，不用脏手、脏毛巾揉擦眼部。

3.对急性期的患者，其手帕、毛巾、脸盆及其他生活用品应注意消毒，防止传染。

第四节　麦粒肿

麦粒肿又名睑腺炎，是睫毛毛囊附近的皮脂腺急性化脓性炎症，即胞睑边缘生小硬结，红肿疼痛，形似麦粒。本病以青少年为多发人群，常反复发作。

中医学通常称麦粒肿为"针眼""土疳"。《诸病源候论·目病诸候》中记载："人有眼内眦头忽结成疱，三五日间便生脓汁，世呼为偷针。"《针灸易学》中记载："偷针，视背上有红点，刺破出血，皆治。小骨空、合谷、攒竹、二间、后睛明、行间、光明、太阳。《证治准绳·杂病》曰："土疳证，谓睥上生毒，俗称偷针眼是也……世传眼眦初生小疱，视其背上即有细红点如疮，以针刺破，眼时即瘥，名偷针。实解太阳经结热也。"

【病因病机】

中医学认为，本病多因风热之邪客于胞睑，火烁津液，变生疖肿；或过食辛辣炙烤之物，脾胃积热，火热毒邪上攻，致胞睑局部酿脓溃破。余邪未清或脾气虚弱，卫外不固，又感风热之邪，引起本病反复发作。

【诊断与辨证】

1.诊断

本病患者以胞睑局部肿胀、疼痛、痒为主。一般初发多肿痒明显，中期以肿痛为主，脓成溃破后诸症减轻，红肿渐消病情严重时可伴发热、恶寒、头痛等症。眼部检查，初起胞睑局部肿胀、微红，按压疼痛，可扪及形似麦粒的硬结，甚者红肿焮热，胞睑硬结压痛拒按，继之红肿局限，硬结软化成脓，随之脓点溃破。若病变靠近小眦部，可见患侧白睛红赤，甚至白睛红赤肿胀嵌于睑裂。同侧耳前扪及肿核。

2.辨证分型

（1）风热客睑　初起胞睑局限性肿胀，痒甚，微红，可扪及硬结，压痛，舌苔薄黄，脉浮数。

（2）热毒壅盛　胞睑局部红肿灼热，硬结渐大，疼痛拒按，或白睛红赤肿胀嵌于睑裂，伴口渴溲赤，舌红苔黄，脉数。

（3）脾虚夹实　针眼反复发作，诸症不重，伴面色无华，神倦乏力，舌淡，苔薄白，脉细数。

【治疗】

1.火罐法

主穴：大椎、风门、肺俞、风池。

配穴：头痛重可加太阳、印堂；咽痛重加天突、少商。

操作：患者取俯卧位或俯伏坐位，医者选择大小适宜的玻璃罐，用闪火法、贴棉法等方法，将罐拔于穴位上，留罐10～15分钟。如头痛重可加太阳、印堂刺血拔罐；如咽痛重可加天突刺血拔罐或少商刺血。每日或隔日治疗1次。本法适用于风热客睑和热毒壅盛者。

2.留罐法、留针拔罐法

主穴：大椎、太阳。

配穴：风热客睑加风池、风门；热毒炽盛加脾俞、曲池；脾虚夹实加中脘、气海、肾俞、足三里。

操作：风热客睑、热毒炽盛采用单纯留罐法或刺络拔罐法，亦可耳尖放血；脾虚夹实采用单纯留罐法，或留针拔罐法。留罐10～25分钟，或留罐至出痧发暗。隔日治疗1次，10次为1个疗程。

3.摇罐法、振罐法

主穴：天枢、中脘。

操作：患者取仰卧位，医者选择较大的玻璃罐，将罐吸附在穴位上，先将罐留在穴位上约3分钟，然后摇动罐体，行摇罐法3分钟，或者以较高频率振动罐体，行振罐法3分钟。每日治疗1次。本法适用于脾虚夹实的麦粒肿患者。

【按语】

1.风热客睑、热毒炽盛型患者宜先耳尖放血为佳，再配合火罐和针罐法。

2.拔罐后注意保暖，避免空调冷环境或冲冷水浴。

3.脾虚夹实型患者不适宜频繁拔罐或较长时间拔罐。

第五节　扁桃体炎

扁桃体炎是腭扁桃体的非特异性炎症，常伴有不同程度的咽部黏膜和淋巴组织炎症，多见于儿童和青年。其中急性扁桃体炎大多由乙型溶血性链球菌致病，此外，外感寒凉、疲劳过度、过食烟酒、上呼吸道感染等诱因也可导致患病。慢性扁桃体炎病原体为链球菌及葡萄球菌，患者平时自觉症状少，可有咽内发干、发痒、异物感，刺激性咳嗽等轻微症状。若扁桃体隐窝内潴留干酪样腐败物或有大量厌氧菌感染，则出现口臭。小儿扁桃体过度肥大，可能出现呼吸不畅、睡时打鼾、吞咽或言语共鸣的障碍。由于隐窝脓栓被咽下，刺激胃肠，或隐窝内细菌、毒素等被吸收引起全身反应，导致消化不良、头痛、乏力、低热等。

中医学称本病为"乳蛾"，初见于《儒门事亲·喉舌缓急砭药不同解二十一》，文曰："单乳蛾，双乳蛾……结薄于喉之两旁，近外肿作，因其形似，是谓乳蛾。"因喉核肿胀突出喉关两侧，形似乳头，或如蚕蛾，故名乳蛾，亦称喉蛾。历代医家根据病变部位、形态及病因病机等不同，对本病又有多种命名。从发病部位来分，有单乳蛾、双乳蛾之分。从形态来分，喉核上有白星点，白星点上下相连，状如缠袋者，称"连珠乳蛾"；喉核溃烂者，称"烂乳蛾"或"烂头乳蛾"；喉核红肿热痛，时重时轻者，称"活乳蛾"；喉核红肿疼痛不甚，日久成软骨者，称"死乳蛾"。从病因来分，因于风热或热毒者，称"风热乳蛾"；因于肺肾阴虚者，称"虚火乳蛾"或"阴虚乳蛾"。以其阴阳属性来分，又有"阴蛾"与"阳蛾"之别。

【病因病机】

起病急骤者，多为风热之邪乘虚外袭，火热邪毒搏结喉核而致。若病久体弱，脏腑失调，邪毒久滞喉核，易致病程迁延，反复发作。

1.风热外袭，肺经有热

风热邪毒从口鼻入侵肺系，咽喉首当其冲。或风热外袭，肺气不宣，肺经风热循经上犯，结聚于咽喉，气血不畅，与邪毒互结喉核，发为乳蛾。

2.邪热传里，肺胃热盛

外邪壅盛，乘势传里，肺胃受之，肺胃热盛，火热上蒸，灼腐喉核而为病；亦有多食炙煿，过饮热酒，脾胃蕴热，热毒上攻，蒸灼喉核而为病。

3.肺肾阴虚，虚火上炎

邪毒滞留，灼伤阴津，或温热病后，肺肾亏损，津液不足，不能上输滋养咽喉，阴虚内热，虚火上炎，与余邪互结喉核而为病。

4.脾胃虚弱，喉核失养

素体脾胃虚弱，不能运化水谷精微，气血生化不足，喉核失养；或脾不化湿，湿浊内生，结聚于喉核而为病。

5.痰瘀互结，凝聚喉核

余邪滞留，日久不去，气机阻滞，痰浊内生，气滞血瘀，痰瘀互结喉核，脉络闭阻而为病。

【诊断与辨证】

1.诊断

本病应根据病史，结合局部检查进行诊断。患者扁桃体和舌腭弓呈慢性充血，黏膜呈暗红色，用压舌板挤压舌腭弓时，隐窝口有时可见黄、白色干酪样点状物溢出。扁桃体大小不定，成人扁桃体已缩小，但可见瘢痕，凹凸不平，常与周围组织粘连。患者常有下颌角淋巴结肿大。扁桃体的大小并不表明其炎症程度，故不能以此做出诊断。

2.辨证分型

（1）风热外袭　初起咽喉干燥灼热，疼痛逐渐加剧，吞咽时更重。全身症见头痛，发热，微恶风，咳嗽，舌质红，苔薄黄，脉浮数等。检查见喉核红肿，连及周围咽部，喉核表面有少量黄白色腐物。

（2）肺胃热盛　咽部疼痛剧烈，连及耳根，吞咽困难，痰涎较多。全身症见高热，口渴引饮，咳嗽痰黄稠，口臭，腹胀，便秘溲黄，舌质红，苔黄厚，脉洪大而数。检查见喉核红肿，有黄白色脓点，甚者喉核表面腐脓成片，并有咽峡红肿。

（3）肺肾阴虚　咽部干燥，微痒微痛，哽哽不利，午后症状加重。全身症见午后颧红，手足心热，失眠多梦，或干咳痰少而黏，耳鸣眼花，腰膝酸软，大便干，舌质干红少苔，脉细数。检查见喉核肥大或干瘪，表面不平，色潮红，或有细白星点，喉核被挤压时，有黄白色腐物自隐窝口溢出。

（4）脾胃虚弱　咽干痒不适，异物梗阻感，咳嗽痰白。全身症见胸脘痞闷，易恶心呕吐，口淡不渴，大便不实，舌质淡，苔白腻，脉缓弱。检查见喉核淡红或淡暗，溢脓白黏。

（5）痰瘀互结　咽干涩不利，或刺痛胀痛，痰黏难咳，迁延不愈。全身症状不明显，舌质暗有瘀点，苔白腻，脉细涩。检查见喉关暗红，喉核肥大质韧，表面凹凸不平。

【治疗】

刺络拔罐法

主穴：大椎、曲池。

操作：将穴位消毒，用三棱针点刺出血，再将火罐吸拔在穴位处，留罐5～15分钟。每日治疗1次，3次为1个疗程。

【按语】

1.饮食有节，少食辛辣炙煿之品，以免脾胃蕴热；按时作息，不妄劳作，以免虚火内生。

2.注意口腔卫生，及时治疗邻近组织疾病。

第六节　过敏性鼻炎

过敏性鼻炎又称变应性鼻炎，是指以突然和反复发作的鼻痒、打喷嚏、流清涕、鼻塞等为主要特征的鼻病。本病为临床上的常见病和多发病，无性别、年龄、地域的差异，可常年发病，亦可季节性发病。

中医学称本病为"鼻鼽"，首见于《内经》。《素问·脉解》云："所谓客孙脉则头痛、鼻鼽、腹肿者，阳明并于上，上者则其孙络太阴也，故头痛、鼻鼽、腹肿也。"此外，本病在古代文献中尚有"鼽嚏""鼽鼻""鼽水""鼻流清水"等别称。《素问玄机原病式》谓："鼽者，鼻出清涕也。"又说："嚏，鼻中因痒而气喷作于声也。"

【病因病机】

本病多由脏腑虚损，正气不足，腠理疏松，卫表不固，风邪、寒邪侵袭，寒邪束于皮毛，阳气无从泄越，故喷而上出为嚏。肺气虚寒，卫气不固，则腠理疏松，风寒乘虚而入，邪聚鼻窍，邪正相搏，肺气不宣，津液停聚，致喷嚏、流清涕、鼻塞等；脾气虚弱，化生不足，鼻窍失养，外邪从口鼻侵袭，停聚鼻窍；肾阳不足，则摄纳无权，气不归原，温煦失职，腠理、鼻窍失于温煦，则外邪易侵；肺经素有郁热，肃降失职，邪热上犯鼻窍。

【诊断与辨证】

1.诊断

本病发作时主要表现为鼻痒、喷嚏频频、清涕如水、鼻塞，呈阵发性，具有突然发作和反复发作的特点。部分患者有过敏史和家族史。

2.辨证分型

（1）肺卫不固　鼻塞、鼻痒，喷嚏频频，清涕如水，嗅觉减退，畏风怕冷，自汗，气短懒言，语声低怯，面色苍白，或咳嗽痰稀，舌质淡，苔薄白。检查见下鼻甲肿大光滑，鼻黏膜淡白或灰白，鼻道可见水样分泌物。

（2）脾气虚弱　鼻塞、鼻痒，清涕连连，喷嚏突发，面色萎黄无华，消瘦，食少纳呆，腹胀便溏，四肢倦怠乏力，少气懒言，舌淡胖，边有齿痕，苔薄白，脉无力。检查见下鼻甲肿大光滑，黏膜淡白或灰白，鼻道可见水样分泌物。

（3）肾阳不足　鼻塞、鼻痒，喷嚏频频，清涕长流，面色苍白，形寒肢冷，腰膝酸软，神疲倦怠，小便清长，或见遗精早泄，舌质淡，苔白，脉沉细无力。检查见下鼻甲肿大光滑，鼻黏膜淡白，鼻道可见水样分泌物。

（4）肺经伏热　鼻痒，喷嚏频作，流清涕，鼻塞，常在闷热天气发作，咳嗽，咽痒，口干烦热，舌质红，苔白或黄，脉数。检查可见鼻黏膜色红或暗红，鼻甲肿胀。

【治疗】

1.留罐法、留针拔罐法

主穴：足三里、气海、关元。

配穴：肺卫不固加肺俞、风门；脾气虚弱加中脘、脾俞、胃俞；肾阳不足加肾俞、命门、三阴交；肺经伏热加曲池、大椎。

操作：肺经伏热采用单纯留罐法，或刺络拔罐法；肺卫不固、脾气虚弱、肾阳不足采用单纯留罐法，或留针拔罐法。留罐10~25分钟，或留罐至出痧发暗。隔日治疗1次，10次为1个疗程。

2.留罐法

主穴：大椎、肺俞、脾俞、肾俞、三阴交。

操作：以闪火法将罐扣在上述穴位上，留罐10分钟，再将白芥子、延胡索、细辛、甘遂、黄芩碾成细末，以姜汁调配，做成圆饼状，用4cm×4cm大小敷贴固定于上述穴位，成人贴4小时，儿童贴2小时左右。7天治疗1次，3次为1个疗程。本法适用于肺经伏热、肺卫不固、脾气虚弱和肾阳不足患者。

【按语】

1.过敏性鼻炎患者应保持周围环境清洁卫生，避免或减少粉尘、花粉等刺激。

2.有过敏史的患者，应避免接触或服用易引起机体过敏反应之食物、药物等，如鱼虾、海鲜、羽毛等。

3.锻炼身体，增强体质。

第十章　其他疾病 ▷▷▷

第一节　慢性疲劳综合征

慢性疲劳综合征是以长期持续性疲劳、失眠及思维不集中等全身衰弱疲劳为特征的疾病。常伴有低热、头痛、咽喉痛、颈部和腋下淋巴结肿痛、全身肌肉关节疼痛或僵硬及多种神经精神症状。据调查，成年人慢性疲劳综合征的发病率为0.007%～2.8%，可以发生于任何年龄和种族，好发于20～50岁，其中又以30～40岁多发，女性多于男性。从事体力劳动的人患病率较低，而从事脑力劳动者患病率较高，其中科研人员、医生、教师、记者、编辑、公务员等患病率较高。此外，长期生活不规律的人也易患慢性疲劳综合征。患者临床检查多无明显器质性改变。西医学对疲劳综合征的病理机制认识尚未明确，多数学者认为是人体长期处于高度紧张劳累状态，使大脑神经系统功能异常，导致机体各系统、多器官功能紊乱。

【病因病机】

目前，慢性疲劳综合征的发病原因尚不清楚。不少学者认为，慢性疲劳综合征的产生与病毒感染、精神刺激、过敏、接触有毒化学物质及过度劳累等多种因素有关；但亦有些学者认为，只有心理社会应激或者持续的病毒感染才是慢性疲劳综合征的基本发病因素，慢性疲劳综合征本质上是精神疾病。

中医学对于疲劳病因的认识，历代医家认为是先天禀赋不足或病后失调损伤正气，劳累过度，情志失调及饮食不节所致的脏腑不和、气血失调。《内经》云"精气夺则虚"，《金匮要略》提出食伤、忧伤、饮伤、房劳伤、饥伤、劳伤等均可引起"诸不足"。中医学认为，本病与肝、脾、肾的病变有关，其病理机制主要在于劳役过度、情志内伤，或复感外邪，致使肝、脾、肾功能失调。肝主疏泄，肝气条达与否影响情志与心理活动；肝主筋而藏血，人之运动皆由乎筋力，故肝又与运动、疲劳有关。肝气不舒，失于条达，肝不藏血，筋无以主，则会出现涉及神经、心血管、运动系统的各种症状。脾为后天之本，主运化，主四肢肌肉，若脾气虚弱，失于健运，精微不布，则出现肌肉疲惫，四肢倦怠无力。肾为后天之本，藏精、主骨、生髓，肾精不足则骨软无力，精神萎靡。

【诊断与辨证】

1.诊断

慢性疲劳综合征的诊断主要依据病史和临床症状进行，目前通行的诊断标准是1994年美国疾病控制中心制订的慢性疲劳综合征诊断与研究指南。该标准从以下几个方面进行诊断：

（1）持续6个月以上或反复发作的极度疲劳倦怠感。

（2）鉴别诊断方面，除必须未见明显器质性疾病之外，尚需满足以下症状中的8项：①低热或畏寒；②咽喉疼痛；③颈部或者腋下淋巴结肿大；④原因不明的虚脱感；⑤肌痛或者不适；⑥只是轻微活动后便出现持续24小时以上的全身倦怠感；⑦头痛［或是首次出现，或在原有症状（程度或者频率）上恶化］；⑧关节痛；⑨神经精神症状（怕光、一过性视力模糊、遗忘、易激怒、精神错乱、注意力和思考能力减退、抑郁等）；⑩睡眠障碍（失眠或者嗜睡）。

2.辨证分型

本病以神疲乏力、失眠多梦为主症，主要分为以下几型：

（1）心脾两虚　神疲乏力，心悸健忘，失眠多梦，食欲不振，腹胀便溏，气短，面色萎黄，舌淡，苔薄白，脉细弱。

（2）脾肾阳虚　神疲乏力，形寒肢冷，腹部冷痛，腰膝酸冷，下利清谷，小便频数，面浮肢肿，阳痿遗精，宫寒不孕，带下清稀，舌淡胖，苔白滑，脉沉细。

（3）脾虚湿困　神疲乏力，四肢困重，酸痛不适，头重如裹，夜寐不安，口淡口黏，胸脘痞闷，食欲不振，腹胀便溏，舌淡胖，苔白腻，脉濡滑。

（4）肝肾两虚　神疲乏力，头晕目眩，失眠多梦，耳鸣健忘，视物昏花，口燥咽干，潮热盗汗，五心烦热，腰膝酸软，舌红少苔，脉细数。

（5）心肾阴虚　心悸心烦，失眠多梦，头晕目眩，耳鸣，全身困倦，口干津少，五心烦热，健忘，腰酸，舌红，脉细数。

（6）肝气郁结　情志抑郁，失眠多梦，倦怠乏力，胸闷不舒，善太息，不思饮食，烦躁易怒，口苦便秘，妇女可见月经不调、乳房胀痛，舌红，苔薄白或薄黄，脉弦或濡。

【治疗】

1.刺络拔罐法

主穴：膏肓、大椎、心俞、肝俞、脾俞、肾俞。

配穴：心脾两虚加足三里、三阴交；脾虚湿困加丰隆、阴陵泉；肝肾两虚加命门、三阴交、太溪；肝气郁结加阳陵泉。

操作：皮肤针叩刺后选用大小适宜的玻璃罐拔罐，留罐5～10分钟，每次出血量1～2mL。隔日治疗1次，10次为1个疗程。

2.走罐法

主穴：大椎、身柱、至阳、命门、腰阳关、大杼。

配穴：心脾两虚加心俞、脾俞；脾肾阳虚加脾俞、肾俞；脾虚湿困加脾俞、三焦俞；肝肾两虚加肝俞、肾俞；心肾阴虚加心俞、肾俞；肝气郁结加肝俞、心俞。

操作：以穴位处轻微出痧为度。每周2次，10次为1个疗程。

3.留罐法

主穴：足三里、关元、三阴交、膏肓、肾俞、大椎。

配穴：心脾两虚加心俞、脾俞；脾肾阳虚加脾俞；脾虚湿困加脾俞、三焦俞；肝肾两虚加肝俞；心肾阴虚加心俞；肝气郁结加肝俞、心俞。

操作：用闪火法将玻璃罐吸拔在所选穴位上，留罐10～25分钟，或留罐至出痧发暗。隔日治疗1次，10次为1个疗程。

【按语】

1.拔罐法治疗本病可以较好地缓解躯体疲劳的自觉症状，能调节患者的情绪和睡眠，并在一定程度上改善患者体质虚弱的状况。

2.本病在拔罐治疗的同时，还应配合饮食疗法，补充维生素和矿物质，必要时服用中药、抗抑郁药或免疫增强药。

3.在治疗的同时，要调节患者的情志，并要求患者养成良好的生活习惯，适当进行体育活动，按时休息。睡前忌饮浓茶、咖啡，忌吸烟等。

第二节　考前综合征

考前综合征是指考生在考试前一段时间内因过度疲劳、紧张、压力过重等而出现的一系列证候群，如焦虑、烦躁、头痛、头晕、健忘、失眠、困倦、食欲不振、注意力不集中等。临床上可以表现为一种症状或者多种症状同时出现，严重影响学生正常的学习和生活状态，长此以往更会对其身心健康造成损害。

根据其主症，本病可归属于中医学郁证、不寐、健忘、心悸等范畴，但总体上与郁证的关系最为密切。对于本病病因，中医学认为心主神明，脾在志为思，《灵枢·本神》曰"因志而存变谓之思"，"思出于心，而脾应之"，《素问·举痛论》认为："思则心有所存，神有所归，正气留而不行，故气结矣。"所以思虑过度或所思不遂时会导致气滞或气结。《古今医统大全·郁证门》认为："郁为七情不舒，遂成郁结，既郁之久，变病多端。"在治疗方面，古代医家积累了丰富的经验。《证治汇补·郁证》提出"郁病虽多，皆因气不调，法当顺气为先"，即调理气机是治疗本病的关键；《素问·汤液醪醴论》又指出"精神不进，志意不治，故病不可愈"，强调心理治疗的重要性。

【病因病机】

本病多由考前心理压力过重，情志抑郁，思虑、思考太过引起。情志失调，气机失常，导致心、肝、脾的功能失调。肝主疏泄，调畅情志，长期心理压力过重，情志抑郁，导致肝的疏泄功能异常，气血失于调和，甚至肝郁化火而出现焦虑、烦躁、不寐等症状；思虑、劳心过度，损伤心脾，使脾气郁结，纳食减少，生化无源，心脾两虚而出现头晕心悸、失眠多梦等症状；病情进一步发展，肝火耗伤或思虑内耗阴血，而致心火偏亢，久之致肾水亏虚，肾水上不济心而心火旺，心火旺而下耗肾水，心肾不交而导致心烦焦虑、盗汗、手足心热、腰酸等症。病性初起以肝脾气结的实证为主，病情迁延，可表现为本虚标实之候，本虚多为心脾肾之亏虚，标实则多表现为心火或肝火。

【诊断与辨证】

1.诊断

本病以焦虑、烦躁、精神紧张、失眠多梦、过分担心学习成绩不佳为主症。

2.辨证分型

（1）肝气郁结　精神抑郁，情绪不宁，胸部满闷，胁肋胀痛，痛无定处，脘闷嗳气，不思饮食，大便不调，苔薄腻，脉弦。

（2）气郁化火　急躁易怒，胸胁胀满，口苦而干，或头痛、目赤、耳鸣，或嘈杂吞酸，大便秘结，舌质红，苔黄，脉弦数。

（3）心脾两虚　精神紧张，多思善疑，头晕神疲，失眠健忘，纳差便溏，面色不华，舌质淡，苔薄白，脉细。

（4）心肾不交　虚烦失眠，焦躁不安，情绪易激动，时有手足心热、盗汗、腰酸，舌质红，苔薄，脉细数。

【治疗】

1.留罐法 —— 揉罐法

主穴：心俞、肝俞、脾俞。

配穴：心肾不交加肾俞；肝气郁结及气郁化火者加期门，同时用毫针针刺太冲或侠溪，行泻法；心脾两虚加足三里。

操作：采用大小适宜的玻璃罐，用闪火法将罐拔于上述背俞穴，留罐10～25分钟，可在肝俞、心俞、脾俞穴行揉罐法。隔日治疗1次，10次为1个疗程。

2.走罐法 —— 刺络拔罐法

主穴：足太阳膀胱经第一侧线背俞穴。

配穴：心脾两虚加三阴交至阴陵泉。

操作：患者取俯卧位，充分暴露背部，医者在其背部及小腿涂抹适量的润滑油，根据患者的身体情况，选择大小适宜的火罐，用闪火法将罐吸附在背部及小腿内侧皮肤，然后沿足太阳膀胱经第一侧线的循行线及三阴交至阴陵泉上下来回走罐多次，直到循行线上的皮肤出现明显的瘀点为止，起罐后将润滑油擦拭干净，并在出现黑色瘀点处行刺络拔罐法。隔2日治疗1次。

3.留针拔罐法

主穴：百会、中脘、建里、气海、足三里、丰隆。

配穴：便秘或腹泻加天枢。

操作：先用毫针针刺上述腧穴，百会用平刺法，其余各穴用直刺法至适宜的深度，得气后将玻璃罐或抽气罐吸拔于中脘、建里、气海、足三里、丰隆上，留罐15～20分钟。隔日治疗1次，10次为1个疗程。

【按语】

1.拔罐法对于考前综合征具有较好的疗效，且简便易行。

2.治疗过程中适当配合心理疏导有助于提高疗效。

3.劝诫家长宜根据孩子的实际情况制订合理的目标，不要拔苗助长。

4.考生合理安排饮食、作息规律。

第三节　虫蛇咬伤

虫蛇咬伤是指毒虫，包括毒蛇、马蜂、蝎子、蜈蚣等蜇、咬人体后，造成局部肿胀、疼痛等症，毒素进入皮肤之内，毒素扩散引起的病症，严重者可造成生命危险。我国的蛇类有170余种，毒蛇约占28%，能致人死亡的主要有10种。我国每年被毒蛇咬伤者约有10万人次，主要位于南方地区。拔罐疗法具有吸排毒素的作用，对于受伤早期效果较好。

【病因病机】

蛇类、马蜂、蝎子、蜈蚣等咬伤可致使毒素扩散，引起局部肿胀、疼痛等症，甚至死亡。虫蛇的毒素主要成分包括神经毒、血循毒和酶类，其各种成分的有无及多少因虫蛇的种类不同而不同。

中医学认为，虫蛇咬伤多属风火毒邪，其致病具有发病急、变化快、病势凶险的特点。风邪善行数变，若风毒邪盛，极易化火；火邪易生风动血，耗伤阴精。风火相煽，则邪毒益盛，必入营血或内陷心包而出现重危之症。

【诊断与辨证】

1.诊断

本病的诊断主要依据病史、局部症状及全身症状进行。应了解被咬伤的地点及虫蛇的形态，以确定虫蛇的种类；咬伤的时间、治疗的经过，以估计虫蛇毒侵入人体的深浅程度；咬伤的部位、处理过程及既往病史等；观察伤口处有无毒牙痕、红肿、渗液、溃烂等。

神经毒毒蛇咬伤的主要表现为神经系统的损害，多于1～6小时开始出现。轻者头晕，出汗，胸闷，乏力；重者声音嘶哑，语言不利，呼吸困难，瞳孔散大，全身瘫痪，四肢抽搐，甚至呼吸麻痹而死亡。血循毒毒蛇咬伤主要表现为心血管和血液系统的损害。轻者恶寒发热，全身关节肌肉酸痛，烦躁，腹痛腹泻；重者可见皮下瘀斑、吐血、呕血、便血、尿血等继发贫血、黄疸；更重者出现休克，循环衰竭。混合毒毒蛇咬伤出现神经毒和血循毒两种毒蛇咬伤的表现。

2.辨证分型

本病以咬伤局部红肿、疼痛为主症。

（1）风毒证 咬伤局部皮肤麻痹，无红肿、疼痛，头晕眼花，嗜睡，气急，甚至呼吸紧急，四肢麻痹，张口困难，神志不清或昏迷，舌质红，苔薄白，脉弦数。

（2）火毒证 咬伤局部肿痛较重，可见水疱、血疱、瘀斑，重者局部组织坏死，发热恶寒，烦躁，口渴，咽干，胸闷心悸，胁肋胀痛，便干，尿赤或尿血，舌质红，苔黄，脉滑数。

（3）风火毒证 咬伤红肿较重，创口剧痛，或见水疱、血疱、瘀斑、瘀点或溃烂，头晕，眼花，恶寒发热，胸闷心悸，恶心呕吐，便干，尿赤，或抽搐，神昏，舌质红，苔白或黄，脉弦数。

（4）火毒内陷 咬伤局部红肿呈紫暗、紫黑色，肿势稍减，高热，烦躁，抽搐，神昏谵语，舌质红绛，脉弦细数。

【治疗】

1.留罐法

主穴：局部蜇咬处。

操作：常规消毒，清除异物，在皮肤破损处进行拔罐，留罐20～30分钟，并同时用手从肢体近端向远端（伤口处）挤压，帮助毒血排出。起罐后，用生理盐水冲洗伤口。一般治疗4～6次即愈。

2.刺络拔罐法

主穴：蜇、咬伤局部。

操作：局部常规消毒后，用三棱针或手术刀快速点刺或切割出血，扩创伤口后，用闪火法拔罐，留罐10～20分钟，并结合挤压手法，从肢体近端到远端，尽量排出毒血。起罐后用生理盐水冲洗伤口，然后再拔罐，如此反复操作2～3次。若伤口在指（趾）上，无法进行拔罐时，可取八邪或八风穴，用三棱针或手术刀快速点刺或切割出血，然后于针口处用小罐吸拔10分钟。

【按语】

1.野外工作或外出时，应提高警惕，避免虫蛇咬伤。

2.毒蛇咬伤是一种较为严重的急性疾患，必须及时正确救治。特别是被毒蛇咬伤后症状不严重的患者，常因忽视而失去治疗时机，导致不良后果。

3.拔罐是一种治疗虫蛇咬伤有效的辅助手段，同时还应根据病情采用中西医结合疗法。

第四节 戒断综合征

戒断综合征是指长期吸烟、饮酒、使用镇静安眠药或吸毒者，在成瘾、产生依赖性后，突然中断而出现的烦躁不安、哈欠连作、流泪、流涎、全身疲乏、昏昏欲睡、感觉迟钝等一系列戒断现象。中医学无此病名，但在"郁证""多寐""痫症"等病症中有类似表现。

【病因病机】

烟、酒、毒品中含有有害物质，长期吸烟、饮酒或吸毒，外源性成瘾物质大量进入体内，与中枢内阿片类受体相结合，致使体内内源性阿片类物质的分泌受到抑制。一旦外源性成瘾物质停止供应，内源性阿片类物质的分泌不能满足人体需要，则诱发出一系列难以忍受的戒断现象。

中医学认为，毒邪内入，随气机升降出入，气为之逆乱，津为之停聚，血为之瘀滞，使诸恙蜂起，怪病丛生。烟乃有气无形之物，随呼吸而渐积五脏之内。鸦片为苦温有毒之品，根据吸食海洛因所导致临床症状推测，海洛因的性味与鸦片相同。故认为海洛因戒断时的病机当为毒药入内化热伤津为本，肺卫之气被遏，不能及时恢复为标。

【诊断与辨证】

1.诊断

本病有长期吸烟、饮酒或吸毒史，中断后出现精神萎靡、全身疲乏、软弱无力、呵欠、流泪、流涕、厌食、恶心呕吐、烦躁不安、精神抑郁等一系列的瘾癖症状。严重者尚可出现夜寐易醒、心率加快、血压升高、情绪恶劣易激惹、烦躁不安或精神抑郁，甚至出现攻击性行为。

2.辨证分型

本病以情绪烦躁、乏力、恶心、厌食等戒断症状为主症。

（1）肝风扰动 性情暴躁，烦扰不安，抽搐谵妄，毁衣损物，彻夜不眠，眼红口苦，泪涕齐下，腹痛腹泻，舌红，苔黄，脉弦滑数。

（2）脾肾两虚 精神疲乏，肢体困倦，萎靡不振，口流涎沫，不思饮食，头晕不寐，心慌气促，腹痛腹泻，汗出流泪，肌肉震颤，甚或发抖，虚脱，卧床不起，舌淡苔白，脉沉细弱。

（3）心肾不交 精神恍惚，烦扰不安，眠而易醒，多梦，头晕心悸，耳鸣，目眩，口干，不思饮食，腰膝酸软，舌红少苔，脉弦细。

【治疗】

1.留罐法

主穴：大椎、夹脊穴、风池、丰隆。

配穴：肝风扰动加肝俞、膈俞；脾肾两虚加脾俞、肾俞、中脘；心肾不交加心俞、肾俞；腰膝酸软加肾俞、志室；腹痛腹泻加中脘、天枢。

操作：用闪火法将玻璃罐吸拔在所选穴位上，留罐10～25分钟，或留罐至出痧发暗。隔日治疗1次，10次为1个疗程。

2.刺络拔罐法

主穴：督脉背部循行线、夹脊穴、膀胱经背俞穴。

配穴：腰膝酸软加肾俞、志室。

操作：用皮肤针重叩督脉循行线，然后用闪火法拔罐后留罐10～20分钟，可配合走罐法。隔2日治疗1次，5次为1个疗程。

【按语】

1.拔罐治疗戒断综合征有一定的疗效，但尚需依赖患者的决心和恒心，排除环境的干扰。

2.在用拔罐法治疗戒断综合征前应详细了解患者的成瘾病史，有的放矢地进行思想教育和心理疏导。

3.对于因病（如肿瘤、呼吸系统疾病、消化系统疾病和各种神经痛）而吸毒者，应给予相应的治疗。

第五节　术后综合征

手术后出现呃逆、恶心、呕吐、尿液潴留、便秘等症状，称为术后综合征。

一、术后呃逆、呕吐

术后呃逆也称膈肌痉挛，呃逆是不自主的膈肌痉挛，引起呼吸肌痉挛，在收缩终末时声带突然关闭而发出的声音。呃逆的中枢在脊髓的颈段，膈肌神经支第3～5颈神经，刺激通过迷走神经、交感神经、颅内神经传入再经传出神经支配肌肉而发生呃逆的动作。呃逆的原因很多，有中枢神经性、周围神经性、精神等因素。手术后呃逆属于医源性的。呃逆持续时间不等，数分钟到数月均有，若持续时间在48小时以上不缓解，则称之为顽固性呃逆。顽固性呃逆可继发呕吐、水及电解质紊乱、失眠、虚脱、持久的精神紧张。

术后恶心、呕吐是麻醉和手术后较为常见的并发症。手术后呕吐的发生机制可能与脑干催吐中枢接受体内一些催吐信号的刺激而激发有关。手术后恶心和呕吐的发生率在近20年并没有明显下降。手术后呕吐除了不适感外，还可因脱水、电解质紊乱和吸入性肺炎而导致一定的死亡率。剧烈呕吐后，还会发生一些腹压增高导致伤口裂开等外科并发症。

【病因病机】

手术过程中，胃肠黏膜受刺激后，兴奋主要通过迷走神经到达延髓呼吸中枢，然后一方面兴奋沿网状脊髓束到达膈神经，使膈肌产生强烈节律性收缩，同时呼吸暂停，另一方面兴奋自迷走神经运动纤维传至咽喉肌肉，产生喉头痉挛，此反射弧上的任何病变均有可能引起呃逆。

【诊断与辨证】

1.诊断

手术后出现呃逆、恶心、呕吐等症。

2.辨证分型

（1）胃寒积滞　常因感寒或饮冷而暴作，呃声或呕吐有力，得热则减，遇寒则重，苔薄白，脉迟缓。

（2）胃火上逆　呃声洪亮有力，冲逆而出，呕吐有力，反酸，口臭烦渴，喜冷饮，尿赤便秘，苔黄燥，脉滑数。

（3）气机郁滞　常因情志不畅而诱发或加重，呃声连连，短时呕恶，胸胁胀满，苔薄白，脉弦。

（4）脾胃阳虚　呃声低沉无力，气不得续，或呕声低，吐脘腹不适，喜暖喜按，身倦食少，四肢不温，舌淡，苔薄，脉细弱。

（5）胃阴不足　呃声短促而不得续，呕吐声低，口干咽燥，饥不欲食，舌红，少苔，脉细数。

【治疗】

1.留罐法、留针拔罐法

主穴：天突、中脘、足三里、内关、膈俞。

配穴：呃逆配止呃穴（相当于攒竹与睛明穴连线的眶上缘上）、攒竹、睛明、翳风、膻中；呕吐配上巨虚、下巨虚。

操作：采用留罐法或留针拔罐法，留罐10分钟，至穴位处轻微出痧即可。每日治疗1次，5次为1个疗程。

2.火罐法

主穴：中脘、膈俞。

配穴：膻中、内关、足三里。

操作：采用火罐法10分钟，至穴位处轻微出痧即可。每日治疗1次，3次为1个疗程。

3.闪罐法

主穴：中脘、膈俞、胃俞。

配穴：上脘、下脘、关元。

操作：采用闪罐法10分钟，至穴位处轻微出痧即可。每日治疗1次，3次为1个疗程。

【按语】

1.拔罐治疗手术后呃逆，临床效果佳，治疗1～3次可使呃逆停止或症状缓解。效果不显著者应及时配合其他疗法治疗。

2.拔罐部位有手术切口者，不宜在切口周围拔罐，避免牵拉引起伤口裂开或疼痛，选用其他穴位实施治疗。

3.拔罐后注意保暖，避免空调冷环境受风寒。

二、术后尿潴留、便秘

手术后由于麻醉和血管神经的损伤及留置导尿等原因导致膀胱逼尿肌、括约肌、肛门括约肌功能障碍，出现尿潴留（urinary retention）、便秘（粪便滞留，fecal retention）现象。

【病因病机】

1.精神及心理因素

患者术后卧床，排尿体位发生改变，一是不习惯，二是术后第一次排尿心理过度紧张、焦虑不安，担心伤口出血或切口裂伤而不敢用力，导致尿潴留。

2.疼痛因素

术后疼痛，特别是痔疮手术，因为肛周神经的分支都由阴部内神经发出，所以术后肛门周围的疼痛，交感神经兴奋引起膀胱和尿道括约肌痉挛，从而产生反射性排尿困难。另外，手术中过度牵拉、挤压，引起肛门及会阴水肿，致使肛门括约肌自律性收缩，加重肛门疼痛，进而引起膀胱及尿道痉挛，产生尿潴留、粪便滞留。

3.麻醉因素

由于支配肛门和膀胱的神经都来自同一节段腰2～骶2，腰麻、骶麻、硬膜外麻醉，除能阻断肛门局部感觉功能达到肛门括约肌松弛之外，还能同时阻滞盆腔内神经，腹部手术，无论是经腹手术还是腹腔镜手术，都易引起膀胱平滑肌收缩无力和尿道括约肌痉挛，从而引起排尿困难而发生尿潴留。

4.泌尿系统疾病

术前男性患有前列腺炎或前列腺增生症、女性患有尿道感染或尿道狭窄，经过手术和术后留置导尿等刺激会导致尿潴留，特别是年老体弱的患者，再加上原有隐匿性泌尿系统炎症，表现的尿潴留症状更突出，且持续时间长。

5.人为因素

术后由于长时间留置导尿，膀胱空虚，术中麻醉使排尿反射受到暂时阻断，导致膀胱肌张力减弱，逼尿肌括约肌收缩功能下降，以致不能正常排尿。西医预防感染常用治疗措施之一是膀胱冲洗，但是，膀胱冲洗破坏了导尿系统的密闭性，一旦无菌操作不严格，就会增加细菌入侵的机会，反复多次冲洗易导致尿道黏膜损伤。在临床实践中发现，膀胱冲洗者尿路感染概率并不低于不行膀胱冲洗者，甚至发病率更高。所以，外科临床上提倡生理性膀胱冲洗，如鼓励患者多饮水，稀释尿液增加尿量，冲洗膀胱利于引流，减少因细菌滞留而入侵尿道和膀胱，以达到预防和控制尿路感染，防止尿潴留发生的目的。

6.药物因素

术前、术中及术后应用的麻醉药物、解痉镇痛药物和膀胱冲洗药物等，均可降低膀胱肌的张力而导致尿潴留。

【诊断与辨证】

1.诊断

手术后引发的尿潴留、便秘。

2.辨证分型

（1）湿热下注　大便干结，小便量少难出，点滴而下，甚或点滴不出，小腹胀满，口苦口黏，或口渴不欲饮，大便不畅，舌红，苔黄腻，脉沉数。

（2）肝郁气滞　大便黏滞不爽，小便突然不通，或通而不畅，小腹胀急，胁痛，口苦，多因精神紧张或惊恐而发，苔薄白，脉弦。

（3）经脉瘀阻　二便不通，或时而通畅，时而阻塞不畅，受损部位肌肉松弛，痿废不用，麻木不仁，小腹胀满疼痛，舌紫暗或有瘀点，脉涩。

（4）肝肾亏虚　二便失禁，或排出无力，腰膝酸软，精神不振，舌淡，脉沉细弱。

【治疗】

1.留罐法、留针拔罐法

主穴：关元、中脘、神门、中极、气海、肾俞、神阙。

配穴：足三里、上巨虚、下巨虚。

操作：采用留罐法或留针拔罐法10分钟，至穴位处轻微出痧即可。每日治疗1次，5次为1个疗程。

2.刺络拔罐法

主穴：膀胱俞、次髎、肾俞。

操作：刺络法，用三棱针在膀胱俞、次髎、肾俞上点刺，留罐，以瘀血出尽为度，留罐10分钟。每日治疗1次，3次为1个疗程。

【按语】

1.拔罐治疗手术后尿潴留、便秘，一般治疗1～2次见效。效果不显著者应及时配合其他疗法治疗。

2.拔罐部位有手术切口者，不宜在切口周围拔罐，避免牵拉引起伤口裂开或疼痛，应选用其他穴位实施治疗。

3.拔罐后注意保暖，避免受风寒。

4.术后注意适量饮食，促进肠蠕动，保证大小便正常。

拔罐疗法的研究进展

一、拔罐疗法的临床研究进展

2020年，蒙秀东、陈泽林等发表了"拔罐疗法对慢性疲劳综合征的疗效：一项单盲随机对照试验"SCI收录文章。据统计，拔罐疗法可应用于20类、450余种疾病，其中第3腰椎横突综合征、筋膜炎、肩关节周围炎、颈椎病等是较常见的疾病。另外有研究表明，走罐疗法的适宜病种涵盖了16类、130余种疾病，其中肌筋膜炎、肩关节炎周围炎和感冒等疾病显示出了卓越的疗效。根据相关研究和临床经验，拔罐疗法已被广泛应用于疼痛综合征等多种疾病的主要或辅助疗法，特别是对骨骼肌肉系统疾病（如颈椎病、腰痛、膝关节炎、腕管综合征等）、皮肤系统疾病（如带状疱疹、荨麻疹、痤疮、黄褐斑、寻常型银屑病、红斑狼疮等）及多种内科疾病（如心脏疾患、高血压、抑郁症、焦虑症、失眠等），与临床常用药物治疗对比，拔罐疗法可在上述疾病中显示出同等或优越的疗效，且可改善患者的生活质量。例如，已经发现湿法拔罐可以显著提高心率变异性，可能是通过刺激周围神经系统从而恢复交感神经的失衡。有调查显示，29%～69.5%的高血压患者使用拔罐疗法，与服用降压药相比，拔罐在降低血压和改善中医综合征方面显示出良好的效果，且不良反应较小。拔罐疗法还可以应用于精神系统疾患中，例如运用拔罐疗法治疗慢性疲劳综合征，患者接受拔罐治疗后，主观疲劳感降低，抑郁情绪得到缓解，睡眠情况得到改善。拔罐疗法还可用于治疗外科疾病，特别是皮肤科疾病。研究表明，刺络拔罐疗法可以治疗带状疱疹、荨麻疹等疾病，除了缓解不适，还可缓解带状疱疹后遗神经痛，改善患者的生活质量。

但拔罐疗法在国外的推广以及对其疗效的客观评价一直受到挑战，这主要是由于临床报道的质量偏低。目前，越来越多的研究人员正在开展随机对照试验，以验证拔罐疗法是否具有比其他疗法更优越的效果，其中排除安慰剂效应非常重要。在某些研究中，假性拔罐疗法的装置已经被应用，即在将杯子吸到患者皮肤上的相同过程中，杯子顶部的排气口会逐渐释放内部的负压。或者医生会遮住患者的眼睛，在不把罐具吸到皮肤上的情况下进行走罐治疗。然而，患者很快就会注意到差异，这与盲目的方法是相违背的。另一种方法是，以假针灸为参考，医生可以提前告知受试者较低压力的拔罐疗法，并建议患者接受这种疗法。这样可以将潜在的心理排斥降到最低。此外，定性研究模式可以更多地参与到拔罐疗法和其他传统中医的临床研究中。定性研究可以深入反映医患双方对治疗的态度、经验和可能存在的问题，从而促进临床决策。同时，它也符合中医的个体证候分化和整体观的特点。定性研究可以作为随机对照试验的有效补充方法，它更强调解决非线性的复杂问题，如证候分化和治疗理论以及患者对治疗的主观感受。此外，定性研究还强调了随机对照试验中被低估的医生治疗经验的证据（这在现实的临床实践中更容易得到遵循）。

此外，为了进一步提高拔罐研究中临床报告的规范性和证据质量，一些学者制定了专门的《拔罐治疗报告综合标准（CONSORT）声明》，其中列出了临床报告中应该注意的方面。研究人员应根据中医证候群的分化和治疗或病史经验，阐明他们选择拔罐疗法的原因。然后，他们应该给出穴位选择、刺激量（包括杯子的类别和数量、负压的参数、治疗时间等）、患者的位置等具体方案，以及这些项目是否因患者的情况而个性化。此外，应告知对照组的干预措施，是否使用假拔罐或其他积极的控制方法。上述项目可以根据个体化治疗的理念来制订，这也是传统中医特色的体现。但是，在随机对照试验报告中，个性化治疗所提供的临床证据的水平以及是否合理，仍然值得讨论。此外，从业人员的医疗背景、执业资格和其他相关的以往经验也不容忽视。此外，健康教育和风险告知也是非常重要的。

二、拔罐疗法的实验研究进展

拔罐疗法具有疏通经络、行气活血、清热拔毒、祛风解表等作用，对多种疾病有确切的疗效，但西医学对其作用机理的阐释尚未明确。拔罐如何起效一直是中医工作者探索的课题。基于目前的研究，拔罐疗法通过施加于体表的负压作用，可改善外周血液循环，调节外周及中枢神经功能，以及改善免疫功能等。

（一）改善施术部位微循环

根据古代医学文献记载，拔罐疗法具有温热、通络、活血化瘀的功效。应用红外热像仪检测拔罐治疗后局部（特定穴位）和远端（同一或邻近经络穴位）的温度变化，结果表明，拔罐可迅速上调局部皮肤温度（5分钟内），且温度升高趋势随时间延长逐渐平缓。局部温度的升高可能是微循环加快的佐证。拔罐后的罐斑是拔罐起效的标志，这些通常为红色或暗红色的斑块，也是血管扩张和毛细血管出血的外部表现。有研究结果发现，拔罐可以使局部在静脉和动脉血管密度分别增加62%和40%。另一项研究通过在拔罐过程中嵌入光学传感器测量脱氧血红蛋白和氧合血红蛋白的指标，证实了血流动力学的变化，上述两个参数在拔罐部位增加，而在周围部位减少，提示拔罐可以增加拔罐部位的氧气和血液。此外，研究发现拔罐疗法可以持续显著升高皮下组织乳酸水平和乳酸/丙酮酸比值，增加的乳酸主要来自施术部位以下肌肉和（或）破坏的红细胞。有证据表明，在体内外，中度局部代谢性酸中毒可通过直接的pH效应和增加一氧化氮的释放，导致局部血管扩张和血流量增加。故拔罐疗法可以改善施术部位的微循环状态。

（二）调节神经通路

作为反射疗法的一种，拔罐疗法通过刺激皮肤、皮下组织和肌肉来调整内脏疾病。

有研究提出以下假说：拔罐疗法对皮肤及相关组织施加挤压力，从而点燃局部机械敏感通道，相应的传入信号可能超过传导疼痛的C、Aδ纤维信号，从而减少伤害性输入。此外，有节律地刺激较大范围皮肤的走罐疗法可能主要刺激机械敏感性的A-β纤维，可兴奋或抑制多感受性背角神经元。此外，反射疗法中具有温热作用的疗法可能触发C纤维的无痛性信号传导。然而，拔火罐效应的温阳效应是否能引发上述过程尚需证据。

（三）调节免疫过程

研究发现，刺络拔罐可以提高内毒素血症家兔中枢神经系统抗炎因子水平，抑制中枢神经系统诱导型一氧化氮合酶和环氧合酶-2蛋白的表达，抑制与免疫功能调节有关的炎性细胞因子IL-1β、GM-CSF、IL-6、TNF-α等物质水平。拔罐疗法可以促进局部免疫细胞和免疫因子的释放，刺激穴位局部免疫调节。此外，拔罐疗法可在短时间内上调尾部淋巴管重塑过程和血管内皮细胞识别因子CD34、PROX1、LYVE-1的表达，并伴随管状结构的形成。这提示淋巴管生成诱导血液再循环可能是拔罐治疗的潜在机制。

（四）神经—内分泌—免疫调节

研究表明，刺络拔罐疗法与机体神经、内分泌、免疫调节密切相关。拔罐疗法可通过刺激周围神经系统恢复交感神经的不平衡，对心脏有保护作用。另外，刺络拔罐通过调节β内啡肽、P物质等神经递质，发挥神经调节作用。刺络拔罐疗法还能调节机体内分泌水平。

（五）氧化应激

通过蛋白组学研究发现，刺络拔罐可产生更高的氧饱和度，从皮下组织中清除乳酸，清除血液中含有较高水平的丙二醛和一氧化氮，并产生更高的髓过氧化物酶活性。拔罐疗法通过去除氧化剂并降低氧化应激，减少自由基介导的氧化损伤，达到保护细胞及组织的效应。

三、拔罐疗法的标准化研究进展

标准化是指为在一定的范围内获得最佳秩序，对实际或潜在问题制定共同和重复使用规则的活动。它包括制定、发布及实施标准的过程。标准化的重要意义是改进产品、过程和服务的适用性，防止贸易壁垒，促进技术合作。标准是构成国家核心竞争力的基本要素，是规范社会和经济发展的重要技术制度，也是学科成熟度的标志。随着国际上对中医药价值认识的日益深入，中医药所蕴藏的丰富科学内涵与潜在的经济价值日益显现，标准已经成为中医药技术竞争的制高点，中医药标准化国际竞争愈加激烈。目前有关拔罐的国际标准现有3项，国内标准有7项。

（一）国际标准

国际标准化组织ISO 19611:2017 Traditional Chinese medicine - Air extraction cupping device 于 2017 年 5 月 23 日发布。标准状态：现行。ICS 号：11.040.99。该标准规定了使用负压操作的抽气罐装置的要求。规范了罐具的材质、压力、灭菌与消毒、包装要求、实验方法。

国际标准化组织 ISO/TS 16843-5:2019 Health Informatics – Categorial structures for representation of acupuncture– Part 5:Cupping 于 2019 年 3 月 8 日发布。标准状态：现行。ICS 号：35.240.80。该标准规范了拔罐领域的术语结构。

国际标准化组织 ISO/FDIS 22213 Traditional Chinese medicine – Glass cupping device 于 2020 年 8 月发布。标准状态：现行。ICS 号：11.040.60。该标准规定了玻璃拔罐装置的要求，规范了罐具的规格、要求、包装、标签、实验方法。

（二）国家标准

《针灸技术操作规范 第 5 部分：拔罐》（GB/T 21709.5—2008）由中华人民共和国国家质量监督检验检疫总局、中国国家标准化管理委员会 2008 年 4 月 23 日发布，2008 年 7 月 1 日实施。该标准规范了拔罐的术语和定义、操作步骤与要求、注意事项与禁忌。其适用于拔罐技术操作。

（三）行业标准

《中医养生保健技术操作规范·保健拔罐》（ZYYXH/T158—2010）由中华中医药学会、世界中医药学会联合会中医特色诊疗研究专业委员会 2010 年 2 月 8 日联合发布，2010 年 3 月 1 日实施。现已被《中医治未病技术操作规范 拔罐》（T/CACM 1078—2018）代替。

《手动负压拔罐器》（YY/T 1624—2019）由国家药品监督管理局 2019 年 10 月 23 日发布，2020 年 10 月 1 日实施。该标准规范了手动负压拔罐器的术语和定义、分类及组成、要求、实验方法。其适用于通过手动方式使得贴合人体皮肤相对应的位置的封闭的罐体中产生负压的非热源性拔罐治疗的中医器具。

（四）团体标准

《中医治未病技术操作规范：拔罐》（T/CACM 1078—2018）由中华中医药学会 2018 年 9 月 1 日发布。该规范规定了中医拔罐疗法的术语和定义、操作步骤与要求、注意事项与禁忌。其适用于拔罐疗法治未病操作的规范管理。

《针灸养生保健服务规范：拔罐》（T/CAAM 0002—2019）由中国针灸学会 2019 年 11 月 13 日发布，2019 年 12 月 31 日实施。该标准规定了适用于养生保健服务领域的拔罐用具、拔罐技术操作和应用范围。其适用于养生保健服务领域中从事拔罐技术操作的技术人员。

《循证针灸临床实践指南：拔罐疗法》（T/CAAM 0015—2019）由中国针灸学会 2019 年 11 月 13 日发布，2019 年 12 月 31 日实施。该指南规范拔罐临床应用技术的治疗方案，提高临床疗效，为临床治疗感冒、痤疮、落枕、肩周炎、颈椎病、急性腰扭伤、慢性腰痛、带状疱疹、荨麻疹、股外侧皮神经炎、小儿咳嗽、急性乳腺炎等提供可靠的标准治疗方案，确保治疗的安全性和有效性。每种疾病包括三方面的内容：确定拔罐的诊治原则；提出拔罐推荐方案及相关证据；明确拔罐的操作方法及注意事项。其适用于执业医师、执业助理中医师、非针灸专业的医务人员以及针灸科研人员。该指南应用的环境包括国内各级医院针灸科门诊或住院部、有针灸专业医师的基层医院、各针灸相关的科研及评价机构。

《循证针灸临床实践指南：刺络放血疗法》（T/CAAM 0016—2019）由中国针灸学会2019年11月13日发布，2019年12月31日实施。该指南中包括了部分适用于刺络拔罐疗法的优势病种，如痤疮、急性扁桃体炎、急性腰扭伤等。其适用于中国范围内的针灸从业者。

主要参考文献 ▷▷▷▷

[1] 王启才. 治疗针灸学 [M]. 北京：中国中医药出版社，2003.

[2] 上海中医学院. 内科学 [M]. 上海：上海科学技术出版社，1979.

[3] 胡玉玲，齐强. 拔罐疗法 [M]. 北京：学苑出版社，2006.

[4] 程莘农. 中国针灸学 [M]. 北京：人民卫生出版社，2004.

[5] 伦新，李万摇. 现代针灸临床集验 [M]. 北京：人民卫生出版社，2003.

[6] 陆寿康. 刺法灸法学 [M]. 北京：中国中医药出版社，2003.

[7] 张弘. 中国拔罐治疗学 [M]. 北京：军事医学科学出版社，1996.

[8] 王华. 针灸学 [M]. 北京：中国中医药出版社，2012.

[9] 王华. 针灸学 [M]. 北京：高等教育出版社，2013.

[10] 黄宗勖. 拔罐疗法 [M]. 广西：广西民族医药研究所出版社，1992.

[11] 程爵棠. 拔罐疗法治百病 [M]. 北京：人民军医出版社，1997.

[12] 董少萍，何永，孙少霞. 灸法·拔罐·刮痧 [M]. 上海：上海科学技术出版，2004.

[13] 扬长森. 针灸学讲稿 [M]. 北京：人民卫生出版社，2012.

[14] 周仲瑛. 中医内科学 [M]. 北京：中国中医药出版社，2007.

[15] 石学敏. 针灸治疗学 [M]. 上海：上海科学技术出版，1998.

[16] 石学敏. 中医内科学 [M]. 北京：中国中医出版社，2009.

[17] 吴勉华，王新月. 中医内科学 [M]. 北京：中国中医药出版社，2012.

[18] 杨长森. 针灸治疗学 [M]. 上海：上海科学技术出版社，1997.

[19] 陈灏珠，林果为，王吉耀. 实用内科学 [M]. 13 版. 北京：人民卫生出版社，2009.

[20] 倪容之. 现代皮肤病治疗学 [M]. 北京：人民军医出版社，1994.

[21] 王华，杜元灏. 针灸学 [M]. 3 版. 北京：中国中医药出版社，2012.

[22] 徐宜厚，王保方，张赛英. 皮肤病中医诊疗学 [M]. 北京：人民卫生出版社，1997.

[23] 高渌纹. 实用中医拔罐学 [M]. 北京：学苑出版社，2000.

[24] 陈兴平. 实用皮肤病诊疗学 [M]. 北京：中国医药科技出版社，2006.

[25] 高树中，杨骏. 针灸治疗学 [M]. 3 版. 北京：中国中医药出版社，2012.

[26] 贾春生，黄泳. 针灸学 [M]. 北京：科学出版社，2013.

[27] 赵辨. 临床皮肤病学 [M]. 南京：江苏科学技术出版社，2001.

［28］高渌纹.百病中医拔罐疗法［M］.2版.北京：学苑出版社，1995.

［29］吴亚恒.中医外科学［M］.2版.北京：人民卫生出版社，2010.

［30］杨志波，范瑞强，邓丙戌.中医皮肤性病学［M］.北京：中国中医药出版社，2010.

［31］喻文球.中医外科学［M］.2版.长沙：湖南科学技术出版社，2008.

［32］程爵棠.拔罐疗法治百病［M］.2版.北京：人民军医出版社，2004.

［33］张学军.皮肤性病学［M］.5版.北京：人民卫生出版社，1980.

［34］李乃卿.中西医结合外科学［M］.北京：中国中医药出版社，2005.

［35］梁繁荣，赵吉平.针灸学［M］.2版.北京：人民卫生出版社，2012.

［36］赵义静，陈泽林，周丹，等.督脉走罐对亚健康人体命门穴经皮氧分压和二氧化碳分压的影响：不同压力的观察（英文）［J］.世界针灸杂志，2015，25（3）：11-16.

［37］杜元灏，董勤.针灸治疗学［M］.北京：人民卫生出版社，2012.

［38］姚新苗.腰椎间盘突出症中医治疗［M］.上海：上海科学技术出版社，2002.

［39］邵福元，邵华磊，薛爱荣.颈肩腰腿痛应用解剖学［M］.郑州：河南科学技术出版社，2000.

［40］何戎华.现代痛风诊疗［M］.南京：江苏科学技术出版社，2002.

［41］郑筱萸.中药新药临床研究指导原则（第2辑）［S］.北京：中国医药科技出版社，1995.

［42］孟昭亨.痛风［M］.北京：北京医科大学、中国协和医科大学联合出版社，1997.

［43］国家中医药管理局.中医病证诊断疗效标准［M］.南京：南京大学出版社，1994.

［44］石学敏.针灸学［M］.北京：中国中医药出版社，2007.

［45］项扬惠，吴德华，张鉴若，等.达摩洗髓易筋经［M］.重庆：重庆科学技术出版社，1990.

［46］曹仁发.中医推拿学［M］.北京：人民卫生出版社，2006.

［47］宋柏林，于天源.推拿治疗学［M］.北京：人民卫生出版社，2012.

［48］王和鸣.中医骨伤科学［M］.北京：中国中医药出版社，2007.

［49］陈红风.中医外科学［M］.北京：人民卫生出版社，2012.

［50］李曰庆.中医外科学［M］.北京：中国中医药出版社，2007.

［51］徐恒泽.针灸学［M］.北京：人民卫生出版社，2003.

［52］夏桂成.中医临床妇科学［M］.2版.北京：人民卫生出版社，2007.

［53］曾庆华.中医眼科学［M］.北京：中国中医药出版社，2003.

［54］王士贞.中医耳鼻咽喉科学［M］.北京：中国中医药出版社，2003.

［55］博·阿古拉.蒙医传统疗法达成［M］.赤峰：内蒙古科学技术出版社，2000.

［56］郭义.中医刺络放血疗法［M］.北京：中国中医药出版社，2013.

［57］陈泽林.推拿罐疗法［M］.北京：中国医药科技出版社，2018.

［58］陈泽林.刺络放血疗法［M］.北京：中国医药科技出版社，2018.

［59］陈向红，陈泽林，陈波，等.浅论拔罐疗法补泻——推而内之是谓补，动而伸之是谓泻［J］.中国针灸，2018，38（3）：243-244.

［60］陈波，郭义，陈泽林，等.拔罐——世界传统医学的共同财富（英文）［J］.世界针灸杂志，2016，26（3）：1-6+13.

［61］陈波，陈泽林，郭义，等.罐疗之走罐研究——天人地三部走罐法［J］.中国针灸，2010，30（9）：777-780.

［62］余楠楠，陈泽林，陈波，等.天人地三部走罐法的内涵释解［J］.上海针灸杂志，2015，34（3）：260-264.

［63］潘馨莹，陈波，陈泽林，等.浅析走罐补泻的关键因素［J］.上海针灸杂志，2013，32（2）：144-145.

［64］崔媛，陈泽林.欧洲拔罐疗法的发展与现状［J］.中华针灸电子杂志，2014，3（3）：29-31.

［65］余楠楠，武虹波，刘佩东，等.罐疗适宜病症详探［J］.针灸临床杂志，2013，29（7）：66-70.

［66］王谧，李月，陈泽林.拔罐疗法概述与走罐手法述要［J］.天津中医药大学学报，2009，28（4）：217.

［67］谷鑫桂，陈泽林，陈波，等.拔罐疗法之发泡拔罐法的应用研究［J］.中国针灸，2016，36（11）：1191-1196.

［68］卢轩，陈泽林，郭义.罐疗之药罐研究——药罐疗法临床应用探要［J］.中国针灸，2011，31（1）：79-81.

［69］金兰，刘洋洋，孟向文，等.拔罐对健康人体背部皮肤血流量影响的初步观察［J］.针灸临床杂志，2010，26（11）：4-5.

［70］张维波.经络与健康［M］.北京：人民卫生出版社，2012.

［71］Chen B，Li M Y，Liu P D，et.Alternative medicine: an update on cupping therapy［J］.QJM，2015，108（7）：523-525.

［72］陈泽林.中国罐疗法溯源——《五十二病方》角法研究［J］.天津中医药，2013，30（2）：87-89.

［73］Mapleson T.A Treatise on the Art of Cupping［M］.London，1813.

［74］Bayfield S.A treatise on Practical Cupping［M］.London，1823.

［75］Seocol N H.Consequences of cupping［J］.N Engl J Med，1997，359（19）：2076-2077.

［76］李霞，陈波，李春燕，等.拔罐疗法适宜病症初探［J］.针灸临床杂志，2012，28（10）：44-47.

［77］洪寿海，吴菲，卢轩，等.拔罐疗法作用机制探讨［J］.中国针灸，2011，31（10）：932-934.

［78］陈柳伊，弓明燕，陈泽林.对肠-脑-皮轴及其与中医联系的思考［J］.中华中

医药杂志，2019，34（1）：275-277.

［79］国家质量监督检验检疫总局，国家标准化管理委员会. GB/T21709.4—2008 针灸技术操作规范 第4部分 三棱针［S］. 北京：中国标准出版社，2008.

［80］国家质量监督检验检疫总局，国家标准化管理委员会. GB/T21709.5—2008 针灸技术操作规范 第5部分 拔罐［S］. 北京：中国标准出版社，2008.

［81］国家质量监督检验检疫总局，国家标准化管理委员会. GB/T21709.7—2008 针灸技术操作规范 第7部分 皮肤针［S］. 北京：中国标准出版社，2008.

［82］国家质量监督检验检疫总局，国家标准化管理委员会. GB/T21709.12—2009 针灸技术操作规范 第12部分 火针［S］. 北京：中国标准出版社，2009.

［83］国家质量监督检验检疫总局，国家标准化管理委员会. GB/T21709.20—2009 针灸技术操作规范 第20部分 毫针基本刺法［S］. 北京：中国标准出版社，2009.

［84］李辰，刘炜宏. 针灸流派研究的现状与问题［J］. 中国针灸，2015，35（5）：501-505.